苏佳灿 著

刀尖舞春秋

烟火

一名创伤骨科医生讲述的故事

文汇出版社

做善良的人

你要记得那些黑暗中默默抱紧你的人
逗你笑的人
陪你彻夜聊天的人
坐车来看望你的人
陪你哭过的人
在医院陪你的人
总是以你为重的人
带着你四处游荡的人
说想念你的人
是这些人组成你生命中一点一滴的温暖
是这些温暖使你远离阴霾
是这些温暖使你成为善良的人

——村上春树

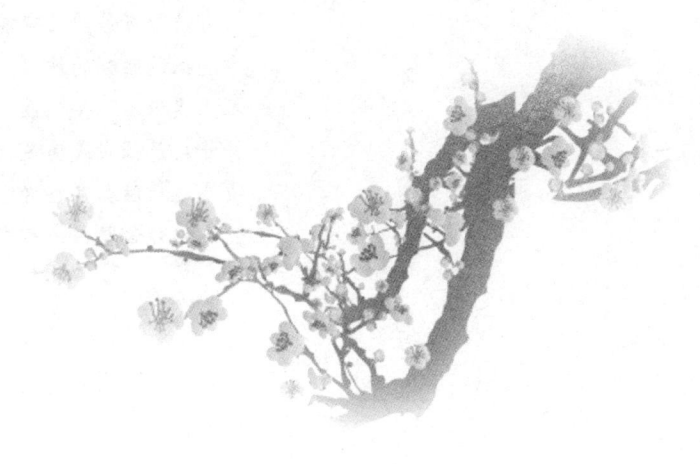

The man who thinks he can
  by Walter Wintle

If you think you are beaten, you are;
If you think you dare not, you don't.
If you'd like to win, but you think you can't,
It is almost a certain — you won't.
If you think you'll lose, you're lost;
For out in this world we find
Success begins with a fellow's will
It's all in the state of mind.
If you think you're outclassed, you are;
You've got to think high to rise.
You've got to be sure of yourself before
You can ever win the prize.
Life's battles don't always go
To the stronger or faster man;
But sooner or later the man who wins
Is the one who thinks he can!

勇者无敌
华特·温特尔

如果你承认失败　那么你注定失败
如果你心存畏惧　那么你便是畏惧
如果你渴望胜利　却丧失信心
终将一无所获
如果你认为败局已定　必将一败涂地
环顾周遭终会发现
成功始于一个人坚强的意志
成功源自一个人坚定的信念
如果你承认将被超越　那么你便已出局
只有志存高远展翅翱翔
只有信心百倍勇往直前
方能抵达胜利的彼岸
人生战场上　笑到最后
并非总是强者或捷足先登者
决战之后胜券在握者
无一例外都坚信　勇者无敌

（译者：苏佳灿）

自 序

江村日无事，烟火自相依

从古到今，有许多关于烟火的唯美诗句，描绘了一幅幅绚丽多姿的生活画面，传递着积极乐观的乡土情怀。陆游曾如此写道：新绿阴中燕子飞，数家烟火自相依。如此寻常而又美好的诗句，让人不由想起在一片翠绿树荫中燕子轻快飞舞，背后是家家户户袅袅炊烟的画面，令人心生宁静祥和。

于我而言，向来以为，但凡有人有村落的地方，必定有烟火味。烟火味或许就是餐桌上一盘切好的腊肠、灶台边一碗热气腾腾的面线糊，抑或是孩童捧在手里四处晃荡的一杯糖水，甚至是夜深人静时老母亲端上的一壶热茶。寻常烟火味，最得凡人心！

从除夕算起，新冠肺炎疫情暴发至今，已经有5个多月没有离开过上海，原因是多方面的，既有主观也有客观：一是疫情期间各项管控严密，出沪审批相当严格，本着多一事不如少一事的心态，主动不外出；二是疫情相对缓和之后，医疗工作逐步恢复，各种杂事繁多，分身乏术，无法外出；三是之前各种类别的现场会议，主办方都采取了线上会议的形式，无须外出。

一周前，接到一个去北京开会的紧急通知，会议重要，规定必须出席，并申明不允许请假。接到通知后，我内心非常纠结，不由自主地产生了对于此次出行的畏惧之情，但是基于疫情已经渐渐趋缓，有不少朋友先期也已经去过北京出差，回来后说一切正常，在京期间来去相当自如，与以往出差相比并无太多特殊之处。我便放下心中忧虑，逐级打报告申请去京参加会议。当时的想法是如果请假不获批，倒也是一个不参加会议的正当理由，不过或许是会议重要，申请最终获得了批准。

作为一名医务工作者，对于疫情期间行程上的各种注意事项，我提前做足准备，颇有些了然于胸。但出差全程还是非常小心注意的，目的在于既保护自己也保护他人，在机上坚持不吃、不喝、不上洗手间、不摘口罩的"四不"规则（会不会有些防疫过度？个人认为很有必要），始终闭目养神、养精蓄锐，不给空乘人员添麻烦。

久未出差的新鲜感让我暂时淡忘了疫情的存在，北京的一切看起来都风平浪静，飞机滑行后等待摆渡车花了不少时间，车上大家都很安静，既没人聊天，也无人打电话，很有些沉默是金的味道。下了摆渡车大家往出口鱼贯而行，快到出口处见一批穿戴整齐的医务人员，忙碌指挥着乘客有序通过测体温通道，瞬间有一种如临大敌般的恐慌，心突然开始怦怦跳了起来，似乎此时才有些许的紧张感，并再次提高了警惕，主动与他人保持着距离。我内心中默默对眼前的医务同行们致以崇高的敬意，是他们守候着来往旅客的健康与安全，保障着大家的出行。

当我走出机场出口大厅时，迎面看到对面那家来京时最常光顾的书屋居然关门了，看样子似乎要改建成超市，本来一路上还记挂着打算路过时挑选一两本可读的书，在会议间隙无聊时品读。书屋边上的周黑鸭我倒是从未光顾过，却经常听到他们的店员在高声叫卖，而今却也大门紧闭，估计应该是进京航班减少，客流量少，愿意逗留购物的人肯定更少的原因吧，不过 M 打头的一家国际快餐连锁店居然仍顽强地开门营业，我对这家快餐店的感情很深厚，因为有无数次错过餐点或者机上没有餐食的时候，它都能给我提供果腹的热餐。

每一个抵达北京的旅客都快速从出口大厅离开，奔向各自的下一站。

与诸多行业专家兼多年老友见面的喜悦，紧张而热烈的讨论，大家都沉浸在工作之中，所有的场景都似乎与从前无异。若要说出一些不同之处的话，那就是之前每次开会的自助餐现在统统改为盒饭。盒饭自有盒饭的优点，那就是定额定量，避免多吃多长肉，而且貌似盒饭的味道也非常不错呢！

周六下午已经是到京第三天了，也是会议的最后一天，上午、下午议程安排都非常紧凑，按照行程安排，准备搭乘晚上9点东航航班回上海，同时提前联系好准备周日一大早去定点医院做相关核酸检测。下午两点手机上突然接到很多关于新发地水产批发市场突发疫情的消息，紧接着就是东航取消晚上9点航班的短信通知，我一下子紧张起来，担心会不会今晚无法动身回沪，毕竟下周还有一大堆工作等着去做呢。

与此同时，单位先是告诉我说如果去过西城区，回上海后就要居家隔离15天，并需要尽快去做核酸检测，我暗自庆幸不论是西城区月坛街道或者丰台区新发地水产批发市场，我均未涉足，应该不需要进行隔离。毕竟在京期间就只在会议召开地居住。心想如此一来，应该不大会影响下周的工作安排了。

经历一番曲折，好不容易改签了晚上6点的东航航班，3点半我只能向会议主席打招呼，抱歉要先行离开赶赴机场，很担心万一路上堵车赶不上此趟航班，后续就不一定有机票回上海了。去机场的路上一切较顺利，只是路两旁的行人戴口罩的比例明显高了很多，可能突然而至的消息让大家又瞬间警惕起来。

到了首都机场出发层，远远便能看到出发进口居然排起了长队，应该是机场加强了测体温的细致程度吧。

返程航班上，依然坚持"四不"规范，保护自己也保护他人。机上有无线网络，手机能够频繁接收到各种不同来源的信息，有专家猜测会不会是三文鱼携带了新冠肺炎病毒，因为在切三文鱼的案板上检测出了新冠肺炎病毒，于是各种关于三文鱼的段子瞬间满天飞，当然其中也不乏许多冷静的分析和科学的声音。

我从个人角度简单分析一下，这个当然不代表科学推断了，仅仅是想当然的臆测。会不会有一种可能性，或许新冠肺炎病毒是来自远古时代，跟当时许多死去的远古动物或者鱼类冰冻固化在冰川里面，近年来随着全球温室效应，冰川大面积融化，这些带着病毒的鱼类随之进入海洋中，而后被某些海洋中的鱼类吞食，或者就是病毒在合适的温度下复活，随机传染到这些鱼类身上，而后被人类捕捞之后，在合适温度下复活。这或许能够间接解释为何当初武汉也好，北京也好，甚至近邻韩国，疫情都是在海鲜水产市场附近暴发呢？

以上猜测毫无科学依据，也没有经过严谨的科学考证，纯粹是机上一个人无聊的胡思乱想与胡乱揣测，或许在病毒学家看来可能就是无稽之谈。仅供一乐。不过有一种方式可以考虑去确证一下，那就是直接寻找那些靠近南北极的渔船上有没有发生过类似的病例，或许能够提供不一样的思路。

当思绪还在浮想联翩，飞机已顺利降落虹桥机场，虽然上海还是熟悉的上海，心态却颇有些不同。下机后单位连续打电话告诉我务必居家隔离15天，并且尽快做核酸检测。我毫无二话地接受单位的安排，毕竟疫情防控当前，谁也不能掉以轻心。只是突如其来的居家隔离要求让我有些措手不及，但是从保护家人、保护他人的角度来说，这又是必须执行的。接下来的一周，周一的研究生毕业答辩做评委，周二、周三医疗事故鉴定会做评估专家，以及下周末去安徽阜阳的创伤会议，都只能一一取消了。

说到安徽阜阳，此次不能成行还是有不少的遗憾呢。我从小翻阅家族族谱，族谱首页就是四个大字"阜阳传芳"，家家户户的门楣上也都刻有这四个大字。老一辈人说两百多年前祖辈从安徽阜阳一路南下，最后抵达福建南安才开始安居乐业。为了提醒后代不要忘记自己从何而来，于是族谱和房屋门楣上便一直有"阜阳传芳"四字，本来此次想趁着学术交流的机会，顺便走访一下几百年前祖辈生于斯、长于斯的故乡，同时能够探究一下当年的先人为何要离乡背井，往如此遥远的地方迁移。

其实之前有许多机会去安徽出差讲学，对徽菜也情有独钟，包括臭鳜鱼等等，朋友中也有许多安徽籍的，学生中更是数不胜数了。不论是合肥、安庆、宿州，甚至黄山、九华山等，我均有涉足，却唯独没有去过阜阳，一直想补上这一趟回乡课呢，或许就能直接体会到王昌龄"洛阳亲友如相问，一片冰心在玉壶"的乡愁。不过我相信，这样的机会应该很快还会到来。（11月1日终于补上了这一次遗憾，并且吃到了地道的阜阳牛肉汤和枕头包子，极度有烟火味的美食。）

友人听闻我要居家隔离，首先发来问候的短信，我说执行政策，在所不辞；紧接着又发来一个疑问，说有没有想好如何去面对接下来的两周时间。我回复一张西瓜地里裂开的新鲜西瓜，说就像这个还在藤上却已经开裂的西瓜一般，想开了！友人阅后发来一长串笑脸。

其实人生就是如此，总会有很多不期而遇的突发状况，去京出差是执行公务，并非主动外出游玩，遇上疫情也不是何人所愿，与其抱怨，不如接受，工作上的事情再慢慢合理安排。

我人起处愁无极，烟火消时乐有余！

如何安排接下来的两周时间对我来说并不困难，疫情期间的第一部关于抢救纪实的书稿《伤痕》已经正式印刷了，编辑老师跟我说10天内就能拿到新鲜出炉的新书了，意味着我将能够在居家隔离期间迎接新书的到来；而第二部书《人间》也已经开始进行正式排版了，编辑老师发来排版样张，基本沿袭第一部的风格，很是喜欢，便嘱咐尽快安排排版；本来一直琢磨第三部《烟火》何时能够抽时间完成，计划中第三部准备写20万字左右的小说，也已经写了15万字，却进展缓慢，对小说的结构与人物冲突不满意，便暂时搁置。

于是决定临时调整写作计划，把已经写了15万字的小说准备放到第六部《江湖》的主体内容，计划利用之后15天的时间，将《烟火》调整为延续第二部《人间》的写作风格，用一个个短小精悍的发生在医院的故事，向读者展现一个个烟火味十足的医患场景。努力给自己定一个小目标吧，争取居家隔离结束时，可以完成《烟火》的书写，也算是对这段特殊日子的纪念吧，正所谓"策马前途须努力，莫学龙钟虚叹息"。

烟火，是人世间最寻常亦是最美丽的气息；烟火，见证着每个人的喜怒哀乐与悲欢离合；无论你平凡普通，还是耀眼夺目，都是人间烟火中的一部分；不论零落人家烟火生，还是隔壁烟火是渔家，都是我们向往的理想状态。

此为序！

自京返沪居家隔离小记

对于2020年疫情后第一趟出差，不承想搞出如此大的动静，颇感意外，不过疫情当前，任何人都不可以掉以轻心。抱着既来之则安之的心态处之，我们无法预料未来，但是可以坦然面对未知。佛教所谓的无常，既指事物之变化不定，亦道出未知的神秘莫测，故而在此之前，任何抱怨后悔都显得无济于事，不如调整自身心态，坦然接受，勇敢面对。各种各样的惊喜与惊吓是人生中必然会面对的寻常。认真规划好之后15天隔离期间的工作和生活安排，才是当下的正确之选。颇感疲惫，边写序眼睛边打架，于是草草结束旋即入睡。

初稿：2020 - 06 - 13 周六 23:58
修改：2021 - 01 - 01 周五 20:10
校对：2021 - 01 - 21 周四 10:09

目录

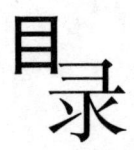

自序 江村日无事，烟火自相依

第一篇 孤星

- 003 变脸
- 016 左右为难
- 028 反目成仇
- 040 难分对错
- 052 无理取闹
- 064 酒国英雄

第二篇 彩虹

- 077 雨后彩虹
- 090 生死抉择
- 101 杀出血路

目录

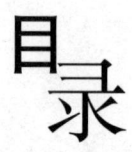

112　生死时速

123　信任

134　何处惹尘埃

146　爱拼才会赢

第三篇　烟火

159　第一次核酸检测

171　旅行的意义

182　父爱如山

195　爱的传递

208　一次高原行，一生高原情

221　老顽童

233　烟火：延续与传承

247　**后记**　学有源泉方入妙　语无烟火始成家

刀尖舞春秋·烟火

第一篇 孤　星

变　脸

　　　　　变的，看似是脸，实则是人心。

　　　　　　　　　　　　　　——迦钰小语

　　川剧中，变脸是一门非常有意思而且颇具技术含量的文化遗产，是百姓喜闻乐见的一种表演形式。音乐一成不变，舞台无须太过复杂，演员独自一人即可成戏，简便易行，但呈现出的舞台效果却是千变万化，引人入胜。当年，据说号称歌坛四大天王之一的刘德华特别想学习这项表演艺术，专门找到川剧变脸大师一心要拜师学艺，无奈被拒，理由是国粹技艺不随意传授。

　　我有时候会想，变脸技术真有那么高深神秘吗？君不见近些年来，祖国大江南北，但凡是川味饭店或者火锅店，基本上营业时间都会有各路走穴演员，每隔几个小时表演一场变脸。好处非常明显，可以增加食客们的兴致，一边看表演一边食欲大开，酒量猛涨，商家无形中增加了营业收入，皆大欢喜。粗略地估算一下，全国擅长变脸的演员没有一万也有八九千吧，人数不少。

　　变脸可能真的很难，但还算不上一项需要严格保密的技术，否则如此之多的演员又从何而来呢？窃以为当年刘天王并非真心想学变脸，或许只不过是利用拜师学艺机会，借机炒作罢了。当然刘天王是我个人相当喜欢和欣赏的歌手，对于他的很多成名曲均耳熟能详，是当年到练歌房必点的曲目，所以此处并没有诋毁或者贬低刘天王的意思。但是娱乐圈需要不断制造话题或热点吸引公众注意本是寻常之举，就像现在很多流量明星本身并无所长，纯粹靠各种炒作博取眼球，赢得流量，因此当今有一种流行的观点，即流量就是王道。

　　当然，既然作为一种艺术，川剧舞台上的变脸一定是具有某种独特技巧的，也非寻常人能轻易掌握运用。但是现实生活中，我们何尝不是经常面对各种各样的"变脸"呢？兄弟阋墙、朋友反目、情侣翻脸、父子不睦，凡此种种，都会或多或少对当事人造成刻骨铭心的伤害。近年来，社会上还有一种特殊又常见的变脸形式，通常是在医院上演，表演者是医患双方。现实中，患者与家属治疗前对医护笑脸相迎，治疗完成后立即翻脸不认人的比比皆是，轻则令医者伤心郁闷，重则让医者裹足不前。

　　不同的舞台，同样的变脸，体会人生百态。

　　小静，安徽宿州人，28岁，早年在山东某护理学校就读，经过三年学习后顺利毕业，获取大专学历，辗转数地都未能找到理想工作，最后独闯上海滩，终于在一家二甲医院顺利入职，成了大外科一名普通的护士。小静为人性格豪爽，亲和力强，如果把她往人堆一扔，不出半日，就能跟每个人迅速打成一片。工作踏实肯干，任劳任怨，入职不到半年，小静跟科室的医护人员关系就非常融洽了，差不多算得上人见人爱、花见花开，是聚会的开心果、矛盾的调和剂。

　　与小静不同，袁东医生是上海本地医科院校毕业的高才生，老家江西，硕士毕业时导师极力挽留他继续深造攻读博士，认为他是不可多得的人才，值得进一步培养。但是考虑到家中经济条件，尚有一个弟弟在读大学，父母急迫希望他早点参加工作，尽早为家里分担经济压力。作为家中长子，袁东只能面对现实，无奈地放弃求学梦想，到二级医院找了一份工作。科主任面试袁东的时候如获至宝，一方面袁东导师是学界数一数二的权威，通过这个得意门生可以跟袁东导师牵上关系，另一方面袁东本身确实非常优秀，假以时日，稍加雕琢，肯定是临床上的一把好手。

袁东进入科室工作时，小静已经算得上是老同志了，毕竟比袁东早来三年多。看到科室新分配来的年轻帅哥医生，小静怦然心动，俨然一副热心老大姐模样，帮着袁东忙前忙后，指点科室的工作窍门，让袁东迅速熟悉了新环境。实际上从年龄上来说，袁东要略大一些，只是一直都是学生身份，没有太多社会经验，从外表看起来自然稚嫩不少，好在医院本来就是一个封闭的体系，处在当中的每个人，虽然时刻做着拯救患者生命的大事、善事，却多数都活得自然简单。

袁东工作一个月后，热心肠的小静跟几个好姐妹商量后，特意组织一帮年龄相仿的年轻人，为他举行了一个简朴而热烈的欢迎 party，大家在一起尽情欢笑，肆意打闹，开着彼此的玩笑，说着工作中的糗事，让袁东得以快速融入这个温暖的大家庭。对一个初入职场的新人来说，迅速融入现有的工作环境是非常重要的，对于破解今后因人际关系造成的工作壁垒有着十分重要的意义。

欢迎 party 之后，小静与袁东自然而然成了无话不说的好朋友，对袁东在工作中出现的一些小错误总是主动帮忙补台，因为这还时不时引来其他年轻医生的嫉妒，但是小静却大大咧咧，不以为意。袁东能够看出小静对他不只是同事之间的欣赏，或多或少还掺杂着一种喜欢的感觉。但是对袁东来说，他是不可能接受这样一份感情的，不论是真是假，他都没有一丁点可能性去接受。因为他已经有女朋友了，女朋友是他大学同学，相恋多年，未来有结婚的打算，两人硕士毕业时，他参加工作而女朋友则继续攻读博士，所以结婚之事暂时耽搁了。

袁东之所以不想公开自己的恋情，其实有他无法诉说的苦衷，他不想因为过早成家或者谈恋爱让其他老医生诟病，尤其是赏识他的科主任。毕竟在很多老医生眼里，太早结婚往往被看成没有野心、不思进取的表现，普遍来说大部分医生因为需要接受较长时间的业务学习并攻读更高学位，结婚相对都比较晚，30岁出头才考虑个人终身大事的比比皆是，似乎在他们眼里，医生就该晚婚晚育，早婚早育就是一种自我放弃的表现。袁东作为一个有知识、有文化、有理想的青年，当然希望在新单位干出一番成绩，让大家看到他的能力。

袁东非常努力和用功，抓住每个机会学习，主动承担了较多的值班任务，有机会上手术更是当仁不让。由于三天两头值班，自然而然就会经常遇到值夜班的小静。医护值班都是提前安排好的，所以很容易就能够知道晚夜班会跟谁搭班，遇上关系好的，那么搭班就是一次幸福的旅程，遇上关系一般的，搭班有时候就是一场战争。

此话怎讲呢？说来确实话长，但是我觉得还是很有必要啰唆几句，把这个复杂关系梳理一下。打个比方，如果跟你搭班的人，正好是你欣赏的对象，那可能就是一次美好的工作体验。比如你凌晨睡意正浓时病患有事，搭班的护士会想办法替你解决，实在处理不了才叫你，而不是事无巨细都要把你喊起来。反之作为医生也是如此。如果搭班的是关系好的，再苦再累再困，她叫你起来处理病患你也会满心欢喜，带着美好心情去处理问题。

如果跟你搭班的是跟你关系一般的，甚至以往有所交恶的，可能就是一次糟糕的值班体验。因为不管任何事情，搭班护士都会摁呼唤铃叫醒你，让你来处理，即使是芝麻绿豆大的小事。又或者她已经替你处理了许多事，但只要一晚上叫醒你三次以上，你肯定会认为这个护士是在有意找茬。而护士心中肯定认为你架子大、态度差，处理病人都叽叽歪歪。所以不同人看问题角度不同，得出结论也不一样。

所以医院确实是一个很复杂的小社会，并非外人眼中的和和美美，也绝对不是大家想象中的遍地都是美小护，上班就如同在享乐，有许多能够修成正果的医生护士伉俪。说句真心话，从如今的真实角度来看，医护联姻的现象在慢慢减少，不论医生还是护士，谁愿意八小时之外还在家里谈论病人问题呢？

反正当时的小静应该是有这个想法的，但是袁东绝对没有这个心思，因为小静没有主动捅破这层窗户纸，所以袁东自然也无从谈起跟小静表明自己的态度。工作中大家都是好同事，生活中更是好朋友，无端去挑明自己的态度，似乎是一件非常令人尴尬的事情。从小静的角度，即使内心再欣赏袁东，作为女性的矜持以及从小的传统家庭教育理念，都使得她不会主动去追求袁东，即便内心的愿望再强烈。

两年后小静突然悄无声息地离开了袁东所在的单位，跳槽到另外一家专科医院，医院虽然是民营的，但是收入高，工作也轻松不少。送别时，酒足饭饱之余，大家都有些伤感，弄不清楚她为何要突然离开，而且是毫无征兆地离开。当然天下无不散的宴席，这个道理大家也都懂，有些稍微明白或者了解小静的同事都猜测她应该是为了离开袁东，去别处寻找自己的幸福吧。

小静虽然已经离开，但是彼此仍然还是好朋友，隔三岔五还是会一帮人邀约聚会，除了不在一个单位上班，并无太多分别。小静到新单位工作之后不久，在家人反复劝说和介绍下，很快勉强找了一个男朋友。据说她的男朋友在水务局做环境监测，是一个非常典型的理工男，戴一副厚厚的深度眼镜，为人处世比较死板不灵活，凡事认死理，但是好歹是211大学毕业的本科生，跟小静的大专学历比起来，算是比较般配，从这个角度来说，小静实在也挑不出对方太多的不是。

某个并无特殊的周日，袁东本来并不值班的，但是同科室的师兄因为家中有急事需要赶赴外地去处理，情急之中便求袁东帮忙代班。袁东女朋友那段时间正好进入课题研究关键阶段，天天泡在实验室与瓶瓶罐罐和一堆小老鼠为伍，根本无暇搭理他，袁东心想与其在家睡觉，不如做件好事，便二话不说答应下来。互相代班，这在同事之间非常常见，不仅利他也是利己，毕竟谁能保证将来自己有事不会麻烦别人呢。正所谓人人为我，我为人人嘛。

医院周日值班一般没事，有事往往都是大事，这个非常奇怪的规律，可能很多资深的临床医生都深有体会。袁东早早就到了科室，准备齐全，随时处于战斗状态，但是上午居然一点动静都没有，值班电话和铃声始终处于静默状态，异常清闲，百无聊赖之下袁东只好猫在值班室里面玩起了扫雷游戏。今天手气非常好，袁东感觉自己如有神助一般，不断冲击他的最好成绩，心情也随之愉悦起来。很多人瞧不起玩简单游戏的人，其实这是对游戏的误解，只要不沉溺其中，偶尔让脑子放空，没有什么不好。中午时分值班护士给他送来一份盒饭，有他特别喜欢的鱼香肉丝，肠道菌群立即活跃起来，肠子咕咕叫唤。于是他将鱼香肉丝拌入米饭之中，搅拌均匀后，舒舒服服吃起了鱼香肉丝盖浇饭。医务人员有时候会自创许多独特的饮食方法，主要是因为经常面临时间紧迫的状况，实为不得已之举。

外科医生就是一群如此特殊的存在，经常醉心于一些自我创新中无法自拔并悄然自得。当然往前推几百年，外科医生跟理发师、厨师等基本上属于一类人，都是靠手艺谋生的人，并没有如今那么高大上。我觉得这跟社会发展进步息息相关，如今人们对自己的健康和生命更加关注，才让医学这门古老学科焕发了新的生机。

就在袁东大快朵颐、琢磨着要不要躺到值班床上稍微休息一下时，电话不合时宜地响了起来。这个是最让人讨厌的一件事，袁东心里有些想骂人，但是职业素养让他赶紧掏出电话。一看是小静，他觉得很奇怪，今天是周日，没有特殊事情小静是不会打电话给他的，尤其现在还是有男朋友的情况下。

"喂，小静，你好啊，又在哪里潇洒呢？"袁东猜测此时小静是不是又跟哪些同事在某个餐厅聚餐，估计席间有人谈他便给他打来电话。这种情况非常多见，袁东才会有此一问。

"潇洒什么啊，哎哟，我摔伤了，手都肿起来了，痛死了，怎么办啊？"电话里传出小静的痛哭声和求助声，依稀还可以听到一个男生在大声跟小静说话，意思是不要去这种二级小医院，水平不行，要去就直接到三级医院去。

"小静，你不要慌张，手部摔伤再严重就是骨折，不必太担心，你抓紧去医院拍张片子再说。"显然袁东从电话里听出旁人对他所在医院的不屑，或许是那些声音刺激到他的自尊了，于是并不主动建议小静到医院来找他，即使他现在很空，也正好在值班。

"袁东，去别的医院我不熟悉也不放心啊，大周末值班的肯定都是年轻医生，那些医院再大再好，我谁都不认识啊，我还是相信你。你能不能辛苦跑一趟，到医院帮我看一下啊？"小静在医院工作时间长，对于周末值班医生情况很清楚。加之多年的战斗友谊，让小静遇到困难时第一时间想到的还是老东家，还是老同事，一种久经考验的天然信任感。

"哦，你想过来找我啊？这个当然没有问题，欢迎欢迎，我今天正好值班，现在就在科室呢，不过你是否应该先跟你的朋友商量好，他似乎不大愿意让你到我们医院来看病哦。"袁东说的也是实情，并不纯粹是赌气，作为朋友他当然义不容辞，但是同行人的意见显然也很重要。

"不要紧的，他不是在医院工作的，不清楚这里面的道道，我就相信咱们自己科室的人。我马上就赶过来，谢谢啦，袁东。"小静铁了心要过来找袁东，这让袁东还是很有些感动的，毕竟是多年同事了。

三刻钟不到，办公室门外已经响起过往小静走路敲击地面的声音，袁东对这个声音很熟悉，别人走路都是轻手轻脚，小静走路一向风风火火，永远一副马上要闯九州的样子。袁东听声辨人，赶紧主动走出值班室，只见小静左手托举着右手，一副苦不堪言的表情，边上陪着一个面容冷峻的男生，戴着一副厚厚的深度眼镜。这应该就是传说中小静的男朋友了。

袁东赶紧把小静带到诊疗室，细细检查她的右手。外伤导致整个右手掌非常肿胀，袁东从正常侧开始慢慢触诊，以判断是否有骨折存在。经过认真检查之后，他判断小静右手第四掌骨骨折了。不过物理检查无法代表最终的确定性诊断，袁东建议小静到急诊去拍一张片子，然后再做决定，小静连连点头称是。于是袁东给急诊值班医生打了一个电话，让他帮忙开一张检查单子，便让小静抓紧去急诊拍片。袁东有一点感觉很奇怪的就是，在他为小静做检查以及跟小静交谈过程中，小静男朋友始终一言不发，冷冷观看着他的一举一动。他不清楚这个英俊而安静的男孩子全程看着这一切，心里到底在想什么。反正袁东从外表上看不出任何东西，不过他也不在乎小静男朋友的想法，作为曾经的同事，他只不过在尽一份朋友或者同事的职责而已。

小静和男朋友去急诊拍片了，袁东除了刚刚一闪而过对小静男朋友几分诧异之外，其他一切正常，再次踱回值班室，边走边哼着欢快的小曲。不过很奇怪的是，做完这一切，原本有些犯困的袁东突然一下子感觉无比精神，毫无睡意，于是继续对着电脑猛一顿扫雷。非常诡异的是，原本早上手风非常顺当的袁东，居然转瞬变得很差，好几次都是快速死掉。他不知道是什么扰乱了他的心神，是小静还是她男朋友呢？这个让他很不爽，明明跟他没有太多关系的一个人，居然会让他有一种莫名其妙的恐慌感，真不可思议。

总之，袁东觉得现在不适合扫雷，所有的雷都在跟他过不去。"什么破游戏，老子不玩了。"怒骂一声之后，袁东把鼠标往桌上重重一扔，鼠标转悠着在桌上盘旋好几圈，却始终没有掉到地上，他本意是想把鼠标扔在地上的，最好伴随一声清脆的吧嗒声才解恨。谁知道如此不顺他的心意，于是他赌气一般往床上一躺，索性闭目养神起来。

去往急诊的路上，小静很是不高兴，理都不理深度眼镜男，只是一个人闷着头往前走，任由深度眼镜男一声紧似一声地呼叫，她就是不应声。

"小静，小静，你给我站住，咱能不能不生气，成吗？"深度眼镜男大叫了起来，引得路人驻足观看。小静毕竟在这个单位工作了很长的一段时间，担心如此大吼大叫会让熟人看笑话，只好停下脚步，瞪着深度眼镜男一言不发，表达着心中的怒火。

"小静，咱们讲讲道理，你这是怎么啦？怎么为了一个不相干的人跟我闹别扭呢？我让你去大医院看病，是为你好啊，你怎么还不理解呢？"深度眼镜男显然觉得自己才是在理的一方，才是应该生气的一方，所以小静生气让他有些恼火，毕竟从小到大，他都是会读书的乖小孩，别人都是顺着他、哄着他，很少有像小静这般，读书没有他多，却很难说理。他有时候也会哀叹父母给他找了这么个女朋友，让他百般难受。

"大医院，大医院，你懂什么是大医院吗？你知道大医院门朝哪里开吗？我这种小伤，到了大医院，指不定就是个进修医生或者住院医生给我开刀呢。至少在这里，他们会非常认真用心地帮我开刀。两相比较，你说说看，是大医院好还是我们这个你眼中的小医院好呢？"暴怒之下的小静，又拿出了曾经风风火火闯九州的态势，至少从气势上暂时压制住了深度眼镜男，让他瞬间哑口无言。小静发火很重要的一点就是深度眼镜男瞧不起这个医院，这就等于瞧不起她小静，毕竟自己也在这里工作多年，基本的职业荣誉感依然存在。当然这些深层次的东西是直肠子的男朋友无法明了的。

作为一个严谨的理工男，他并不是医疗系统出来的，除了会卖弄大医院的诸多好处以及小医院的诸多不是之外，对医疗领域的知识基本上就是空白，他暂时确实没有更多的语言或者证据来反驳，这个也符合他一贯的思维，那就是论辩思维，大家摆事实讲道理，谁的事实接近道理，就听谁的。

于是，深度眼镜男像一个犯错的小孩子一样，紧紧跟随在小静的身后，低着头往急诊室走，原来的气势已经消失殆尽了。他就是一个这样的人，得理便绝对不饶人，一旦无理立即偃旗息鼓。这是基于他从小到大的教育理念形成的处事方式。两个人一路无话，都不想无话找话，就默默各自走路。

到了外科急诊室，小静向值班医生表明来意之后，值班医生随口开了一句玩笑话，"嘿，我还以为是袁东的女朋友呢，居然让他那么用心，正觉得奇怪，原来是你啊，我们以前应该一起出去义诊过，你还记得吗？"医生边看小静的右手，边开始开单子，全然没有在意旁边深度眼镜男厚厚眼镜背后醋意大发的眼神。

"哦，那有可能，我在医院工作了好长时间呢！以前经常出去义诊的，好像有点印象。"小静看看医生觉得没有啥特殊印象，不过直接说不认识似乎很驳医生的面子，只能含糊回答，赶紧搪塞过去。尤其说到袁东女朋友这一茬，本来就是没有的事情，但是男朋友的小心眼她是相当清楚的，绝对不可以在这个事情上面开玩笑。

"是右手没错吧。"开完单子，医生再次确认了一下受伤部位，以免开错位置，造成不必要的误解。

"对的，是右手，谢谢啦。"小静轻声答道，她偷偷拿眼角瞟了一下男朋友，发现他的脸色比刚刚阴沉了不少，唉，估计又生气了，这变脸比变天还快啊，真可以去做演员了。小静心底暗暗叹了一下。这个男朋友千好万好，人长得有点帅，学问也高，就是心眼小，情商差一点。大多数时候对她都还不赖，一旦倔脾气上来立即就不依不饶，像小孩子一般难哄。不过人无完人，世上哪有十全十美的人呢？即使有，也不属于她，又有何用呢？

深度眼镜男突然一把抓过值班医生开好的单子，气鼓鼓地跑去交费，连跟医生打声招呼都没有，更不要说搭理小静了，留下急诊医生与小静四目相对，目瞪口呆。刚刚值班医生貌似开玩笑的一句话深深刺痛了他，让他一下子明白了女朋友为何要执意跑到这个他认为又小又破的医院来看病，原来是会情郎来了。这个是他绝对不可以接受的，他内心感觉自己像是一只猴子，被小静耍得团团转。不过小静并不知晓她男朋友心中已经升腾起如此之多的浪花了。

片子出来，果然是右手第四掌骨骨折，小静带有挑衅味道地对深度眼镜男说："你看看，二级小医院一样有高水平的好医生，你看袁医生水平就很高，检查一下就知道我的伤情，好厉害呢！"小静的每一句表扬，在深度眼镜男听来都是极大的反讽，但是为了显示自己是个很有风度的大男人，同时看在女朋友是伤员的分上，他没有过多表现出来，但是潜藏心底的波涛更加汹涌了，时刻都有可能喷发出来。

回到病房，小静将片子递给袁东，略带敬佩地表扬袁东水平高超，有一双透视眼。袁东很不好意思地说，这个骨折相对简单，大部分医生都能够通过体格检查诊断出来，并不稀奇。说真的，小静和袁东之间的对答都很正常，完全没有什么不妥之处，可是由于心态已经发生变化，深度眼镜男分析每一句话的含义已经完全不同了，不再是基于理性判断，而是加入许多个人的主观感受，看袁东的眼神也就更加复杂了，觉得他俩太明目张胆了，居然在他面前公然调情。

"小静，你这个掌骨骨折是长斜行的，开刀与不开刀其实都可以，不开刀的话可以选择打石膏，让骨头慢慢愈合，缺点就是打石膏会对皮肤和关节有损害，也可能将来掌骨的长度要短缩一些，好处就是不用吃手术的苦头。不过打石膏骨折可能会不愈合，你原来在科里待过，肯定对这个也很清楚了。开刀的好处是可以让骨折很好对位，促进愈合，术后不需要打石膏，缺点当然就是要吃手术的苦头。做与不做，都取决于你自己的选择啦。"袁东很客观地分析着病情，并不发表太有倾向性的意见，希望由他们两位商量后拿出具体意见。

"要不这样吧，你们俩在这边商量一下，刚刚护士找我了，我到前面处理一下病人，一会告诉我你们商量的结果。"袁东不想因为自己在场影响他们二位的商议，说完便走出医生办公室，并将门轻轻带上。

当袁东离开那一刻，深度眼镜男用相当深邃的眼神看着小静，依然一言不发，似乎在等着小静先开口。小静很有些莫名其妙，不知道他的葫芦里在卖什么药。"我想还是手术吧，恢复快，打石膏难受死了，万一长不上，将来还要再开刀，来回吃两回苦，不值得。"作为病人，小静先发言，她又是曾经的专业人员，最了解这里面的专业道理，当然更有发言权。

"开刀与否，我没有发言权，因为我对医学一窍不通，因此开不开，我都听你的。但是如果你问我的意见，我只有一条，如果开的话，我不想让你在这家医院开！"深度眼镜男听完小静的开刀理由之后，沉默半天挤出了这么几句话。

"为什么呢？这家医院是我的老东家，这里很多医生和护士我都很熟悉，在这边开刀，安全啊！为什么不能在这里开刀呢？我们医院的医生不会比三级医院的医生水平差的，我熟悉并了解他们。"小静很有些不理解，不清楚男朋友为何对她曾经服务的医院有着如此深的成见。

"没有为什么,我不希望看着你回到旧地,与某些故人旧情复燃。另外拜托你能不能稍微注意一点我的感受,不要在我面前跟前男友眉来眼去的好不好?我是个活生生的大活人!"深度眼镜男显然憋了许久,一个字一个字地宣泄着自己的不满。

"你说什么呢?什么旧情复燃,太难听了吧,这些都是我老同事,哪有什么旧情人,你不要血口喷人,胡言乱语。"小静突然觉得眼前的男朋友是那般陌生,这个她曾经希望可以托付终身的男人,根本没有关注她受伤的疼痛,而是对某些只言片语无限演绎。

"哼,你当我是3岁小孩吗?你看他的眼神明显不对,你说你们之前没有关系,谁能相信!放着那么多大医院你不去,非要跑到这个小破地方来,不就是约了老相识见面吗?刚刚急诊值班医生不都说了你们是男女朋友吗?你是把我当猴耍吗?反正我不管,要么我们走,找一家大医院去开刀,要么你留下住院,我走!"深度眼镜男因为内心的偏执和自我想象,已经完全无法控制自己了,肆意挥洒着自以为被压抑的情绪。

听完男朋友近乎歇斯底里的叫嚣,小静有些傻了,呆呆地坐在椅子上,一动也不动,她突然之间完全失去了判断能力,不知道该如何面对眼前这个聪明、敏感的巨婴。虽然她确实曾经喜欢过袁东,但是他们两个人压根连开始都没有,充其量就是她自己的一厢情愿罢了。人真的可以说变脸就变脸,以前小静不相信,今天,她终于见识到了。

争吵场面无法为外人道,相信很激烈,结果就是小静留在了自己原来的医院,袁东亲自为她做了一台漂亮的手术,小静获得了非常好的恢复。每当有人问起她的手术在哪里做的时候,小静都无比自豪地说,在我老东家做的,功能恢复相当漂亮,一点后遗症也没有。

而她与深度眼镜男的故事,据说在决定手术的那一刻,就悄然结束了。那天之后,在小静的生活里,再没有深度眼镜男的身影。每个医院都有好医生,不论级别大小,他们勤学苦练,终日奔波在为病患服务的第一线,拯救着一个又一个患者的生命。我们不应该对他们有一丁点的轻视，而应给予足够的尊重。

#**自京返沪居家隔离小记**#

　　明朝有两个历史名人，都是我非常敬佩的，他们在各自领域都做出了名垂青史的业绩，两个人的起点似乎都是 loser 的角色，却用自己不屈的斗争，赢得了一片光明的未来，这二位即王阳明与唐寅。其二人皆与密谋造反的宁王有交集，唐寅被宁王软禁，宁王希望他一起造反，唐寅不从，装疯以自救，最后得以逃脱，并放弃追求功名，潜心文艺创作。而王阳明则是用一己之力粉碎了宁王的造反阴谋，并将其捉拿归案。或许从明朝人的眼光和价值观判断，唐寅是失败者，但是对于本尊又是如何看待呢？唐寅曾有感慨人生的两首诗流传后世，文字略有不同，意境却也迥异。诗一："生在阳间有散场，死归地府又何妨？阳间地府俱相似，只当漂流在异乡。"诗中表达了一种生死皆无碍的大无畏精神。另一诗则是："一日兼他两日狂，已过三万六千场。他年新识如相问，只当漂流在异乡。"此诗则表达了唐寅的乐观主义精神，五十四年的人生却活出了一百年的味道，狂放不羁跃然纸上，颇有人生得意须尽欢的东坡之味道。他人眼中之失败者，自己心中的真英雄，唐寅也是心学的践行者。

初稿：2020 - 06 - 15　周一　19:50
修改：2021 - 01 - 02　周六　10:22
校对：2021 - 01 - 21　周四　11:07

左右为难

> 医者每一次纠结痛苦的选择，皆是思维、技术、自我与灵魂的洗礼。
>
> ——迦钰小语

人生之路曲折崎岖，却始终不改积极向上的本色，像极了树叶里面的脉络，从起点出发，每一次艰难选择过后，走不了多远就会再次遇到十字路口，此时便需要你独立思考如何去走下一步，经过一番努力奋争，最终路也会越走越宽。不同人面对选择时做出的反应会有所不同。作为医者每天都在为了患者的健康甚至生命，时刻面临着各种难度和类型的选择题。事关生死，常常会有左右为难的时候，故而每一次选择都是战战兢兢、如履薄冰，希望给患者带去希望，给家人带去欣慰，给自己带来成功后的喜悦。

老周，陕西延安人，早年从家乡考学进入南京某医科院校临床医学本科就读，毕业后不愿回家乡，选择到浙江某县医院工作，就此安居乐业。老周常年戴着一副厚厚的大眼镜，气候冷热稍有变化，镜片便会被蒙上一层雾气，外人看上去一片白茫茫，我们经常开玩笑说他是白眼大侠，老周个性温和，总是笑笑不做任何辩驳。老周大约是2001年到我们医院来进修学习，当时已经是一个工作十多年的老医生了，当地医院有硬性规定，晋升副主任医师之前，必须有一年的三甲医院进修经历，否则就不能达到晋升的基本要求。在如此严格条件约束的驱使下,老周通过单位联系到我们医院进修,我俩就此结缘。

作为从基层医院一线摸爬滚打成长起来的骨科医生,老周的理论水平很一般,甚至说难听点已经基本上忘记啥是理论了,可是临床技术非常扎实,有些类似于我军初创时期,很多高级将领未必读过很多书、掌握很多理论,但是实战经验非常丰富,有时候甚至不按套路出牌,却往往取得奇效,比起正规院校讲授的一板一眼的正统技战术往往更胜一筹,解放战争期间敌我两军的胜负结果就是一个最佳例证。老周的手术技巧有时候在我眼里算是"野路子",不过事实证明,不少野路子似乎很管用,白猫黑猫,能抓老鼠就是好猫。当然相信当地医疗主管部门很清楚他们的缺陷,所以才硬性规定职称晋升之前一定要有进修经历,就是为了修正野路子,补上理论的短板吧。

当然,这些都是二十多年前的情况了,那时候学习机会少,学术会议更少,新理论新技术一般就停留在大城市或者大医院层面,往下传播很困难,县医院医生想要提升水平,只能通过进修途径,专程到大医院学几项新技术,以充实自己日渐单薄的弹药库和武器库。当然现在完全不必要如此麻烦了,随着交通和网络飞速发展,交流日益便捷,各种学术会议、各种技能学习班、各种继续教育班层出不穷,县医院与大城市医院之间的关联融合度非常高,基本上能够实现技术的全覆盖,最多可能在对技术内涵的真正把握和领会上会略有差别吧。

老周来我院进修时恰好赶上我第一次做住院总医生,刚刚经历半年理论学习,一入科一天仗都没有打,就让我去独自面对复杂的急诊创伤患者,内心既期待又恐慌,正所谓初担大任,压力山大。当然我自己也留了个心眼,排班时特意挑选两三个像老周这样临床经验非常丰富的进修医生,让他们跟着协理组工作。我有理论,老周他们有实战经验,相互结合,非常完美,最终获益的当然是病人了。

其实每个医生的成长路径都基本相似,需要有各种各样不同老师的带教，才有可能渐渐走向全面成熟。老周平时话不多，但是烟瘾极大，经常手术尚未结束，我还在聚精会神缝合，冷不丁视野中感觉对面少了一个人，让我有种瞬间穿越的疑惑，然后就会发现对面一助已经悄悄换人了。不用多问，老周肯定是跑楼上厕所抽烟去了。

关于抽烟，我从小到大就不喜欢，可能跟我父亲是个老中医有关系，他自己从来烟酒不沾，教育晚辈要像他一样远离烟酒。他常从中医角度讲述抽烟伤肺对身体没有益处，潜移默化之下，我跟我哥哥时至今日虽然偶尔喝点酒，但是烟肯定是不碰的，不得不说与小时候父亲的教导息息相关。我经常跟老周说抽烟的人身上始终有一股臭味，不容易找到女朋友，并向他描述诸多抽烟的坏处，包括对身体的伤害。但是老周都不以为然，毕竟作为科班出身的他相当清楚，他笑笑说自己已经成家生小孩了，女朋友是不指望了，身上有没有味道暂且不论，至少抽烟对自己来说能解乏，臭味是别人觉得的，抽烟的人觉得自己身上很香呢，甚至比喷香水还要香。往往说到这里，我就不跟他争辩了，毕竟这是个人爱好，也是个人选择，自己喜欢就好，只要注意抽烟场合，不要影响他人即可，本没有对错之分，何必强求一致呢！

以前来我们医院进修的医生都有一项所谓的"三个一工程"，就是"交一个好朋友，发一篇好文章，学一项好技术"，对他们来说交好朋友和学好技术比较容易实现，最难的是发一篇好文章，因为那个时候发文章特别难，不像现在三级医院医生一味追求高分值 SCI 论文，非中华牌约稿不投。当时三级医院对于发表核心期刊论文还是有奖励的，每篇文章大概是 100 元，这是许多研究生改善生活的重要收入。三级医院都如此重视，那么对于老周这样的县级医院医生想要发一篇文章，真是比登天还难，可是胳膊拧不过大腿，这也是职称晋升的必备条件。

所以对老周他们来说，交一个好朋友的最主要作用就是可以带着他们发一篇好文章。当时开刀是我的弱项，但做科研是我的强项。工作之余，我帮老周设计了一个比较适合他的课题，抽空就带着他一起去实验室挥汗如雨。半年的艰苦付出，终于取得了满意的结果，老周的科研工作顺利结束，开始进入撰写和投稿阶段。当然做科研是业余时间，工作上我们必须一起去面对许多复杂的病人，当时对每一个病人都要进行术前讨论，大家各抒己见，群策群力，找出最佳的解决之道。我初入临床的头半年，能够顺利完成每一个手术，真的要感谢一个又一个帮助过我成长的老师，包括进修医生们。

一年的学习很短暂，天下没有不散的宴席，正所谓人生自古多离别。老周结业前我特意张罗了个饭局，欢送他们同一批的进修生离开，毕竟朝夕相处一年，彼此结下了深厚的友情。大家很尽兴地喝酒畅聊，憧憬未来。在大型医院里面，俗称的"三生"是医生中地位最低的，即研究生、进修生和实习生，位于整个医疗生态链的底层，属于谁都可以吆来喝去的人，所以相互之间惺惺相惜，抱团取暖，颇有不少共同语言。

老周回去后没多久，文章便正式发表了，正好赶上他当年评定职称，于是万事俱备的老周顺利晋升了副主任医师，开始在临床上独当一面了。对于这个级别的医院来说，晋升副主任医师就是他们一辈子最终的梦想，从此可以过上快乐的小日子了。我们之间联系比较多，彼此打电话也很随意，起初可能是我打电话向他请教，到后期慢慢地就是他打电话向我请教了。成长的路径不同、环境不同，决定了后续再学习的能力不同。老周从上海回去之后，虽然也努力钻研，但是环境决定了他的发展天花板是显而易见的，说句不客气的话，老周进修结束回去后的几年，理论水平的巅峰值还是在上海学习期间。

多年之后，老周偶尔也会邀请我去会诊，因为时间和精力关系，我比较多的是提供线上帮助，有时候实在经不住他的三催四请，才勉为其难去帮他解决一下实际困难，当然也正好趁这样的机会，沟通感情，聊聊当年的快乐往事。朋友就是虽然不常在一起，但是会时刻惦记的那样一群人。

2009年9月某个周二下午，我正在看特需门诊，当天病人不少，天气又热，所以心情略烦躁。突然电话铃声响起，拿起一看是老周的电话，一般来说，老周是不会白天给我打电话的，尤其是周二下午，他很了解我的工作时间和习惯，我本来也不想接，但是转而一想，一定是老周遇到了特别着急的事情吧。

"博士啊，有事找您麻烦啦！"老周保持一直的习惯，依然称呼我为博士，而不是教授，在他心目中可能跟老外一样，觉得博士含金量更高一些，也可能早年在一起喊博士喊习惯了。

"老周，我看门诊呢，有啥急事吗？可不可以等我门诊结束再说？"我语气中有些不高兴，心里想着啥时候不能打，非要这个时候来打扰，再着急也不差这么一会时间吧。

"哎呀，博士，抱歉抱歉，打扰打扰啊，我知道您在看门诊，这不遇到困难了吗，想赶紧听听您的主意呢！不好意思啊，万请见谅见谅！"老周忙不迭地道歉，语气相当诚恳。

一听有困难，我便不再计较，让老周赶紧说是什么事情。原来就在两个小时前，县里最知名的小学校长给他打电话，告知中午午休时有个五年级的小男孩不小心从单杠上面摔下来，左边髋部疼痛剧烈不能动弹，就紧急送到他们医院来了。急诊拍片显示左股骨颈骨折合并股骨头骨骺滑脱。他之前没有太多经验，小孩子才 11 岁，如果处理不好，导致股骨头坏死，那么后果不堪设想，小男孩就将面临一辈子残疾。

"博士啊，小男孩是学校上课期间摔倒的，虽然平素他就不是那种听话的小孩，家长和老师都清楚，可是在学校发生的事情，学校的责任是最主要的，负有不可推脱的管理责任。更加关键的一点是，学生家长又是我们县里重点引进的企业老板，所以情况更加复杂，教育局、招商局都很重视，卫生局和医院压力都很大，担心处理不好会造成非常不利的社会影响啊。"隔着电话，我都可以感受到老周在电话那边的焦虑和急迫心情。

可能是小患者受关注度太高，让老周一下子有些慌了神。这种情况完全可以理解，虽然老周并非本地人，但是毕竟他的工作与生活圈子已经全部在当地县城，牵一发而动全身，容不得他有太大犯错的空间。或者再说一句不好听的话，这个手术成功了，没有太多人会记住老周的成绩，大家只会觉得学校很妥善处理了小男孩摔伤的事情，没有演变成舆情，可是一旦手术失败的话，那么所有人都会一致指责老周，是他"蹩脚"或者"不成功"的手术导致的恶果，是他一手葬送了县里非常良好的经济前景。医生就是如此无奈，有时候不仅要承担来自疾病本身或者家属本身的压力，还要承担本不应该由他们承担的社会压力，说句难听话，就是当背锅侠。

听老周非常快速地描述完上述附加情况，我跟老周简单交代目前先做牵引、制动，因为门诊还有好多病人在候诊，我担心时间久了他们会有意见，并答应老周，门诊结束第一时间打电话给他，老周这才依依不舍地挂断电话。说来也奇怪，那天下午门诊的病人特别多，尤其几个外地来复诊的病人，总想抓住机会多跟我聊聊，考虑到他们的不容易，我便耐心解答他们心中的疑惑。4点左右老周发来信息，就是短短几个字："门诊结束了吗？盼回复。"差不多是10分钟一条，等我5点门诊结束拿起手机时，上面已经有六七条短信了，其中包含了一张小孩骨盆平片的彩信。老周很细心，如此有助于我快速了解小孩的病情。

啥时候老周也变得如此不淡定了呢？着急成这个样子。我对老周的反常举动感到些许疑惑，他已经四十多岁了，应该是举重若轻的年纪才是。不过为了不让他继续短信轰炸我，我边下楼梯往病房走，边给他打电话。

"老周，不好意思啊，我这边刚刚忙完，现在有时间了。目前小孩情况如何呢？你有啥想法，咱们一起商量一下。"多年老友，不需要过多套话，我想跟老周单刀直入探讨一下小孩的情况。

"谢天谢地，博士，听到你的电话太开心了。我一下午就在解答各路神仙的关心与问候，来来往往，忙死我了。5分钟前小孩的父母刚从我办公室离开去病房。现在小孩子情况比较稳定，除了局部轻微疼痛之外一切都蛮好。半小时前我们卫生局局长和医院院长还召集我们开了一个小型的病例讨论会，统一思想，希望能够请您拨冗来我们医院为小孩主刀这个手术。"老周啰唆半天，终于说出了他的想法。

"哈哈，老周啊老周，我的好大哥，亏咱们还是多年的老朋友呢，红烧肉不请我吃，专请我去啃硬骨头啊。山珍海味自己享用，现在碰到烫手山芋，就想找我去帮你排雷啦，是不是外来的和尚好念经啊？"我笑着回复老周，顺便取笑他一番。

"博士，别开玩笑了，就因为是多年老朋友，才敢请您这个大专家来帮我们指导一下工作啊。您可不能现在就不理我们这些当年光屁股的老兄弟啊。"老周很实在，却又带有几分玩笑，毫不掩饰内心的想法。

接着我们继续讨论小孩的病情。股骨颈骨折合并骨骺滑脱非常麻烦，治疗方法和手段也是千变万化，并没有哪一种术式能够确保百分之百成功，而且不管什么治疗手段，都有一个无法回避的问题，那就是骨骺损伤。如果控制不好，骨骺损伤之后小孩子的生长发育就会有问题。治疗选择上，如果过多顾虑骨骺损伤，选择损伤小的内固定方式，可能导致固定不牢靠而失败，进而产生非常严重的不良后果；而如果一味追求坚强内固定，忽略骨骺的特殊性，同样会对骨骺产生不可逆的伤害。因此必须慎重选择合适的固定技术，既要保证稳定性，又不能加重骨骺的损伤。必须兼顾与平衡，确实比较困难。

因为周四有手术，包括两个比较重要的手术，周四之前肯定无法离开，不过从上海去老周单位，开车只要两个多小时，并不是很远。我跟老周商量，如果一定要让我过去的话，建议手术放在周五下午，同时抓紧发送会诊单过来，这样我可以向单位请假，争取周五早上赶过去，不影响下午的手术。老周欣然同意，而后我们又对一些准备细节进行了进一步沟通。

周三早上老周给我发来了即刻床旁拍片的情况。非常高兴的一点是，经过一晚上持续牵引，小男孩的骨折与滑脱骨骺基本复位了，其实如果能够通过牵引达到复位，比起进入手术室后再反复牵引复位，效果无疑会更好。我跟老周商量后，建议加大牵引重量。一天后再复查，发现骨折与滑脱骨骺完全复位了，位置相当满意，这无疑为后续的手术治疗打下了良好的基础。

周五上午，我大约 11 点赶到老周的医院，第一时间就到小孩床边查房。映入眼帘的是一个顽皮的小男孩，看起来很聪明，聪明的男孩子都有这样的顽皮特质。小男孩满脸愁容，从他的眼神中看到了恐慌、害怕，他应该意识到自己闯下大祸了，未来有可能会导致腿部残疾，这些话估计医生或者家属或多或少都有传递给他。当然适度地告诉他危害性，有助于将来他能够规范自己的行为，并没有坏处。

"医生，他们都说我要残废了，是真的吗？您可要救救我啊，我可不想残废啊。"小孩子低声哭泣，向我诉说他的心声，边上有个哭红了眼的女士，看起来应该是他的妈妈。儿子是妈妈的心头肉，一点也没有假。

"小朋友，不要哭，残废的可能性虽然有，但是概率不大，还是成功的概率更大，我们要充满信心，看到更有希望的一面。当然如果这次毛病治好了，以后自己可要多当心啊，人的零部件跟机器可不一样，坏了不一定有地方换哦。"听完我的话，小男孩脸上明显多云转晴。小孩子需要鼓励，需要勇气，需要跟医生配合，此时应该给他更多的信心。

跟小朋友聊完天之后，我便跟着老周回到医生办公室，重点要与小朋友家长一起分析病情，确定手术方案。未接触之前，我本以为小男孩的父母肯定非常飞扬跋扈、高高在上、盛气凌人，难以接近或者沟通，我甚至都做好了如果沟通不畅就打道回府的准备。我之所以有如此先入为主的印象，是因为前期老周给我灌输了种种关系的介入，让我有了一定的心理预设。

但事实并非如此。小男孩的父母完全没有我所有设想中的那些形容词，相反他们给我的印象是特别和气、彬彬有礼，他们非常清楚小男孩的伤情完全是他自己调皮所致，只是一个劲地希望医生能够尽力就好。想必他们也咨询过许多相关专家，明白后续可能出现的并发症。谈话出奇地顺利，让我很是意外，所以有时候我们自己认为的挑剔，并非是人家想要挑剔，而是许多外部因素主动在挑剔。

之前我已经跟老周就手术方案进行了详细探讨，并取得一致，我认为还是不能选择太姑息的手术方案，为了保护骨骺而牺牲了牢靠的固定，当然也不能为了追求相当牢靠的固定而忽略对骨骺的保护。因此综合方方面面的因素下来，我建议采用双根空心钉进行微创内固定，确保固定效果的同时尽最大可能保护骨骺。家属的担心是显而易见的，作为家中的独生子，他们无法接受任何一种失败的风险，当然我也再三强调了，没有百分之百成功的把握，只能竭尽全力。听完我的人情人理的解释，看起来他们都坦然了，也放下了各种纠结，愉快地接受了我的方案。

其实作为医者而言，从来就不存在十全十美的手术方案，有时候每一个选择都是平衡各方利弊后得出的相对较优，尤其面对一个11岁调皮的小男孩，谁又能下得了手术的刀呢？可是为了他能够有希望重新恢复活蹦乱跳的状态，我们又必须顶着压力前行。任何一个医生为患者所做的手术，其实不同程度都会给患者带来伤害，如果疾病得以康复，那么这是有价值的伤害，相反如果疾病并未康复，那么就是无意义的伤害。我们当然希望每一次手术都能尽善尽美，患者都能完全恢复，但这不过是良好愿望而已。

每一个医者矢志追求的最高理想，是希望患者从原来接受巨创慢慢走向微创甚至无创的完美境界，不能说这个美丽愿景没有实现的可能性，只是从现有客观角度来看，目前的科技发展阶段要支撑目标的实现恐怕还遥遥无期。所以我们可以尽情幻想，却也需要面对现实、脚踏实地，毕竟医学往前推进的每一步，都充满艰辛、汗水，显得异常凝重和缓慢。

术前谈话与签字完成后，小男孩被推进手术室，麻醉结束后将他放置在牵引床上，11岁小男孩生长发育非常好，可能跟他所处家庭环境有关，单纯看体格，基本上已经是一个成年人了。位置摆放合适后，透视发现骨折和骨骺滑脱位置恢复非常好，完全不需要进行调整。于是一切就显得很简单了，穿针、透视、进钉，手术不到30分钟就结束了，选择钉子长度时颇费了一番脑筋，过长担心会损伤关节面，过短又害怕会达不到固定效果，一切都需要刚刚好，才能保证手术的效果。

当缝完两个总共3厘米左右长的小口子，手术便宣告结束。一切都如有神助，特别顺利，小男孩苏醒后便被推出手术室回到病房。简单的过程凝聚了医者数不胜数的心神，台上一分钟，台下十年功，是日复一日、年复一年对专业的追求与热爱，才铸就了手术台上貌似奇迹、实则危机四伏的健康之路。

手术结束后，再次见到小男孩父母，我如实相告术中的情况，并坦言手术成功是康复之路迈出的第一步，行百里者半九十，之后的康复之路也是决定最终治疗效果的重要因素之一，希望父母能够配合医生做好督促。

我跟老周特意再三交代，术后三天，当小男孩安然度过手术初期的不适感之后，亦即下周一，就要给他安排进行高压氧治疗。好在老周所在医院正好也有高压氧装备，安排起来并不困难，这对小男孩来说无疑是一个巨大的利好消息。

犹记得读书时，老师经常反复、再三交代和提醒我们，人体身上有三块臭名昭著的"坏"骨头，一旦损伤，很容易导致坏死，排名第一位的就是髋部的股骨头，股骨头坏死是一种让许多患者闻风色变的疾病；第二块骨头是踝关节的距骨，一旦受损，也特别容易坏死；第三块则是手上的手舟骨。这三块骨头有一个共同的特征，就是滋养血管特别缺乏，一旦骨折，意味着养分供应不畅，从而走向漫漫的坏死之路，大多数的坏死都是不可逆的。

从医学角度来说，如何对付可能出现的股骨头坏死，是全世界面对的难题，并无特殊方法可以根治这个顽疾。可能有人会觉得奇怪，不是有相当多的电视广告，打着股骨头专治的旗号，号称多长时间可以治好股骨头吗？对于这些广告，你就当作笑话看吧，如果他们真的能够根治股骨头坏死的话，相信诺贝尔医学奖早颁发给他们了。至于他们是如何忽悠病人的，种种伎俩，此处不赘述了。有时候我常常在想，国家不是一直在整治电视广告吗？为何如此之多明显一看就是骗子的电视医疗广告依然可以大行其道，难道电视台分不清好坏吗？仅因为此，每年不知道要让多少家庭抱憾终身啊！

虽然辅助手段极其有限，但是很幸运的一点是，有许多案例和相关研究表明，早期高压氧治疗，或许对于小男孩这种类型的骨折合并骨骺滑脱，是防止股骨头出现坏死的有效手段，而且越早进行高压氧治疗效果越好。从医者角度来说，总希望能够寻找各种方法，让患者取得最终的满意疗效。

架不住当地卫生局、教育局和学校校长，最关键是老周的挽留，希望我能够留一夜，帮忙第二天早上再查一次房，让家长放心，主要让外围关心的一帮人放心。俗话说，听人劝，吃饱饭。既来之则安之，已经答应老周来帮忙，自然没有道理半途而废。于是当天晚上，谢绝一切官方的公务接待，跟老周两个人就着一盘花生米，每人二两小酒，谈起十年前的许多往事，酒不醉人人自醉，我们都深深沉醉在对往日岁月的回忆和对未来生活的畅想之中。正所谓人生得意须尽欢，莫使金樽空对月，我们俩居然友情就酒，越喝越有，最后索性一醉方休才罢。

第二天早上，如约去小男孩床边查房，发现一切比想象中还要完美，嘱咐小男孩可以稍微屈髋活动，幅度与力度均要适中，后又再次交代老周下周一务必安排做高压氧治疗，得到肯定答复后，便与大家一一道别，踏上返沪之旅。老周并未食言，周一开始便给我发来信息，告诉我小男孩已经开始进行高压氧治疗，同时进行适度康复训练。一切都很不错，我听后深感欣慰。

术后三个月，小男孩在父母带领下，光临了一次我的专家门诊，从躺着到站起来，小男孩越发精神了。拍过片子，骨折部位和滑脱的骨骺已经完全愈合了，考虑到后续股骨头生长发育问题，便约他再过三个月，即可去除内固定钉子。家属特别希望到时候来上海做取钉手术，当然，为了减少他们来回折腾之苦，我特意告知老周，取钉手术就在当地即可，不要跑来上海了。起初老周还是耍无赖，反复想要让我去，一一被我严词拒绝了。我笑笑跟他说，大问题已经帮你解决了，小事情自己摆平吧，他也便不再坚持。

以后每一次跟老周联系，都会特意问起小男孩的恢复情况，老周很细心，似乎也知道我肯定会关心，总是早有准备，每次都能详细告诉我小男孩的近况。印象中至少追踪到小男孩考入高中，股骨头依然发育良好，与正常状态毫无不同，坏死的信号也彻底解除了。直到有一天，大概是手术后7年多吧，又是一个9月份，我正在特需门诊看病，一个高高大大的大学生模样的人闯进了我的诊室，大声喊着说："教授好，我是当年老周请您去给开刀的小男孩啊，我今年考到上海读大学啦，特意来看望您。"

我听完，瞬间觉得一下午心情都特别阳光灿烂。

#自京返沪居家隔离小记#

天气晴，早起洗完衣服后晾晒，而后开始写作；天天吃蛋炒饭，胃里感受到单一食物的难受，于是中午炖玉米排骨汤，尝试做一道蚝油生菜，可惜没有蚝油，以酱油代替之，似乎也合理替代了蚝油的作用，品尝之后感觉味甚美；下午3点，同济大学研究生毕业答辩担任委员会主席，见证三名学生顺利毕业，甚慰，5点15分结束；与温州卫健委开腾讯会议视频，商议今年10月份第二届温州世界青年科学家峰会相关论坛事宜，6点30分结束；后给自己炒了一份生菜炒饭权当晚餐；晚餐后继续码字，初稿结束后眼睛生疼，洗漱睡觉。

初稿：2020 - 06 - 19 周五 22:51
修改：2021 - 01 - 03 周日 12:04
校对：2021 - 01 - 21 周四 13:05

反目成仇

> 纵使尝尽世间百味，仍敌不过人间烟火依旧。
>
> ——迦钰小语

"其实老兄有所不知，虽然她曾经在我科里待过一年多，但是说真的，我对她并没有太多印象，最多知道是曾经的同事，工作能力还不错，并无深交。在我眼里，不论认识或者不认识的病人，都是一视同仁的，不存在远近亲疏。"某一次创伤会议上偶遇林医生，他端着一杯茶，主动走过来跟我谈起多年前鉴定会上他诊治的那个患者。

说实话，如果林医生不主动提起，我肯定不会主动去问，况且我差不多已经淡忘了那个女患者与他的纠纷了。不过虽然隔了较长一段时间，但或多或少我仍然对患者在鉴定现场歇斯底里的一幕印象深刻。有时候我喜欢把医生和患者比喻成谈恋爱关系，每一场恋爱都希望是一个完美的结局，可是假如这当中有些误解没有及时解开，有可能最后就会反目成仇。当然其中原因众多，并非说完全都是患者或者都是医者的责任，两个人恋爱谈崩了，从来都不只是单方面的原因，只是在医患体系当中，医者与患者往往都会认为自己是弱势的一方。

林医生，某二级甲等医院骨科资深副主任医师，理论水平一般，平时讲课或演讲时都显得晦涩枯燥，说话结结巴巴，不过学习热情很高，经常能够在各种会场看到他。每次开会他都会主动过来跟我聊天，慢慢就熟识起来。林医生人缘不错，与人为善，临床技能也挺不错，据说病人满意度较高，算得上临床一线的一把好手，在医院里同行评价也很高，但凡有骨科问题的病人，都喜欢找他。

林医生嘴里提到的病人小梅，跟林医生其实是曾经的同事。小梅时年25岁，江西赣州人，护理中专毕业后在赣州工作了两年多，后因为男朋友在上海做房产中介，在他一再要求下便辞掉老家工作，跟着男朋友到上海闯荡，通过应聘进入林医生所在医院就职。小梅在赣州就职于当地最大的三甲医院，比起上海这家医院无论床位、医生、病人量都只多不少，所以她上班后并没有觉得是外地人就低人一等，反而处处感觉这家医院水平不行，不如她以前的医院层次高。通俗一点讲，她打心眼里瞧不起这家医院，有时候话里话外可以让人感受到，要不是因为男朋友，她才不会到上海来呢。

小梅虽然嘴碎一点，总体素质也一般，但是工作能力还是很不错的，在医院里面，护理技能比武中她经常都能独占鳌头，毕竟之前打下的底子扎实，所以护士长还是蛮欣赏她的，认为她可以挑重担。同事们也并不讨厌她，觉得她骄傲是有骄傲的资本，遇到困难也喜欢找她帮忙。医院里最怕的是那些夸夸其谈却不能解决问题之辈，经常出问题的也是这类人。

不过小梅短暂工作一年多之后，就从这家医院辞职了，应聘到几公里之外的一家儿童专科医院。理由有二：第一，最主要的是男朋友工作变动，调到另一家门店，他把住的地方也搬到门店附近，以节省上下班时间，省去奔波之累；第二，儿童专科医院收入比这家医院高，对于小梅来说，收入高很重要，可以减轻不少生活负担。由于入职时间不长，小梅的离开对像林医生这样的科室同事来说，并没有太多的感觉。医院有时候也是铁打的营盘流水的兵，水往低处流，人往高处走，主动或者被动离职都是一种非常常见的现象。

小梅的男朋友小军需要重点介绍一下。他们俩是中学同学，从初中开始谈恋爱。小军应该算是小混混那种角色，成绩很差，但是挺会哄女孩子开心。小梅成绩也一般，并不怎么喜欢学习。初三下学期小军实在不愿意继续读书了，跟家人商量后便辍学去南昌打工。小梅坚持读完初中，可惜没有考上理想高中，按照成绩只能去读职高。不过天无绝人之路，正赶上当地有个护理中专学校扩招，学制三年，家人想着总归是一项谋生技能，便让她去读护理，毕竟一辈子当护士，好歹算一份正经工作吧。

据说小军到南昌后先是去了一家餐馆打工，洗碗端盘子，什么脏活累活都干过，却赚不了几个钱，前前后后在餐馆干了两年多，日子又苦又穷。后来有个同乡喊他去卖保健品，他跟着倒卖了两年多保健品，钱多少赚了一点，却始终不温不火。小军对小梅还是不错的，毕竟人家读中专了，他不想轻易放弃这段感情，有空就会去赣州看望小梅，给她送钱买礼物，两人感情比较稳定。

当他正准备放开手脚大展宏图时，他们销售的保健品被曝出含有微量有毒物质，不仅对人没有好处，吃多了反而会生病。公司被取缔关停了，还被罚了好多钱，小军吓个半死，赶紧连夜离开南昌。他先回赣州躲了一段时间风头，好在小军在这家公司只是一个一线小销售，制假贩假跟他并没有太多关系，并非执法部门的重点打击对象，政府对一线销售人员网开一面，并未追究进一步的责任，当然公司高层肯定难辞其咎，被一网打尽。

小军在赣州蛰伏那段时间，小梅已经毕业并参加工作了，无形中给他们俩提供了一段朝夕相处的时光，他们正式明确了关系。因此对小军来说，坏事变好事了。当然，稳定的生活不可能只靠小梅一个人工作，思来想去小军决定跟朋友去上海滩闯荡，并且跟小梅相约，等他工作稳定后就接她一起去上海生活。带着对小梅的承诺，初到上海的小军，正赶上上海房产交易的高峰时期，他很顺利便应聘当上了一名房产中介。对小军来说，再没有比房产中介更加适合他的工作了，准入门槛很低，不需要学历，不需要工作经验，只要能说会道就能够胜任，恰好两年多的保健品销售让小军练就了三寸不烂之舌，具备巧舌如簧的本事。有时候形容一个人的嘴有多厉害，我们经常会说他能够把死人说活，小军就是这样，多年来靠一张嘴闯荡社会。他在房产中介行业顺风顺水，公司看他是个可造之才，两年后便将他调到另一家业绩比较差的门店当店长，并许诺如果能够将门店业绩做上去，便可以获得高薪。

更换单位的小梅发现自己并不是很喜欢新单位，很长时间都无法融入其中。原因很简单，她在以前的二级医院多少有些优越感，但在新的单位自己一点也吃不开。儿童专科医院级别比她前面待过的两家医院都要高，工作人员的学历更是远远胜过她，而且新单位护理人员护理技能都很高，理论水准也是她望尘莫及的。同时她之前完全没有跟儿童打交道的经历，一切都要从头学起，甚至有一次给一个患儿打针，因为长时间找不到血管，还被患儿家属投诉了，无形中加重了她的挫败感，让她怀疑自己当初跟着男朋友更换新单位是一个错误的选择。

小军到新门店工作一段时间之后，发现自己无意中陷入了一个巨大的无底洞，升职的欣喜很快被糟糕的业绩冲刷得一干二净。前任没有做好并不完全是能力问题，而是周边房产交易意愿低、人员流动性差，决定了业绩不可能好，虽然他想尽各种办法，无奈收效甚微。业绩不好，收入锐减，生活质量自然大打折扣。多重压力之下，小军下班后便想做一只鸵鸟，开始跟一些狐朋狗友去打牌赌博，他美其名曰打牌是一种很好的解压方式。其实回头去看，这完全是一种借口。

小梅的失落与小军的失意叠加在一起，变成了彼此反复争吵的导火索，三天一小吵十天一大吵成了生活中的家常便饭。曾经的温情与感情在日复一日的争吵中慢慢变淡。所以说有人变换单位是迎来新生，有人变换单位是跌入粪坑，至于什么是新生什么是粪坑，只有置身其中的人才有深刻体会了。

一天晚班时，小梅在急诊加班。当天很奇怪，就诊的患儿很多，整个急诊大厅被挤得满满当当，患儿的哭声与家长的抱怨声、不小心碰撞的吵骂声此起彼伏。小梅属于被临时抽调去帮忙的，这种情况在医院很常见，记得我读研阶段以及担任主治医生阶段，节假日经常要作为加强班到急诊去帮忙。小梅应该也是属于此类情况。

那段时间小梅与小军经常闹得不愉快，心情本就很糟糕很烦闷，又赶上身体不舒服，所以她工作状态并不好。她在给一个小孩打针输液时，忙中出错，拿错了液体，幸亏在她专心打针时，家属无意中瞟了一眼液体袋子外面的名字，发现不是他家小孩的液体，便开始大声吵闹起来。其实作为小梅，她之后的程序肯定是打完针就会核对患儿信息，确认一致后才会将液体吊上去。或许是患儿家属等待时间太久，心中积压了较多的怒气，于是便一股脑儿对小梅进行语言上的狂轰滥炸，其崩溃程度想也想得出来。

医院值班领导闻讯赶到，了解清楚事情的来龙去脉之后，虽然觉得小梅有责任，但是并没有家属想得那么严重，家属显然是反应过度了，因为小梅输液体之前肯定是会核对的。不过为了平息家属的怒火，领导很体谅，马上更换护士为患儿打针，然后将家属带到一旁，进行耐心解释，又让小梅给家属道歉，这才勉强平息了下来。这种低级失误有时候是致命的，对小梅来说，是不应该出现的状况，算得上是她职业生涯至今遇到过的最低级错误。她真有些心力交瘁的感觉，已无法再继续坚持加班了，领导也很能理解，便嘱咐她早点回家休息，调整一下心态。

回到家的小梅，看着冷冰冰的家，心里犹如跌入冰窖之中，她本希望小军能够在家陪她，说几句暖心窝的话，给她安慰与关心，可是一直到后半夜才等到满身酒气、醉醺醺的小军回到家。当晚小军手气依然不佳，又输了个精光，心情郁闷无比，便独自吃了点夜宵，喝了不少酒。本想可以借酒浇愁，谁知愁更愁。

"你还知道回来啊，都几点了？你看看你现在像什么样子，除了赌就是喝，还有点正常人的样子吗？现在这日子真是过得越来越没有意思了！"一见到小军，小梅便开始抱怨起来。小军知道自己理亏，只是闷声坐在沙发上，一声也不吭，也不搭理小梅的唠叨。

"你以为装聋作哑就行了吗？我真是瞎了眼了，干吗跟着你跑到这个破地方，苦死我了。"其实小梅想表达的是跟着小军到新单位来，而不是说跟他到上海来。但是醉酒之后的小军显然会错意了。

"不喜欢来你就滚回去，想上哪就上哪去，你不高兴，老子还不开心呢！"小军终于爆发了，酒后的话是不经过脑子思考的，所以听来会更加过分。当然，回家之后天天吵架的日子，任谁也会有心态崩掉的一天。

"好，这是你说的，那我走，我现在就走，谁不走谁是王八蛋。"小梅一听小军说出如此过分的话，便起身要往门外走。此时已是凌晨2点多了，小军一看小梅要出门，酒立即醒了一大半，赶紧伸手去抓小梅，想阻止她外出，可是小梅不依不饶就是要出门。两个人争执之下，被小军拉着的小梅的手狠狠撞到了门框上。

小梅立即"啊"的一声惨叫，感觉自己的右手瞬间传来一阵剧痛，她赶紧捂住右手蹲了下去。小军听到"嘣"的一声响之后又看到小梅在哭喊，知道可能闯祸了，酒立即就全醒了，忙不迭地蹲下检查小梅的手到底伤得如何。只见小梅的右手背肿得像个馒头一样，局部有一道深深的印痕，应该是门框撞击所致。小梅只是一个劲地哭，心理与肉体上的痛苦相互叠加，让她突然之间有一种很深的绝望感。

小梅在小军搀扶下，勉强走到床边，作为一个学医之人，她很清楚自己的右手肯定有问题，读书时老师说过，骨折的最主要特征是疼痛、畸形、肿胀和功能障碍，她四样都占全了，肯定有骨折。本来应该马上去急诊拍片，但是当小军反复问她要不要去医院看急诊，她心里依然在赌气，一声不吭，往床上一躺，闭着眼睛压根不理他。两个人虽然经常吵架，却从来没有动过手，一次动手的伤害可能胜过十次以上的吵架。

右手的钻心疼痛让小梅一晚上不能合眼，疼痛一阵接着一阵，每隔一会，就是一阵猛烈的疼痛袭来，每一下都会让她倒吸一口凉气。小军也明白自己是造成这一切的罪魁祸首，主动拿来冰块帮她冷敷，小梅才略微好受一些。第二天早上，右手的肿胀更加厉害了，疼痛也愈加剧烈，小军便跟单位请假，要带小梅去医院检查。看着右手的伤情，小梅也别无选择，一个人肯定没有办法去医院看病，要排队、挂号、拍片，有个人搭把手总比自己去好很多吧。不过全程小梅都不搭理小军，小军知道她还在生气，便驱车往林医生所在的二级医院去了。

到了医院急诊,按照流程一步步走,等拿到片子的时候,小梅心凉了大半截,虽然她只是个护士,但是基本的影像学片子还是看得懂的。右手掌骨的骨折看得清清楚楚,估计连小军都能看出来,无奈之下,只好到科室找以前的护士长帮忙。虽然她已经离开这家医院,但是离开是因为家庭有实际困难,而不是跟医院或者科室闹矛盾才离开的。护士长很热情,二话不说就带着小梅和小军去找林医生。

林医生当天有一个接台手术,所以正在办公室玩着网络游戏呢,他最近疯狂迷恋上斗地主,已经赚了非常多的积分,级别也相当高。很多医护人员喜欢这种简单的游戏,原因在于不仅可以解压,更重要的是可以打发等待的无聊时光,这无意中培养了许多游戏高手。

林医生看过片子,再检查完小梅的右手之后,很明确地告知小梅还是手术为好,右手第二掌骨中段粉碎性骨折,移位很明显。掌骨骨折的手法复位一向很困难,该部位骨折跟其他部位骨折略有不同,在于掌骨互相之间彼此有影响,手法复位后的位置很难稳定住,所以保守治疗的失败率比较高;至于手术的好处,能够良好复位,及时固定,减少许多骨折的并发症,同时鉴于小梅工作的特殊性,手部的灵活性很重要,因此林医生建议还是选择手术为好,早开刀早做功能锻炼。

林医生耐心亲切地娓娓道来,句句说到小梅的心坎里,她不禁频频点头。小梅在科室上班时候,早有耳闻林医生水平高超,大家都很信任他,是医院员工及家属的首选头号医疗守护神,心想果然眼见为实,大家并非是恭维他。本来手术不手术这件事,她应该跟小军商量后再做决定,但是听完林医生的讲解,作为学医之人,她迅速就做了决定,同意手术,并恳请林医生帮她抓紧安排床位。

小军其实也在一旁认真听讲,作为小梅受伤的始作俑者,他深深自责,认为自己不应该把工作情绪带入家庭生活之中,现在骨折是摆在眼前的事实,唯有认真去应对,才是挽回小梅冰冷内心的方式。虽然小梅压根没有搭理他，也没有任何跟他商量的意思，他还是很主动跟林医生说，作为家属，他也同意手术治疗，请他尽快开具住院证，他去办理入院手续。

入院后，经过必要的术前检查，林医生尽快帮小梅安排了手术时间，许多曾经的小姐妹看到小梅受伤住院了，都主动来关心她，包括一些平时比较年轻的、经常跟她搭班的小医生，也都跑前跑后嘘寒问暖，这让小梅感受到了同事之情的难得。小军也一改近期的颓废状态，鞍前马后，勤快地做着保障工作，他特别希望能够通过优秀的表现，留住小梅的心。

手术如期进行，当天林医生带着下面主治医生一起上台为小梅手术。掌骨骨折是一个非常简单而常规的小手术，一般来说主治医师级别就可以轻松应对了，更不要说林医生这样的资深副主任医师了。麻醉后消毒、铺单、切皮、暴露、复位、固定，一气呵成，丝毫不拖泥带水。当做完这一切，林医生抬头看看墙上的钟，发现时间刚刚过去半小时。无疑这又是一次完美的手术。

就在林医生准备给小梅进行缝合时，他对面的主治医生用期盼的眼神看着他，建议林医生先下手术台休息，缝合的事情由他来完成。主治医生刚刚转到林医生手下不过一个月，入科没有多少时间，林医生对他的水平没有非常深刻的了解，不过从林医生的角度来说，为了让下面医生尽快成长，也不大好意思一手包办全部的手术流程，因为如果这样的话，下面医生就没有机会锻炼，得不到成长，长久之后，就没有年轻医生愿意跟他学习了。

考虑到手术的主体工作已经全部完成，切口又很简单，几针就可以解决问题，林医生碍于面子，便点了点头，起身离开手术台，脱掉手套和衣服，坐到一旁休息。而主治医师开始认真地缝合起来，虽然速度稍微慢了一点，但是也很快就完成了关闭伤口的任务。林医生看着手术台上的主治医师，似乎看到当年自己急于成长的样子，赞许地点了点头，毕竟如果下面医生成长了，将来自己也会轻松很多。安返病房的小梅看到翘首以盼的小军，两个人有些冰释前嫌的感觉，毕竟认识那么长时间了，共同经历了许多风风雨雨，有过纷争，也有许多快乐。最近一段时期，确实是他们认识以来的艰难时刻，但愿一次受伤，一个手术，可以让他们两人之间的隔阂消弭，重归于好。

术后第一天换药，伤口渗出比较多，仍然伴有红肿，不过手部处于略微弯曲的功能位，小梅感觉骨头有点小的偏曲，便跟主治医师提出来，主治医师看了半天并没有看出太多的端倪，对着小梅笑笑说，"这是你的心理作用，你太关注自己的骨折啦，一个人使劲盯着一个物体看，即使它是直的也会有弯曲的感觉。"小梅听后觉得有道理，当然对小梅来说，骨折复位固定之后，原来的疼痛感明显缓解了许多，心情自然好了不少，所以也不以为意。小军在一旁虽然不搭腔，却把全部过程都用手机录了下来，小梅和医生都不知道他葫芦里卖什么药，他却美其名曰是关心。

术后第三天随着肿胀消退，原有外固定去掉之后，小梅越发觉得有些不对劲，当她尝试弯曲手指时候，受伤的那根手指就会发生一定程度的偏曲。她心想坏了，可别手术做坏了，她赶紧向林医生求助。林医生检查后发现确实有一定程度尺偏，但是看片子骨头的位置完全解剖复位，按照道理不应该有此种现象出现。好在情况并不严重，加上刚刚手术没有多久，也不适合再做过多的干预，便建议小梅先暂时进行康复训练，希望可以通过康复训练纠正屈曲后的尺偏现象。

小梅起初还是很相信林医生的，而小军的态度可没有那么好，除了林医生，其他的医护人员都能感受到他的坏态度，大家都有些替小梅惋惜，好端端一个人怎么找了这么一号人做对象呢？做完一个月的康复训练，小梅的手并无明显改善，而且尺偏的现象越发严重，这说明里面肯定有问题了。此时林医生想再给她做处理，谁知道小军却跳了出来，首先表态不干了，指着林医生的脸破口大骂，一味指责，而小梅也由当初的信任慢慢转为了怀疑。

"其实要是在刚发现时当机立断进行处理,可能就不会演变成那么难以收拾的后果。"错过了最佳处理时机,林医生很有些惋惜,至少早期处理的话,即使小军有天大的意见,小梅至少能够理解吧。

出院后小梅和小军去了沪上许多三级医院,不同医生有不同的建议,但是有一条基本趋于一致:只有再次手术才能纠正屈曲后尺偏的现象。其实从后来小梅提供的录像来看,确实当手部弯曲的时候,受伤手指的尺偏非常明显,严重影响了手部的功能。小梅经过一段时间思考和比较后,最终还是选择了一家三级医院为她做了第二次手术。医生去掉了一颗螺丝钉,并对肌腱进行了一定程度松解。很幸运的是术后小梅屈曲尺偏的现象完全消失了,这更加坚定了两人的想法,那就是林医生的手术做坏了。

事情发展到现在,便朝着不可逆转的方向恶化。两人的心态彻底坏掉了,加上小军工作又很不顺心,于是渴望从医院闹些钱的想法越来越强烈。小梅考虑到是老单位,不方便出面,故由小军冲在前,他本来就没有读过太多的书,所从事的工作也是跟三教九流打交道,跟医院理论只需要脸皮厚、会玩嘴皮子,而这正是他十多年来的强项。于是一路闹访,一路告状,从区里告到市里,当我看到他们申请事故鉴定时,已经是到法院准备与林医生对簿公堂了。确实,一根手指头的价值,尤其对手部功能的影响,很多时候不是金钱能够对等衡量的,即使经过再次处理小梅已经基本恢复,功能也没有什么影响了。

记得鉴定会当天,小军将林医生的水平、能力、品行批驳得一无是处,好像他面对的不是爱人曾经的同事,不是爱人曾经的主刀医生,而是马路上跟他发生擦碰的过路人一般。至于小梅看向林医生的眼神,也是冷漠得可怕,他们两个人认定了林医生就是一个不负责任、"草菅人命"的坏医生。他们用了许多让外人听来都很刺耳的说法,好在鉴定组长屡次叫停了他们的不恰当行为。这让人看后心生无限感慨。

"其实复盘整个小梅的治疗过程,我是有深刻教训的,毕竟给她手部造

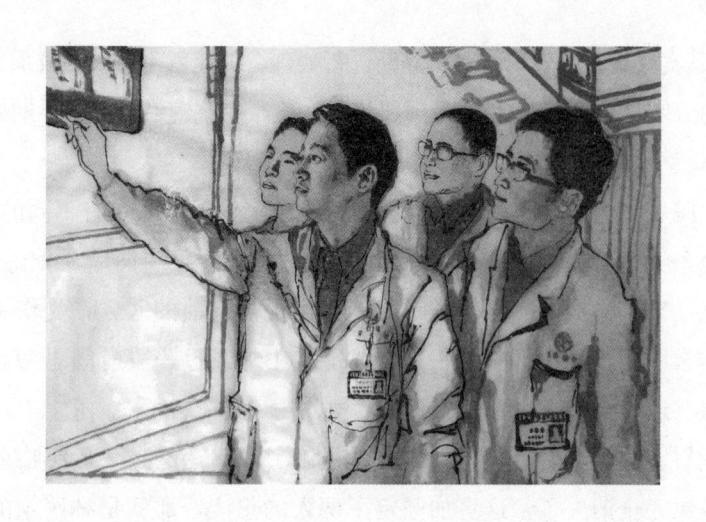

成的伤害是既成事实。我当时不应该心软,让主治医师去做这个缝合,我估计应该是他在缝合的时候,不小心带到了肌腱,所以才会导致手屈曲时出现尺偏。如果我当时坚持自己缝合,就不会有这样的事情发生了。后悔还是蛮后悔的。"林医生苦笑了一下。谁能预测呢?"反过来说,早期我发现后,如果及时处理,将危险因素排除,那么他们俩即使有意见,应该也到不了这么严重的地步。"

鉴定的事实比较清楚,有前后两次手术的记录,以及患者自己留下的录像资料,不得不说作为房产中介的小军,关键时刻起了重要作用,对于鉴定专家了解整个治疗全貌起了非常大的作用。不论小军起初出于何种目的,但至少在患者接受治疗的整个过程中,都留有一手的现场录像资料,这为之后他们的所谓"维权"提供了不少便利。但从医学本身来客观评判的话,根本问题在于林医生的手术究竟有没有给她造成实质性的伤害。

对此,专家意见比较一致,基本确认了手术中并不成功的一面,相信林医生也能够接受自己粗心大意带来的后果。在此案例中,我们不能一味去指责其中的任何一方,而更应该静下心来好好思考一下,为何本来应该是携手同行的医患,最终走到了反目成仇的地步?这令人深思,耐人反省。

世间不曾有无缘无故的爱，更无无缘无故的恨。相信一切皆有因果。

#自京返沪居家隔离小记#

早起，阴天。老家一个多年好友去南京出差，专程中转上海，说要来看望我，好久不见，很是想念。我跟他说我因为从北京回来，目前正在居家隔离呢。他笑笑说，那正好，他下午5点带些菜品，跟另一个好兄弟一起上门陪我小聚，排解一下寂寞。我非常坚定地拒绝了。疫情当前，实在不愿意因为一点小事去破坏规矩与制度，而后我又好言相劝，将来相聚机会很多，不在乎眼前一次两次。他表示理解，并相约下次有机会再相见。据说他晚上与其他老乡在上海相会，酒醉而归，席间数次打来电话，诉说思念之情。

初稿：2020-06-20 周六 14:12
修改：2021-01-03 周日 13:03
校对：2021-01-22 周五 10:46

难分对错

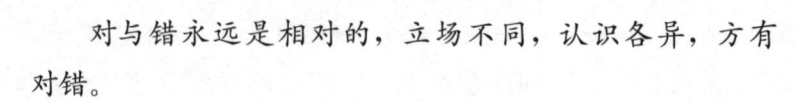

> 对与错永远是相对的,立场不同,认识各异,方有对错。
>
> ——迦钰小语

秦三,江苏苏北人,家中排行老三,父母给他起名秦三。有人觉得秦三的哥哥和姐姐一定叫秦大和秦二。其实并非如此,秦三的大哥和二姐都有非常响亮的名字,唯独到了他的时候,赶上家里流年不利,据说父母专门请教起名方面的高手,认为他是家中老三,要起一个贱一点、俗一点的名字才能好养活,否则会有说不清楚的意外发生。可能农村特别在意这一套说法,于是便直接叫了秦三。

秦三时年41岁,来上海打工十多年了。当年妻子与其一同来上海,为了全家人未来的幸福,夫妻俩狠狠心把小孩留在老家上学,由秦三父母帮忙照看。妻子从小很擅长干家务活,应聘到一个老板家里做保姆,工作不是很累,收入还算不错,比起外面风吹日晒打工强多了。秦三则有些好高骛远,常常这山望着那山高,先后换过不少工作,却始终没有找到特别适合他的行当。要论秦三干过多少份工作,可以用数不胜数来形容,什么洗碗工、跑堂、保安、洗车工、快递员、搬运工,基本上都干过。但他却总是嫌钱少,赚钱慢,总希望能够有一天遇上一夜暴富的机会。但世上哪来那么多一夜暴富的机会呢?尤其在人才济济的大上海,付出与得到往往是成正比的。

秦三个子并不高，大约1.67米，长相敦实，孔武有力，肌肉发达结实，天生就有用不完的力气。秦三起初并不认命，王侯将相宁有种乎？但是在一次次碰壁、一次次尝试不同工作后，终于接受现实，老老实实在青浦工地找了一份工作，虽然又苦又累，但是至少收入比起之前的工作都要高。钱对他来说是最最重要的考虑因素，尤其近两年回老家翻修了旧房子之后，居住条件虽然改善了，可是几乎花光了几年的积蓄，而且欠了不少外债，亟需赚钱还债。

秦三大概一个月会跟妻子见一面，妻子的东家为人很好，每个月定期给她放一个周末假，放假时候妻子便会赶到青浦，享受宝贵的团聚时光。这也是秦三每个月中难得的欢乐时光。秦三的妻子是个很朴素的苏北女子，每次跟秦三见面都会跟他讲很多城里人的趣闻轶事。比如她就觉得城里人相当奇怪，对外人喜欢称自己的宠物猫和狗是儿子、女儿，然后也会主动跟猫或者狗自称爸爸或者妈妈，每一次都看得她目瞪口呆，在她从小的认知里，在苏北农村，这种行为相当于把自己等同于猫狗，无异于骂人是畜生一般，一不小心会让人揍一顿。毕竟所处环境不同，对于生长于苏北农村又尚处温饱阶段的秦三妻子来说，当然无法理解城里人的这些举动。

每逢此时，秦三就会笑话她见怪不怪，说这是城里人不同于农村人的一种生活方式，很多人家都是不生孩子的，将自己的宠物当作自己的家人一般看待，所以跟宠物之间就形同亲人，这个在国外也很常见的，然后嘲笑妻子是头发长见识短。当秦三说到国外两个字的时候，特别加重了一下语气，为了在妻子面前显示一下他的权威性，当然他的妻子都是唯他是从的，并不反驳，只是笑笑便不再作声，免得引起争吵，破坏团聚的美好氛围。

秦三工地附近就是朱家角，每次妻子过来，他都会陪她一起去逛逛，欣赏一下朱家角江南水乡的小桥、流水、人家，朱家角浓郁的江南水乡特质，让他们夫妻俩流连忘返；而当地著名的特色小吃诸如拉丝等等，更是妻子的最爱。每次逛完朱家角，夫妻俩都会生出长住上海的愿望，当然他们知道这个并不现实，虽然他们很努力地在上海打工赚钱，可是真要一辈子生活在上海，对他们来说是一个不切实际的梦，他们很清楚自己的未来是在几百公里之外苏北的乡下，那才是他们最终的归宿。

不过他们还存有一丝幻想，那就是尚在读书的儿子成绩始终名列前茅，假如未来儿子能够考到上海读大学，毕业后留上海工作，那他们岂不是可以实现梦想了。俗话说，梦想总要有的，万一实现了呢！秦三夫妻俩盼望着这样一天的到来。

每次团聚的时候，夫妻俩都要跟远在乡下的儿子通个电话，彼此报个平安，诉说思念之情，嘱咐儿子一定要注意身体，认真学习，有困难随时跟他们说。儿子很懂事，不会跟父母说太多的困难，反而劝慰父母别太辛苦，这让夫妻俩很欣慰。相聚时光是美好而又短暂，周日晚上妻子就返城，而秦三也将要继续开始周一的忙碌工作。最近工地已进入冲刺阶段，加班很多，自然加班费也水涨船高，所以工友们一个个都干劲十足。

周一早上，秦三还沉浸在妻子离开后的美好回味中，上班路上精神焕发，浑身是劲，见到每个人都是笑容满面。今天的工作是在二层楼高的地方安装户外装饰，此项工作需要三个人共同协作，下面有起降机为他们运送装饰货物。货物很重，每一块都有半吨重，需要他们三位通力合作将装饰物抬到合适的位置，然后两个人抬着，一个人进行固定。

类似工作对秦三来说早已经驾轻就熟，而且跟他配合的两个工人也是熟练工，平时知根知底，相互之间一个眼神就知道下一步要怎么做。他们的速度很快，比起同时开始的几组工人来说，他们进展最顺利。工地上为了促进良性竞争，每天都会在相同工作的组间进行安全生产竞赛，获得优胜的团队会额外获得600元的奖励，钱不多也不少，当然获胜的喜悦也非常重要。上周秦三团队获得过两次优胜，无形中一周每个人多了400元。400元对许多人来说不值一提，但是对于工地上的工人却是一笔很不错的额外收入。对他们来说，新的一周刚刚开始，特别希望能够获得今天的优胜，打开一周的良好开端。秦三小组进展很顺利，三个人铆着劲加油干，力争上游，奖金事小面子事大，他们很快就把其他小组甩下一大截，按照正常进程来说，他们应该可以稳操胜券了。临近中午，大家更加使劲，因为结束之后就可以吃午餐了。谁知这时意外却发生了。当时秦三居中做固定，两边工友抬着装饰品，工友必须将位置对准、稳住，而秦三必须快速地进行固定。就在秦三聚精会神进行固定的时候，刮来一阵风，卷起的沙土吹进了其中一个工友的眼睛里，让他瞬间感到眼睛一阵剧痛，本能的反应迫使他松开了双手去捂自己的眼睛，本来平衡的力量失去一边的支撑，整个装饰品立即向秦三打过来，将他从二楼的脚手架上重重摔倒了地面上。

秦三的头部跟地面发生了剧烈碰撞，"啊"的一声惨叫之后秦三就晕死过去了，伴随着左侧髋部和左侧肩膀着地发出的一声闷响。他的两个搭档看着秦三摔落到地上，马上高声呼喊："秦三掉地上了，救命啊，快救命啊！"尤其是松手的工友，更是慌张无比，他知道是自己闯了祸，要是秦三有个三长两短，那他的麻烦可就大了。他非常后悔，如果刚刚自己不松手，秦三就不会出事。

可惜，人生很多时候没有如果，只有结果。

正在地面上干活的工友发现后，立即放下手中的活，齐刷刷朝秦三跑去。只见秦三双目紧闭，左侧大腿偏向一边，骨头显然是断了，呼之不应。大家不敢随意搬动他，赶紧拨打了120。120很快就赶到了，在急救人员的指挥下，大家七手八脚将他抬到了救护车上，工长带着两个工友护送，带着大家的担心往医院飞驰而去。

工友们心有余悸，都在心里默默为秦三祈祷。

半路上，秦三就从剧烈的疼痛中苏醒过来，疼痛让他发出阵阵呻吟声。刚刚头部与地面瞬间撞击产生的脑震荡让他暂时昏迷了，能够这么快醒过来，至少说明脑子里面没有太过于严重的问题，否则应该不会这么快苏醒。陪伴的两个工友以及工长内心的担忧略微缓和了一下，毕竟如果是脑子里出问题，那么就说不准啥时候能醒过来了。

到了医院，秦三直接被送到影像检查室，做了必要部位的拍片和CT检查。结果出来，很幸运脑子里没有看到明显的骨折或者出血，对秦三的工友们来说，这让他们稍稍放下一些心，在他们心目中，脑子的问题往往都很麻烦，如果合并昏迷，那么即使手术，也说不准什么时候能够苏醒，只要脑子没有问题，按照他们的理解，秦三的命应该算保住一大半了。

化验结果陆续出来，整体评估下来情况还算乐观，或者说是不幸中的万幸。二楼高处摔下来，医学上称为高处坠落伤，居然没有脑外伤，胸腔也没有问题，暂时腹腔内也没有看到问题，盆腔里也没有问题，除了左侧股骨干粉碎性骨折之外，各脏器都很争气。虽然医生说不能排除其他脏器的迟发性损伤，需要进一步严密观察，但是暂时的情况应该是令人松了一口气。

当天秦三就被送入重症监护室进行严密观察，医生给他的左下肢打上了一个股骨髁上骨牵引，目的是为了维持骨折的力线，兼具复位、制动和镇痛作用。秦三特意跟工长交代，摔伤的消息不要告诉他的妻子，他不希望昨天刚离开的妻子今天又赶过来，而且目前看来暂时没有生命危险，可以先观察病情，再决定何时通知他妻子。工长当然尊重秦三的意见，目前人在重症监护室，又没有生命危险，24小时有医护人员看护，不需要人照顾，让他妻子过来似乎也起不了多大的作用，而且还要考虑她的吃喝拉撒睡，反而更麻烦。现在有两个工友帮忙照顾，人手显然已经足够了。

秦三妻子是在秦三伤后第四天，情况平稳转到骨科普通病房时，由秦三跟她电话报告伤情的。秦三虽然当时在严重的受伤之中，但是他不让工长告知他的妻子，是因为不想让妻子为他担心，怕她不顾一切冲到医院来，引起不必要的混乱。他对自己的病情有着非常清楚的认识，如果他是昏迷需要抢救的话，那么伤情肯定是由工长向他妻子通报。

果然，在接到秦三电话的瞬间，他妻子就呆住了，她没有想到分开一个星期不到，自己的老公居然经历了如此多的惊险时刻。她电话里没有说太多责怪话，只是怪他不应该瞒着她。而后她跟东家说明了情况，东家立即批准了她的假期，让她安心去照顾老公，临走东家还给她预支了两万元的工资，并跟她说如果有困难随时打电话过来，东家会提供帮助的。秦三妻子带着对东家的感激和对老公的担心，打了一辆车就往老公的医院赶去，一路上心里七上八下，始终空落落的。

到了医院病房，看到躺在床上的秦三，几天不见，人瘦了一圈，左大腿穿着一根很粗的针，一根线牵着几个大秤砣。秦三妻子又惊又怕，立即哭了起来，夫妻本是同林鸟，何况是他们这样的患难夫妻呢。秦三强撑着力气劝妻子不要哭，并当着工友的面开玩笑说自己一点问题也没有，等治疗结束身体肯定会更加强壮的，引得边上的工友噗噗直笑，羞得妻子满脸通红，骂他不正经，都伤成这样了，还胡言乱语。不过看见丈夫还有心开玩笑，妻子原本担忧的心好了许多，显然病情没有想象中那么严重。

秦三伤后一周左右，医院的主治医师高大夫反复为他复查各个脏器的情况，确认一切都没有问题，于是便跟他们交代手术相关事宜。高大夫跟家属认真分析了秦三的骨折情况，坦言根据现在国际上通行的做法，肯定是选择髓内钉固定最为常见，微创植入，损伤小，将来恢复快。秦三和妻子与工长商量后，决定按照医生的建议办，毕竟人家是专业的，肯定要相信医生的选择。

手术如期进行，对于高大夫来说，股骨干闭合复位髓内钉固定并不是什么高难度的手术，从切皮到缝合大约一个半小时便结束了。术中出血量很少。不过高大夫很有经验，担心术后髓腔的慢性出血，于是术中和术后都安排了少量输血，以加快秦三的身体康复。

合理的手术方式、精湛的手术技巧、精准的术后处理，都让秦三的身体得到快速的恢复，骨折部位的恢复也相当迅速，每一天都在向好的方向发展。秦三妻子本来就在上海做保姆，烧饭做菜照顾人是她的本职工作，照顾起老公来更是细致入微，无形中也加快了秦三身体的恢复。秦三摔伤导致骨折是非常不幸的遭遇，但是他不幸中的万幸，就是有幸遇到了优秀的专业治疗团队和倾尽全心照顾他的妻子。人生的 AB 面在一帆风顺的时候未能看出来，只有在落难之时才能体现出人间真情的价值。

　　此处还应该高度赞扬一下秦三的公司。作为一家大型工程企业，公司毫不推脱自己的责任，全力负担起秦三的所有医疗费用，让秦三整个治疗期间完全不必操心医疗费用的事情，跟我所遇到的一些不负责任的企业明显不同。很多企业在员工健康时都会竭尽全力压榨，当员工健康出现问题时，则是一副能躲则躲的可鄙嘴脸，甚至于面前一套背后一套，拿医生做挡箭牌，为的就是想节省给员工的看病钱，甚至救命钱。

　　在多方合力之下，秦三很快就康复出院了。单位很贴心，为他和妻子在医院边上租了一间房子，希望秦三每天坚持去医院康复科做康复训练，能够尽快恢复健康，还正式聘请秦三的妻子作为护理工全程护理秦三的吃喝拉撒睡。这个其实很合理，秦三受伤后，他妻子暂时肯定无法回到市区去工作了，他们的家庭相当于失去了全部生活来源，虽然秦三是属于工伤，可是工伤赔付的钱并不会那么快就到账，他们老家还有两个老人以及在读书的小孩，处处都需要用钱呢！

　　在妻子的精心照料下，坚持每天去医院做康复训练的秦三恢复很快，骨折愈合程度也高于普通人，一个半月左右医生认为他可以开始扶拐、部分负重下地行走了。秦三自己也很争气，功能锻炼是非常痛苦的，很多时候甚至会有放弃的念头，但秦三为了一家人的未来，始终咬牙坚持锻炼，一声苦都不吭，不给自己找任何的借口。

　　皇天不负有心人。三个月之后，秦三比预期提前至少一个月，奇迹般地完全康复了，他的康复不是那种只能缓慢行走，而是跟受伤前状态基本等同。身体一康复，秦三便迫不及待想要去上班，毕竟家里还需要钱。但是工长询问过单位后，认为秦三暂时可以先休假，等一年后取完钢钉根据恢复情况再决定何时上班。

　　秦三跟妻子商量了一下，认为这样等待一年不划算。原因很简单，一年工伤休养期间单位虽然会发放工资，但是比正常上班要少很多，基本上是个最低保障工资，对他们这样的家庭来说，算得上入不敷出了。于是秦三便琢磨着如何能够快速地跟单位了结，拿一笔钱之后自己可以尽快去找新的工作，如此一来工作赚钱两不误。

秦三咨询了很多朋友后找到单位领导，经过友好协商，达成一致，单位建议秦三尽快去做伤残鉴定，根据伤残鉴定结果，大家商量一个合适的赔偿金额，然后签署相关文书，彼此做一个了断。伤残鉴定结果很快就出来了，单位根据秦三的等级所对应匹配的金额进行相应赔偿，而且将护理费、误工费甚至二次手术的费用全部计算在内，得出了一个让秦三夫妇都很满意的金额，至于有多满意呢，用秦三的话说，还完翻修房子的外债之后还略有盈余。这无疑对他来说是非常划算的事情。

处理完全部的赔偿事宜，时间刚刚是伤后八个月，秦三又重新找了一个工地开始新的工作。对于这样的结果，秦三非常满意，而且他妻子也再次回到老东家去做保姆了。这次意外经历对他来说就如同一次短暂的休息，让他已经相当疲惫的身体得到了一次彻底的修复，对他更加努力投入工作也有一定的裨益。新的工地活很多，跟以往工作没有太大区别，秦三很快就适应了，并找到新的好搭档，收入与从前相比也没有影响。一切都是那么完美。

伤后一年，按照之前高大夫的交代，秦三应该回去复查，如果一切正常就该等待床位准备取内固定了。秦三并没有忘记医生的这个嘱咐，妻子也不断催促他不要忘记时间节点，不过秦三虽然按照约定去找高大夫复查，可是秦三一门心思为了多赚钱，对于高大夫叮嘱的入院时间却反复推迟，今天推明天，明天推后天，理由很简单，他不想因此让新单位中断他的工作。

大概在伤后两年，新单位的工程项目终于暂时告一个段落，迎来大概一个月的休息期，秦三赶紧打电话给高大夫，告知他现在有时间取内固定，麻烦高大夫务必帮忙尽快安排手术。秦三显然属于相当会算计的那种类型，他特别希望医院的一切都能够根据他的想法和时间来运转，在他需要住院时能够快速给他安排床位。不过也可以理解，不同人看待问题角度不同，我们应该理解秦三努力讨生活的艰辛与精打细算，还是那句话，不要轻易站在道德的制高点去对他人进行道德批判。

　　高大夫还是很给力的，接到秦三电话一周内就为他安排好了床位，可能他也担心时间太久手术会有麻烦，希望尽快帮他解决问题吧。但手术并没有想象中那么顺利，从我后来翻阅秦三第二次手术的手术记录看，整个手术时间接近两个小时，有理由怀疑高大夫在手术当中遇到了一定的麻烦。我并不认识高大夫，也只是从后来秦三到门诊找我看病，从许多医疗文书当中进行推断的。

　　或许因为床位紧张，大多数医院对于取内固定的患者都会争取快进快出，以提升床位周转率。秦三同样遇到此类情况，这也是他后来遇到麻烦时对医院产生的最大意见。内固定取出手术时间稍长对秦三并不是问题，反正是全麻，但是他术后第一天还在发烧而且伤口引流量仍然保持 100 多毫升的时候，医生就为他拔除引流管，开了一些消炎药便强制他回家休养了，同时建议他门诊换药就行。

　　秦三跟高大夫提出自己还在发烧，而且引流液体比较多，可否继续在医院观察一段时间，等病情稳定后再出院，但是高大夫却反复告诉他不会有问题，回家养养就可以了，住院又贵而且没有必要，如果有问题可以随

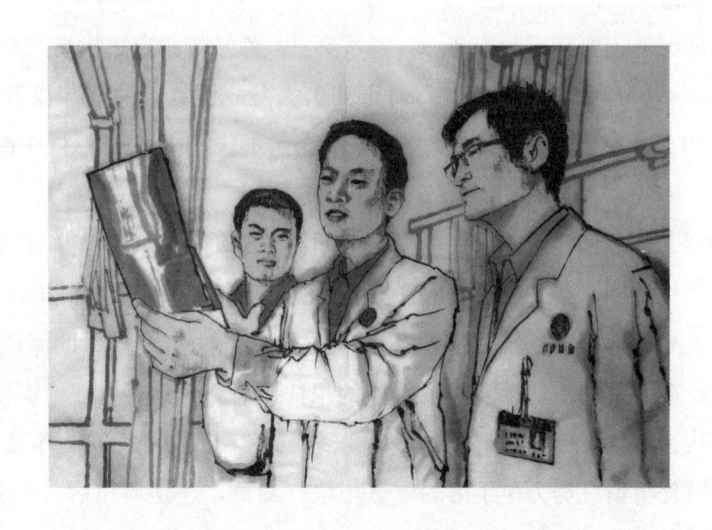

时来科里找他，他会负责处理的。无奈之下秦三只能暂时出院回家。

回家后秦三每天都有发烧，不过都是低烧，第三天晚上 10 点，体温突然飙升到 39 摄氏度以上，他和妻子都很着急，赶紧连夜去医院看急诊。医生查看伤口后，从左侧臀部切口处挤出了大量血性液体，医生说这些都是坏东西，充分引流出来就好了，并给他开了少量液体在输液室输液，说是消消炎好得快。说来也奇怪，当天晚上没有发烧，秦三认为可能就是医生所说的积血在作怪，排出来就没问题了。

第二天早上急诊医生检查确认情况稳定后，再次给他开了消炎药，让他回家观察，有问题再过来就诊。由于一夜情况比较稳定，秦三认为可能这一次真的好了，继续待在医院确实很不方便，于是便和夫人回家了。回家后头几天情况都稳定，体温依然都是低烧，身体感觉也略好一些，秦三很高兴，觉得自己终于要守得云开见明月了，期待着尽快可以重返工作岗位。谁知道，五天后的晚上，同样的剧情再次上演，这一下，秦三和夫人彻底着急了，当天晚上赶去急诊，路上就给高大夫打电话，告诉他自己的情况很不好，希望高大夫可以过来帮他诊治一下。

高大夫很负责任，当天晚上就赶到急诊。他从秦三的左侧髋部依然挤出很多血性液体，化验发现白细胞很高，担心里面有感染存留，于是立即开具住院证，将秦三收治入院。

第二天高大夫紧急为秦三做了一次清创手术，将左侧髋部存在的血肿进行了彻底清创，并且对近端骨头和软组织创面也做了彻底处理，而后放置了一根引流管，才放心地将秦三送回病房。说也奇怪，这一次手术过后，秦三的各种指标和伤口情况都得到了很满意的恢复。秦三虽然心里很不高兴，尤其取钉时候没有彻底康复就让他出院，导致这一次计划外的手术，多吃苦头不说，浪费时间又浪费金钱，实在让他很恼火，但考虑到自己也有一定过错，延迟太多时间才来取钉，无意中加大了手术难度，才导致之后一系列状况的发生，并不能把所有责任全赖医院。

出院后在家康复的秦三，本来计划一个月期满时能够重返工作岗位，但他感觉左髋部始终隐隐作痛,行走时间久了就会越来越痛,不要说重返工作岗位,就是正常生活都受到了极大影响。他非常担心,跟妻子说有一种很不祥的预感,担心自己的左脚搞不好要残疾了。秦三再次去找高大夫复查,拍片后发现左侧髋关节有些毛糙,关节间隙略有变窄,可以理解为术后的改变,其他他也看不出更特别的问题。拍片的结果虽然暂时没有证实秦三的自我判断,但是腿长在他的身上,他有自己的感觉,因为他的左侧大腿根部的疼痛越来越剧烈,行走也越来越困难了。

三个月后,片子出来的那一刻,高大夫沉默了许久才略带沉重地对秦三说:告诉你一个很不幸的消息,你的股骨头坏死了,属于一种非常特殊的坏死类型,之前很少遇到此种情况,目前已经回天无力了。

虽然秦三并非医务工作者,但是对于股骨头坏死的可怕还是早有耳闻的,曾经有工地同事因为长期饮酒导致股骨头坏死,四处求医毫无办法。秦三根本无法接受一个小小的取钉手术,居然酿成了终身残疾,他当时就失态了,把高大夫办公桌上的东西砸了个稀巴烂。高大夫似乎有些理亏,任由秦三在他办公室发泄愤怒。不论何种原因,最终发生如此恶劣的结果,高大夫作为主治医师,肯定难辞其咎。

秦三的心态彻底崩溃了,开始与高大夫及所在医院反复拉锯,纠缠不清,他已经完全没有心思上班了,而他的妻子无奈只能辞职照顾他,家庭重要的经济来源全部中断了。当他们慕名来到我的门诊,跟我讲起他们的遭遇时,我深表同情。医者为患者的每一步治疗,都如同在悬崖上跳舞,悬崖的一边是春暖花开,一边是万丈深渊,必须慎之又慎,因为你每一步选择的错误,都可能导致患者终身遗憾。虽然高大夫所在医院赔偿了秦三一大笔钱作为后续的医疗费用,但是终究无法弥补秦三如此年轻就无法重返工作的遗憾。

回顾秦三整个治疗过程,我推测错误有三:一是秦三迟缓了治疗时间,让近端骨头包埋了钉子,导致术中花了很长时间寻找钉子,部分损伤了股骨头的血供;第二,术中钉子取出困难,反复摆放不同体位,手术时间延长；第三，通过检查手术记录，发现近端未放置引流管，导致臀部血液积压，形成血肿，感染后逆行进入股骨头。当然如上所述都只是推理，真相往往只有一个，我们无法重现，只能合理推断。

无奈之下秦三只能接受他这个年龄本来不该施行的关节置换手术。现代医疗技术虽然让他重新站了起来，基本恢复了生活状态，只是他再也无法像从前一样负重在高空干活了，但至少他还是能够做一些力所能及的工作，赚取聊以养家糊口的工资。

只是这一切，虽然难分对错，但本可以避免！

#自京返沪居家隔离小记#

傍晚时分，爸妈给我打来电话，电话里妈妈说考虑到我一个人居家隔离，想要给我寄几只老家的土鸡鸭给我，让我抽空自己炖着吃。我笑笑说，一个人过日子其实很简单，我没有精力自己弄饭吃。妈妈想了想觉得很有道理，便不再坚持，仍反复问我每天吃什么，有没有吃饱。我跟她说每天自己烧饭，所以必须想尽办法把饭菜吃完，因此吃得非常饱，爸妈才放心地放下电话。无论你是5岁、15岁、35岁，抑或45岁，在父母眼里，永远是他们长不大的儿女；在父母心中，季节交替变化，永远穿不暖的是他们的下一代。很多人说，中国人往往把眼光放在下一代身上，而对上一辈关心甚少，这可能跟传统中国儒家文化有关，因为我们总是关注传承，关注未来。

初稿：2020-06-20 周六 23:23
修改：2021-01-03 周日 14:10
校对：2021-01-22 周五 12:03

无理取闹

> 你的内心再纯洁，永远挡不住看你的昏暗眼睛。
> ——迦钰小语

"医生，我跟您说啊，我百分之一百相信，我的手术肯定是第一次开刀的医生给我搞坏了，那个（破）医院的（烂）医生不负责任，水平差，医德差，不负责任。医生啊，您千万千万要救救我、帮帮我，否则我就残废了……"老大爷很激动，坐在我的对面，手舞足蹈，隔着桌子我都能够感受到他的无比愤怒，估计当初给他开刀的医生要是在他身边，说不定会招来老先生一顿揍。

"老先生，您不要太激动，您是来看病的，不是来讨要说法的，咱先不着急哦，慢慢说，把您的受伤和治疗经过跟我讲述一下，好让我了解您的病情，可以吗？"我非常清楚，如果放任老大爷持续激动，他可能会开始"问候"主刀医生的亲人了，这显然非我所愿。骂人的本尊感觉很爽，可是倾听的人却会觉得非常刺耳，如同吃臭豆腐的人觉得它是人间美味，而制作臭豆腐的人觉得臭不可闻，这便是立场不同所导致感受不同的缘故。很多对自己治疗过程或者效果不满意的患者，往往都会有老先生一样的表现。

焦老爷子，时年71岁，城郊接合部农民，平时以种菜为生，带着儿子一家人承包了一块地，种一些时令蔬菜，老太婆养了一些鸡鸭，一家人每天起早贪黑就是围着菜地转，遇上熟识或者有兴趣的人，偶尔会在家里摆弄几个小菜，算是非正规经营的"地下"农家乐吧。

我小时候曾经在闽南农村生活过很长一段时间，并非"四体不勤、五谷不分"之辈，对于种菜的辛苦相当了解。闽南多台风，动不动就是大风大雨，农作物可能前一天还是长势喜人，后一天就损失殆尽，我们当时经常要在台风过后帮忙去地里收拾残局，顺便诅咒一下不合时宜的坏天气。说实话菜农自古以来就是靠天吃饭，尤其20世纪80年代农村没有大棚种植的概念与技术，收成自然有限，所以靠种菜赚钱是非常困难的一件事情，顶多只能维持生计而已。

由于是下雨天，周二下午的病人并不多，我有充足时间跟老爷子交流。焦老爷子的菜地打理得很不错，一家人倒也安居乐业，而且他们对于菜的质量把关相当严格，城里有不少常客定期来收货，销售的压力并不是很大。一天，同往常一样，大约早上6点钟，采摘完毕的菜品正好可以赶上城里的售卖，他家的菜是直接定量供给数家固定的饭店，随着名气渐响，找他订菜的饭店越来越多，销路根本不成问题。每天这个时间，焦老爷子必定要到菜地里跟着工人一起给送到城里的运菜车装车，监督检查是他最重要的任务，无论如何不能砸了自己的招牌。当天的订单量比平时多了一大半，老爷子很开心，毕竟新鲜蔬菜如果不能及时卖出去，一旦长老了、长过了，甚至被虫子吃了，破坏了品相，价格就会大打折扣。

出事的当天早上，老焦儿子临时赶去区里办一份紧急材料，估计中午才能赶回来，考虑到采摘量比较大，地里的工人和焦老爷子齐上阵，分工合作，各守一摊，严格按照商家的要求来办。他们忙得整个人都快飞起来了，在田间辛苦劳作，丰收的喜悦凝结在每一滴汗水里。送货的司机闲着没事干，边抽烟边在一旁打趣，说焦老爷子真是老当益壮，一点看不出岁月在他身上留下的印痕，身体强壮得像三四十岁的壮汉，可以焕发第二春了。这哄得老爷子更是无比开心，力气瞬间充满周身，一边干活一边假装生气，骂他没大没小，不帮忙还瞎捣乱，寻老头子开心，干完活一定狠狠揍他。引得司机哈哈直乐，取笑他脸皮薄。

采摘完成后便开始紧张地装货，待全部工序完成后，司机便启动车辆，准备掉转车头去城里送货了。老焦的田间地头没有专用的停车空间，只是临时开辟了一小块地方当作停车位，一般小轿车掉头没有问题，碰上送菜的小货车就会稍显局促，需要边上有人帮忙指挥倒车，才不至于掉进两旁的田沟里。摘菜工人和老太婆都去菜地收拾残局了，这个任务只能由焦大爷来完成了，往常也是他独立完成，他还经常自诩是当地指挥倒车的第一好手，当然这是自封的。

司机显然是个老手，虽然老焦在后方不断高声喊叫，他其实并不太听他的指挥，而是按照自己的想法来打方向盘。跟老焦一样，他也很自信，觉得自己是老司机，这个位置掉头已经无数次，算得上熟门熟路，绝对没有问题。显然老焦对于司机没有按照他的指挥颇有些不高兴，喊着喊着竟有些小情绪出来了，而司机在驾驶室里并不知情，毕竟在大货车的后方存在一定视线盲区。慢慢地司机已经转过来四分之三位置，再拉上几把方向盘车头就调整到位了，此时老焦突然发现货车侧后方有一个菜篮子，如果不及时移开，就会被车轧坏。老焦很心疼菜篮子，马上跑过去，一把拎起菜篮子就往后方退，为了防止移动中的货车碰到他，老爷子跑得飞快，退得很急，加上手里抓着菜篮子，姿势就显得不是很协调了，脚下一个趔趄，连人带着菜篮子一起滚进了路边的水沟里。

货车司机依然潜心于倒车之中，似乎对自己的技术很自信，根本没有注意到老焦同志已经滚落水沟里了，他只是觉得耳朵边老焦的叫喊声没有了，心想老头子肯定觉得自己的指挥是多余的，终于闭嘴了，心想我这么老牌的司机还需要别人指手画脚吗？

当他好不容易终于将车头摆正，准备加速往城里赶去的时候，感觉应该礼节性向老焦道别一下。于是他从驾驶室探出头来朝着后方望去，突然发现老焦不见了，心想老先生不可能跑得这么快啊，而且连声道别都不说，太反常了。正在犹豫要不要下车看一下时，他从侧方后视镜看到了水沟里的老焦在使劲挥手，心里暗叫一声不好，千万别是被我的车擦碰了，就赶紧打开车门跳到地上，朝老焦跑去。

司机费了九牛二虎之力把老焦从水沟里拖了出来，老焦虽然70多岁了，但是身高接近1.8米，体重160多斤，加上水沟是上宽下窄，摔下去之后确实比较难拉出来。当他费了吃奶的力气终于把老焦拉到水沟边斜靠的时候，感觉自己几乎体力耗竭，大喘着粗气，紧挨着老焦身旁一屁股坐了下去，当然有很大一部分原因是内心焦虑吧，害怕是自己将他撞倒的，那麻烦可就大了。

司机很紧张，赶紧问老爷子是怎么掉到水沟里的。对他来说第一时间分清责任很重要，毕竟撞人可不是一件好玩的事情，不论轻重，总是一件麻烦事情。老焦虽然跌落水沟里，但暂时没有看出什么特别不好的地方，就是右脚踝内侧有些轻微的肿胀，却不是很痛，惊魂甫定的老焦对司机说，"跟你没关系，刚刚是我自己为了保护那个菜篮子，不小心掉到水沟里的，不是你撞的，你放心吧。"

老焦的夫人和工人闻讯赶了过来，谁也没想到刚刚分开没多久，老焦就遇到这么一档子事情，好在目前看起来人没有啥大问题，脑子也很清楚，对答如流，活动灵活。当着老焦夫人的面，司机再三追问受伤经过，其实是想问给老焦夫人和工人听的，省得将来起冲突就不好解决了。老焦心里有些不高兴，心想我已经说过跟你没有关系了，还一遍遍问，带有非常明显的甩锅意思，不过想着一大车菜需要他赶紧送到城里去，也不想跟他多计较，再说本来也确实不是人家撞的，做人要厚道，便当着众人面非常明确地再次重申是自己不慎跌落水沟里，跟司机一点关系也没有，将来也不会找他麻烦。

听完这几句话，司机才放心，满意地驱车离开。生活中有许多这样的情况，你还深处危险病痛之中时，他人却只想着如何撇清自己的责任，好让自己能够尽快解脱。目送司机远去的背影，老焦若有所思，总觉得这个平常看起来关系不错的司机师傅，事到临头，缺少怜悯之心，真是枉费了过往老太婆宰杀的那些鸡鸭。其实老焦也有些以自我为中心了，试问世间凡人，谁又不是如此呢？现在马路上，看到他人摔倒，有多少人敢于挺身而出呢？

老焦夫人看老焦摔得浑身上下都是泥土，很是心疼，嘱咐他在地上多坐一会，本来有几个工人想要把他扶起来，他摆摆手，让他们赶紧去地里干活，不必管他，毕竟地里的活比他自己更重要，他只要再休息一会就行。老太婆一听赶紧拿来一块毛巾给他擦了擦脸，并细心地帮他倒来一杯温水。老焦喝下后，心慢慢放松了许多。

老太婆和工人们看他确实情况不错，便离开去干活了，省得让老焦觉得他们想偷懒。这个确实，老焦平时为人挺抠门的，对工人们蛮苛刻，尤其对于工人们干活间隙的休息时间看得很紧，他觉得自己花钱雇他们是来干活的，不是来地里休息的。天底下哪有那么好的老板，花钱请你到田地里休息？休息好一会之后，老焦觉得自己差不多缓过来了，关键是头上的太阳越来越毒辣，晒得他感觉到一阵阵头昏，老焦自己觉得已经完全没有问题了，便想走到不远处的大树下去乘凉，免得被太阳晒得中暑了。

老焦拿起刚刚夫人给他放在一边的一根竹竿，用它支撑着，努力尝试着站起来。当他缓慢站起来时，感觉身上没有特别的不适感，就是右脚踝有些酸胀。随着身体渐渐站直，右脚踝处除了酸胀之外还有一定程度的疼痛感，不过疼痛并不剧烈，处于可忍受范围。起初刚站立时候，老焦感到些微的头晕，这就是医学上所谓的体位性低血压，地上坐久了、蹲久了，或者床上躺久了，冷不丁站起来就会有类似的情况发生。老焦赶紧定了定神，继续用竹竿努力撑着地，尽量让自己站稳。

站了好一会，身上出了一些虚汗，老焦才感觉自己好了很多，眼睛也能看清楚东西了，不由得感叹道，年龄真是个大问题啊，这才跌入个小水沟，就让自己突然间虚弱成这样了，年纪再大一点可怎么办啊？想到这里便自顾自摇了摇头，无奈地苦笑着。太阳越来越热，老焦心想不能多待了，否则要中暑了，必须尽快走到大树下。每一次迈开腿，总感觉右脚踝内侧传来一阵隐痛，虽然不影响他走路，但是很不舒服，老焦心想肯定伤筋了，便更加小心地跷着脚蹑手蹑脚地走着，疼痛似乎还可以忍受，只要走路慢一点、踩的力度小一点,似乎也不怎么影响他的行走。老焦心想养个几天应该就没事了,唉,这把老骨头,不中用喽。

老焦坐在大树底下的藤椅上,又喝了几口水,看着地里工人忙碌的身影,缓和了一下紧张情绪,居然觉得人好了很多。可能对于他来说,只要工人在卖力干活,不偷懒,就是他快乐的源泉。老焦是一个很情绪化的人,一会心情可以飞上天,一会可以跌入谷底,全凭外人的一句话或一件小事。不过,老焦暂时不想去管太多外面的事情了,准备闭目养神,踏踏实实休息休息。

当老太婆摇醒他的时候,老焦已经美美睡好一觉了,早上起得太早,刚刚又无意中跌了一跤,让他确实感到有些疲惫。有时候老年人就是如此,平时没病没灾可以维持日常生活,但是一旦不小心摔跤或者偶感风寒,可能身体就会面临每况愈下。举个很简单的例子,老年人年纪大了之后的状态,就像一辆开了二十年的老爷车,虽然还能够作为代步工具,但一旦有零部件出问题,坏掉一个,可能就会导致整部车都出问题。人体说穿了就是一部高精密度的机器,每一个零部件都有效运转才能维持一个人的良好状态。

老焦看着老太婆,得知工人们已经收工准备在大树下吃午餐了,儿子也已经回来了,正跟其中一个工人交代下午的工作。他看看时间,才惊觉居然已经临近中午了,才知道这一觉睡得足够香、足够长。或许是刚刚睡醒,或许是老焦可能已经忘记了右脚摔跤后疼痛的事情,他觉得有些便意,想起身去上个厕所。于是"噌"的一下从躺椅上站起来,一瞬间从右脚踝传来剧烈疼痛,他大叫一声后重重地坐回躺椅上,倒吸了一口凉气,太疼了。

老太婆和儿子一听老焦的叫喊声,都被吓了一跳,赶紧跑过来看个究竟,老焦用手指了指右脚踝,头上豆大的汗滴马上一颗颗沿着额头两侧滚落下来。儿子回来时听老妈说过老焦摔跤的事情,第一时间跑过来问候,正好看到他在熟睡,以为肯定没有啥大事。他快速蹲下,仔细查看老焦的右脚,只见踝关节部位肿了一大圈,皮肤颜色有些透亮,小焦觉得父亲的脚里面肯定有问题，大概率是有内出血，甚至可能会有骨折，才会引起局部如此厉害地肿胀。

"爸，是外侧还是内侧疼啊？我稍微碰一下看看哦，如果疼的话就赶紧说。"小焦年轻时喜欢打篮球，跌打损伤是常有的事情，虽然并不懂任何急救措施，但是简单检查却也像模像样。当小焦摁到内侧踝尖的时候，老焦"啊"的又是一声大叫，脚使劲往回一缩，双手死死捏住小焦的肩膀，阻止他再进一步检查："痛死了，别乱动。"

说话间老太婆已经从边上小屋里拿了一些冰块出来，这是前几天孙子过来制作的冰块，说是加在水里喝更解渴，正好现在派上了用场。她用一块毛巾裹着，外面又加了一个塑料袋，临时制作了一个简易的冰袋。老焦感激地看着老太婆，相濡以沫几十年，老太婆跟着他没有享几天福，却一直在辛苦劳作和付出，他对她怀有愧疚与感恩。

局部敷上冰袋之后，老焦右脚踝的疼痛立即缓解了很多，他猜想骨头应该没大问题，最多是韧带拉伤了，休息几天铁定没事了。对于儿子提出去医院拍片检查的建议，老焦不置可否，他认为儿子有些小题大做了。他气呼呼地示意儿子扶他去一趟洗手间，为了避免右脚受力，一路上老焦尽量用左足单脚跳的行走方式，倒也很方便。午饭过后，老焦不想折腾，选择在菜地旁边的屋子里休息睡觉，这是他和老太婆平常居住的地方。这间小屋功能多多，当然最主要是方便照看菜地，省去路上来回折腾的时间，毕竟看护这种事情，工人哪有自己细心呢。

当天晚上，老焦睡到半夜就痛醒过来，这种疼痛是隔一阵就钻心地痛，非常难受，无法忍受。看着身边酣睡的老太婆，他实在不忍心叫醒她，毕竟她也经历一天劳累了，况且自己还休息了大半天，此时应该让老太婆休息才好。老焦强忍着疼痛，瞪大了双眼，听着门外偶尔吹过的风声，数着天上的星星，清醒到天明。

天刚一透亮，大概6点不到的样子，老太婆如往常一样起来去喂鸡鸭了，这些鸡鸭可是他们小本经营的农家乐硬菜，是吸引客人的重要头牌，必须第一时间照顾好才行。一夜无眠的老焦拿起手机，不管儿子醒着还是睡着，立即拨打过去，养儿防老，老爹受苦了，儿子岂能独自熟睡。他叫小焦马上过来送他去医院拍片，他感觉自己的脚越来越糟糕了。小焦对老父亲还是非常孝顺的，基本上做到随叫随到，绝无二话。睡梦中的小焦被老爸吵醒后，才知道老爸被右脚伤搞得一夜无眠，二话不说马上赶过来接他去医院。

心里惦记着父亲的伤情，小焦一刻都没有耽搁，快速赶到并把老焦送到了附近的医院急诊。拍片结果出来了，右足内踝关节骨折，可能早上8点之前处于接诊病人空档期，偌大的医院急诊室空荡荡的没有几个病人，于是急诊医生有足够的时间交流，毕竟距离8点交班还有不少时间。他很认真负责地与老焦父子俩讲解了踝关节骨折的分型、受伤机制，目前国际上通行的治疗手段等，最终得出的结论是该部位属于关节内骨折，手术治疗后遗症会少很多。

经过医生的细致讲解，老焦父子其实已经听得非常清楚了。医生的意思很明白，开刀，恢复好；不开刀，后遗症多。起初老焦觉得自己年纪大了，不想手术治疗，脸上露出犹豫之色，其实他主要是心疼钱，这一点儿子最清楚了，老爸是一个炒菜多放一棵葱都要啰唆半天的人，开刀花钱犹如拿刀挖他的心头肉啊。不过小焦想得很明白，父亲虽然70多了，但是肯定还有好长时间要生活，如果下肢残废了，那是多少钱也买不来的健康啊。他看了父亲一眼，非常坚定地跟医生说，他是病人的儿子，作为直系亲属，坚决支持手术治疗，恳请医生尽快安排。老焦看着儿子为他做的决定，并没有发声阻止，毕竟他也不想自己落下残疾，儿子既然做了决定，那就照儿子的意思办吧。

入院后，经过一系列必要的检查，医生给老焦安排了急诊手术，这也是老焦坚决要求的，他抱着既来之则安之的心态，希望可以尽快帮他解决问题。既然决定手术那就早点手术，手术后可以尽快出院，如此一来好处很明显，既可以减少住院时间，又能节省很多不必要的住院费用。关于内固定器械，老焦第一时间就决定用国产的，反正一年后就要拆掉了，何必浪费那么多钱呢？其实老焦的手术只需要用到一根空心螺钉，进口的和国产的价格相差大约几百元钱吧，当然对他的病情，进口或者国产确实没有本质上的区别。

手术损伤并不大，主刀医生在他骨折部位打入一颗空心螺钉，起到固定作用。内踝骨折本来骨块就很小，没有太多的空间容纳内固定螺钉的位置，如果多打一颗螺钉的话，不小心就会导致骨块崩裂。从医疗角度来说，医生选择了非常恰当而又正确的治疗手段。整个手术时间不超过半个小时，老焦便被送出手术室安全返回了病房。用老焦自己的话说，紧张心情还没有平复，人就从手术室送出来了，快得有些令人难以置信。

开完刀第二天，随着病情缓解，老焦便跟医生闹着要回家，他虽然嘴上不说，其实主要有两个担心：一个是住院要花钱，多住一天就要多好多钱，他舍不得；另一个是他不在菜地看着，想必工人们肯定会偷懒，他无论如何要赶回去监工，老太婆性格软，脸皮薄，不好意思说他们，这样会影响他的生意。考虑到老焦的手术很小，过往身体不错，医生便嘱咐他回家后一定要躺在床上，把腿抬高，避免下肢肿起来。老焦不住点头称是，只要能够同意他出院，其他的事情回家自己就可以做主了。

回到菜地，老焦根本就闲不下来，他拿着儿子给他制作的简易拐杖，跷着脚四处巡视，认认真真当起了监工。工人们本来就很怕他，知道他的为人和性格，都是成年人，不愿意让他多啰唆，自然就认真起来了。老焦很为自己的决定高兴，觉得手术后自己的脚基本上没有怎么疼过，哪里有必要再住院呢，浪费钱！每日做监工无疑让老焦很快乐，把医嘱也抛到九霄云外了，诸如卧床为主、下肢抬高，他认为统统是无稽之谈，他自己有自己的一套理论，那就是活动才是消肿最好的办法，只要自己动起来，就一定能够消肿。

自以为是的东西肯定不能作为科学方式来治病的。一周后老焦开刀的地方肿得相当厉害，而且伴有阵阵疼痛，这时他才想起医生交代的话，很是担心，赶紧跑到医院找主刀医生复查。医生拍片后发现骨头没有问题，就是软组织肿胀，便询问是否遵照医嘱认真卧床直腿抬高了呢？老焦信誓旦旦地说自己每天就在床上躺着，除了吃饭和上厕所，就没有起来过。医生将信将疑，再次嘱咐他回家务必好好卧床休息，一定要避免下地活动，否则再肿起来，将来就消不下去了。

回到家里的老焦依然故我，他绝对算不上一个依从性良好的病人。他想当然认为医生都是在吓唬病人，都是危言耸听，都是言过其实。他想既然骨头拍片没有问题，说明他这样的工作状态不会出啥大事情。肿胀有啥关系，将来多用热水泡泡脚不就得了。

于是三个月后，当骨折愈合时，他发现肿胀一直没有消退下去，此时他不是先分析自己的原因，而是先跑到主刀医生办公室找说法，陆续又闹了几次，老焦执拗地认为医生没有把他的腿治好，导致肿胀消除不了，他想要医生把钱退给他。理由很简单，医疗既然是服务，那么顾客对服务不满意，当然要退钱喽。其实小焦非常了解父亲回家后的状态，知道他为啥腿会肿胀，他劝父亲不要去做这些事情了，同在一个地区，抬头不见低头见，闹下去会很丢人，却被老焦劈头盖脸地一顿臭骂，认为他吃里扒外，明明是医院医生水平差，却还要护着他们。医生可能被折腾得不行了，便建议老焦带着片子去市区找大医院的医生看看。

老焦觉得医生建议很对，于是带着片子到市内各大三甲医院去找医生，大部分医生都认为他的手术没有问题，软组织肿胀是他早期不注意休养导致的，跟手术没有太直接的关系。老焦听后很不以为然，认为肯定是医生互相庇护，没有跟他说真话。一直到某一天他在某家三甲医院遇到一个年轻的医生，他随口说了一句，这个手术很奇怪啊，为啥只打了一颗钉子啊，是不是手术做坏了啊？其实这个医生的话一听就是没有经验的随口一提，老焦却如获至宝，毕竟这是大医院医生说的手术失败的定性之语啊，他希望医生能够把这句话写下来，吓得年轻医生赶紧闭嘴不语了。

谁知道年轻医生随口的一句话，却让老焦迅速找到了方向，果然是手术做坏了。他此时全然不顾大部分专家都认为没有问题的事实，他觉得这些专家是在医医相护，只有无意中说真话的医生是说实话的，他抓住这句无意之语继续去闹主刀医生，希望给个说法，全然不顾自己已经能正常行走了。

我听完老焦的叙述，很为主刀医生感到悲哀。我先跟老焦表明我不认识为他开刀的医院和医生，所有的话语仅代表我的个人专业认识，然后开始认认真真分析了他的伤情，并肯定了医生的手术做得很漂亮，选择也是正确的。而且现在已经术后八个多月了，老焦的踝关节功能没有明显受损，至于肿胀有多种原因，手术本身也会导致肿胀，术后如果没有很好直腿抬高也会导致肿胀，而且他本人描述并没有严格卧床休息，应该是导致肿胀的最重要因素之一，至于他把那个年轻医生的话作为攻击主刀医生的证据是很可笑的。

"可是毕竟我花钱了，他就该给我完全看好啊。"老焦依然不依不饶的样子，他的儿子小焦无奈地摇了摇头。

"你生病了去医院看病，住院开刀，你当然要花钱啊，可是医生已经把你的毛病看好了啊，再说有些后遗症上的问题，你自己也有很大的责任，你说是不是啊！"我感觉老焦的心结很重，而且这种偏执的心理让他有些走火入魔了。"你再看看，那么多大医院的专家都说了手术没有问题，你难道觉得这些专家会拿自己的声誉开玩笑吗？"

"老焦啊，你不应该活在自己的世界里，一门心思用自己的处事方式去看问题和生活，别人不会按照你的想法去看待你，而是有他们自己的思考方式和逻辑判断，你要用正常的眼光去看待。"最后我语重心长地对他说，"我觉得你说的医生手术做坏的情况并不存在，不要在自以为是的路上执迷不悟了，伤人也害己。"

"老爹，你看看，大多数专家都是这个建议，你还是早点走出来吧，不要老是陷在里面，全家人都在为你担心，你去闹能闹出几个钱呢，把自己的时间和精力都搭进去了，心情也搞坏了。"儿子站在老头子身后，指了指脑袋，意思是他受伤后脑子有些不大按照正常思路走了。

而后老焦就在儿子陪伴下离开了,之后就没有再看到他了。多年之后有一次会议上我遇到当年为他主刀的医生,问起是否曾经治疗过这样一个患者,他非常奇怪地看着我,问我怎么知道这个情况。我便将那天下午发生的事向他和盘托出,听后他连连拱手说,原来活雷锋就在眼前啊,他自言都快被老先生折腾哭了,一直无理由地缠着他,七八个月不松手,一直到某一次据说到市区找了一个专家看过后,心结才终于解开,不再纠缠。我听后,与主刀医生握了握手,相视一笑。

﹟自京返沪居家隔离小记﹟

今天雨很大,夏至赶上父亲节。中午时分,儿子给我发来父亲节祝福短信,我很感动,接着给他回复了一段话,告诉他我收到祝福了,非常开心,而后赶紧给老父亲发了一段父亲节的祝福短信。不知道老父亲内心的感动是否与我相同?很不好意思,这一次儿子的期末考赶上我从北京出差回来需要独自居家隔离,但是我相信儿子一定可以照顾好自己,真正的男子汉就是从学会管理自己开始,也希望他能够端正心态,正确面对考试成绩,不要给自己太大的压力。虽然在儿子紧张应考之际未能在他身边,但是我相信这段特殊的经历,可以有助于他成长。

初稿:2020-06-21 周日 15:45
修改:2021-01-03 周日 20:12
校对:2021-01-22 周五 15:28

酒国英雄

> 人生本有许多缺憾，与其因遗憾而扼腕叹息，不如奋起勇往直前。
>
> ——迦钰小语

小杰，时年30岁，上海本地郊区人，待业在家，终日无所事事，人倒长得端端正正，有模有样。小杰打小就不是一块读书的料，跟书本向来不来电，但是做人比较讲义气，社会上的各色朋友很多。初中毕业后直接进入职业高中学习，父母的想法是希望他能够学到一技之长，至少能够养家糊口。所谓东方不亮西方亮，不好读书的小杰却非常喜欢职业高中的氛围，技能学习比起理论知识显然更能吸引他。在校期间他多次参加学校组织的技能大赛，并经常夺得桂冠，由此足以看出他学习技术能力确实不一般。更让他高兴的是，在校学习期间，他遇到了一个志同道合的女孩子，谈起了恋爱，无意中为他的学习生活增加了不少亮色。

职高学习时光稍纵即逝。临近毕业时，爸妈希望他能在家附近工作，帮他联系好了一家效益不错的企业。一开始小杰并不想去，无奈经不住父母一再要求，最终还是听从父母的建议回到郊区，应聘进入当地一家企业做产品检验员，女朋友则留在市区找了一份工作。两个人虽然没有经常在一起，但毕竟还算同城，感情依然比较稳固。初入社会的小杰，工作努力，为人豪爽，又恰逢单位的业务一直蒸蒸日上，所以收入还是很不错，日常开销之外还略有盈余。

　　工作之余，由于女朋友并不在身边，小杰的业余生活非常枯燥，从小就不爱读书的他，自然不会从书中去寻觅黄金屋，又没有诸如琴棋书画的业余爱好，因此大把的闲暇时间对于一个年轻人来说确实比较难熬。于是，他会应一些工友的邀请结伴外出喝上两杯。久而久之，小杰发现自己还是很有喝酒天赋的，能够时常在酒桌上跟别人拼酒，最终的结果十有八九是同桌人全被干倒，唯独剩下他还在推杯换盏，指点江山，呼唤他人继续跟他战斗，当然基本上其他人已经没有多少战斗力了。这种感觉让他很快乐，很享受，很威武，很有成就感。他说他经常一边上班，一边联系朋友晚上去哪里喝上两杯。他参加的所谓酒局，绝对不是什么八珍玉食、山珍海味，基本上都是路边小店，家常炒菜，喝的酒也并非名酒，差不多都是 10 元一瓶的白酒，劲大，过瘾。

　　如果有人说酒对于小杰而言，是除女朋友之外的另一个真爱，此言一点不夸张。

　　"我不喜欢喝啤酒、黄酒或者红酒，对我来说这些酒一点感觉都没有。我唯独喜欢白酒，要么不喝，要喝就喝白酒，而且一口气能喝两三斤，最多一顿喝过 5 斤酒，还一点事都没有，你说我酒量好不好啊？"小杰曾经给我讲过他喝酒的巅峰状态，说得我胃里面一阵阵地痉挛抽搐，没有想到居然有如此好酒量的人，让我除了膜拜还是膜拜。

　　小杰虽然爱喝酒，但毕竟都是同事、朋友之间的应酬，况且虽然量喝得有点大，但没有干特别出格的事情，因此父母并不太放在心上，年轻人嘛，工作之余总要有点应酬，天天待在家里也不见得多有出息。父母的想法当然是希望小杰未来有更大作为，扩大工作以外的交际圈似乎没有任何坏处，当然偶尔父母也会好心提醒，叮嘱小杰注意喝酒的频率和总量。

　　工作三年后，经过数年爱情长跑，小杰与女朋友的感情瓜熟蒂落，双方父母对于子女的婚事都持支持态度，多年下来，彼此都知根知底，希望他们能够尽早完婚。女朋友为了表示嫁给小杰的决心与态度，主动提出可以辞去市区工作，到小杰单位附近找个新工作，毕竟虽然都在上海，但想要结婚成家还是不能距离太远。于是便择一良辰吉日，小杰正式将女朋友娶进家门。

婚礼当天其实出了个小插曲。据说前面仪式环节非常完美，在场数百名双方的亲朋好友共同见证了一对新人的美好瞬间，作为新郎的小杰更是开心不已，人生得意须尽欢，再没有比洞房花烛更幸福的时刻了。敬酒环节，一般来说，没有一个新郎会亲自上阵去喝酒，毕竟所有人都能理解在如此重要的日子里，新郎的饮酒任务主要是由伴郎代劳，更没有人会在这种特殊日子非要拉着新郎拼酒。

起初小杰很克制，尽量用饮料代替或者让伴郎代劳，事先爸妈和妻子都特意交代他，今天一定不能喝太多酒，他们清楚小杰滴酒不沾肯定不可能，只能关照他尽量少喝。上半场进展很顺利，排在前面的都是双方亲戚，大多是看着两个小孩从小到大，最终成年成家，送上的都是满满祝福，敬酒更是点到为止，"赛程"过半，小杰喝酒的量可能3两都不到。

但是到了后半场，敬酒对象换成了他的同学、同事以及社会朋友，基本在酒桌上都曾经被小杰"收拾"过，而且是教训很深刻那种，说句玩笑话，在喝酒这件事上跟小杰大多有着"血海深仇"，私下里都盘算着在婚礼上逼逼小杰，让他说句软话求个饶，获取一点心理上的平衡。岂料小杰并不愿意轻易求饶，他估算了一下在场的人数，感觉自己正常发挥肯定能够应付得了。中国人向来喜欢凑热闹，何况是如此喜庆热闹的婚礼，尤其是在郊区，大家都将婚宴等场合看得特别重要，小杰不想在这种场合认怂，情愿喝醉也不能输了气势。

酒壮怂人胆。这句话说的不仅是小杰，更是婚宴上他曾经的那些"手下败将"们，谁也不愿意放过"群殴"小杰的机会，而小杰到后来已经有点忘记这是在自己婚礼上了，恍然觉得回到以前的酒桌上，任谁劝都没有用，他似乎找到了往日酒桌上快意挥酒的状态，一个人一桌一桌敬下来，越喝越兴奋，一点没有过量的迹象。小杰算是一战成名，在双方亲属和众多朋友面前，喝出水平，喝出气势。他一直坚持着把所有来宾一一送走，然后便一头栽倒在妻子的脚下。

家人一看小杰倒在地上，赶紧手忙脚乱将他送到医院急诊。医生检查后发现额头上磕破了一点皮，有点小渗血，问题不大，权当撞了个头彩。但是因为饮酒过量，据他自己讲肯定超过 3 斤白酒，这个量在当时铁定是超过他的基础量。小杰酒精中毒了，医生建议用点药物，促进酒精代谢，于是一对新人的洞房花烛夜是在医院急诊室输液度过的。结果虽然有些不圆满，但是毕竟是婚礼上喝多的，好像大家并不以为意，对他既由衷佩服，又告诫他以后尽量少喝一点，轻易别太逞能。

"婚礼上没有控制好自己喝多了，虽然是一件很糗的事情，却在亲朋好友当中成为大家眼中数一数二的酒国英雄，让我的虚荣心又膨胀了不少。"小杰搓搓手，有些得意又有些自责，"同时对我来说，给自己的心理造成了负面的自我暗示，就是突然发现自己居然能够喝 3 斤多的白酒，以前喝两斤多就能够把酒桌上一席人都喝倒，心想今后自己岂不是更加没有对手？这反而让我有些沾沾自喜。"小杰的表情很矛盾，欣喜而纠结。

初尝婚姻的甜蜜，小杰很享受这样的日子，跟夫人感情很不错，他看起来很顾家，主动减少外出应酬的次数，当然这是他给自己定下的规矩，那就是次数和频率减低，每次喝的量却不见少。所以他夫人经常要在家等到很晚才能等来醉醺醺的小杰。夫人并非不讲理的人，只是好言相劝他稍微控制一点量，每到此时，小杰都会给夫人吹嘘他的"英勇事迹"，以及作为酒国英雄的自豪。

小杰的家庭在当地算不得条件有多好，父母不想做农活，将家里面积不大的田地承包给了菜农，自己坐收稳定的租金，倒也轻松。两人在城郊接合部开了一个废品收购站，起早贪黑，非常辛苦，赚取的是一份辛苦钱。他们的想法很简单，耗尽大部分积蓄给小杰娶了媳妇，当然是希望小两口从此安居乐业，共同打拼，能够支撑起家庭的未来。小杰是他们生活的全部寄托与希望。

一家人的平淡生活偶尔会被小杰的喝酒误事掀起一点点波澜，但是总体还是曲折向前。婚后两年，夫妻俩有了可爱的儿子，这是他们爱的结晶，家族的希望。全家人都特别高兴，添丁对他们来说是一件非常大的事情，尤其对小杰更是如此。从此他上有老下有小，意味着需要承担更多的责任。

　　小杰自己显然也是这么想的。小孩出生前后，他已经开始盘算自己的未来，跟五个平时"臭味相投"的朋友准备下海创业，号称创业六兄弟。他们做了非常完备的策划，开了无数次的筹备会，当然这一切他都有意瞒着家人，希望能够给家人一个惊喜，而后便毫无征兆地从厂里辞职了。做完这一切之后他冷静地跟家人说，他要为自己的儿子拼出一片天地，准备自己创业，不愿意这样拿死工资，只够温饱，永远看不到未来。

　　家人内心其实挺矛盾，厂里检验员的工作性质一成不变，收入也几乎一成不变，除了每年会在每月月薪中增加100元钱外，几乎没有实质性增加。他们认为，小杰之所以会爱上喝酒，与工作没有挑战性、收入没有吸引力是密不可分的。父母心里非常纠结，既不太赞同他辞职，又希望他能够趁年轻真正出去闯荡一下，而小杰妻子非常赞同老公趁年轻大胆出去闯一下，不论成败，只要努力拼搏了就无怨无悔，大不了一旦失败就从头再来，万一成功了呢？！妻子的支持无疑给了小杰巨大的信心，让他义无反顾走下去。

　　每个创业者都是怀抱如此初衷，期望拿自己的时间与精力去赌一个未来，为自己和家人努力拼出一片新天地。

　　开始创业的小杰很拼命，与小伙伴们埋头苦干，工作状态与之前截然不同。妻子很高兴小杰的改变，更加体谅他的辛苦，主动承担起照顾孩子的重任。小杰经常半夜才拖着疲惫的身躯回家，至于出差更是家常便饭，有时候一出差就是十天半个月，辛苦程度由此可见一斑，但是业绩却始终没有起色。创业不容易，现实中有太多初创企业没有挺过一年就轰然倒塌。小杰和他的伙伴虽然有非常完备的方案与应对困难的预案，可是在经营中他们都是新手，没有经验，光靠一腔热情显然无法保证成功。屋漏偏逢连夜雨，一次有个合伙人在跟外地客户签约时，没有及时发现合同中潜藏的巨大漏洞，导致公司无端赔了好大一笔钱，给他们从头到脚浇了个透心凉。

经营不力，市场开拓受限，低级错误频出，合伙人之间开始出现小摩擦，小杰的创业之路危难重重。但他们并不准备就此放弃，大家依然积极主动处理每一个出现的问题，有钱出钱，有力出力，希望能够找到正确的方向。公司第一年亏损严重这是很正常的事情，创业团队也有思想准备；第二年依然亏损严重，矛盾自然而然出现了，互相之间出现了一些不可调和的裂缝，原来口口声声同舟共济的创业伙伴慢慢变得离心离德，于是便有合伙人主动退出了，不仅投入的钱分文不要，而且放弃所有股权与利益，声明放弃的潜台词就是你们爱玩你们玩，反正我不奉陪了。

合伙人的退出如同多米诺骨牌一般，他们接二连三地离开了，每一次离开都是一场撕心裂肺的痛别，犹如拿刀子一刀刀地剜割小杰的心。割完三刀之后，最初的创业六杰就只剩下三人。坚持已经毫无意义，三兄弟买了6瓶白酒，就在公司的会客室里，一人两瓶，干完之后便各奔东西。创业失败的小杰回家后埋头睡了三天三夜，脑海里不断思考自己的未来在哪里，却始终找不到答案。

妻子照顾孩子不能上班，自然没有收入；小杰暂时没有工作，也没有收入，何况创业失败，把家里的钱耗空不说，还把找老丈人借的钱都搭进去了。小杰深受打击，犹如霜打的茄子一般，郁闷、自责、内疚与强烈的挫败感时刻摧残着他，他每天就想待在床上蒙头大睡。看着丈夫如此颓废，妻子很心痛，也有些怀疑当初自己支持他去创业的正确性，于是只想用实际行动给予他更多的关心与鼓励。

"创业失败，让我完全失去了方向，内心有太多心结解不开。妻子对我越好，我越是不领情，越是感觉自己就是一个窝囊废。这个心态很奇怪，我自己也知道很不对，可是在当时情况下，我就是横眉冷对妻子的温柔细语。"说起往事，小杰自责不已。相信如果再给他一次机会，他肯定不会选择用这样的态度去面对家人。可惜人世间没有后悔药，往事再不堪回首，也没有机会重头来过。

郁闷的小杰只能借酒浇愁了。以前的同事和朋友知道他的情况,也主动来帮他解压,请他出去聚会散心,希望他能够重新振作起来。当然跟从前比起来,现在的小杰每次喝酒似乎再也不受任何限制拘束,每喝必醉,每次喝醉之后就出手打人,认识的不认识的,都要上去跟人打几下,久而久之,便没有人敢喊他出去喝酒了,怕他闹事。可是酒瘾被勾起来的小杰已经无法自制,有人喊就出去喝,没有人喊就自己跑出去喝,高兴的时候回家继续喝,反正喝的都是10元钱以下的廉价白酒。喝完之后就开始发酒疯,起初妻子还劝劝他,可是被他打了几次之后,就连劝也不敢劝了。

孩子3岁时,即小杰创业失败一年后,有一天小杰又是独自在外喝闷酒,回家后儿子一直在哇哇哭。小杰听着儿子的哭声,觉得很烦躁,就开口骂儿子,想让小孩子闭嘴,小孩可能被他吓坏了,于是哭得更加厉害了,气得他拿起拖鞋就打小孩。可怜小孩被抽了两下之后,背上又红又肿,妈妈看到后很心疼,对着小杰怒吼,小杰又对着妻子就是两拳。打得伤势如何不得而知,反正当天晚上小杰的老丈人带着几个朋友上门,暴揍了小杰一顿,连夜把女儿和外孙接走了。

第二天当小杰酒醒之后,发现家里一片狼藉,老婆和儿子都不见了,才想起昨晚的荒唐事,赶紧给妻子打电话,却始终拨不通;给老丈人打电话,迎面就是一顿劈头盖脸的怒骂,并警告他不要再来骚扰他女儿了。虽然他努力想要去挽回,尝试了各种办法,但是他的妻子显然已经心如死水,根本不为所动,坚决要求离婚。由于小杰有暴力行为,属于过错方,两个人很快就被判了离婚。在这个过程中,小杰的父母心痛不已,好端端的一个家就这么毁掉了。对于小杰的不满,对于他的恨铁不成钢,老两口溢于言表,无须赘述。

离婚后的小杰更加颓废了,每天就在家里喝酒,酒瘾上来连炒菜的黄酒都要喝,喝兴奋了就跑到外面继续喝,喝疯了跟人起口角,见人就打。小杰渐渐成了远近闻名的小混混,与之前乐观上进的他简直判若两人。他没有收入来源，小孩的抚养费都是父母帮忙支付，至于喝酒的钱，主要靠向父母伸手，如果不给就拿家里东西出去当废品卖，换点钱继续喝；或者找人借钱，隔三岔五总有些莫名其妙的人上门来找老夫妻俩要债。

无奈之下，老夫妻俩想到了一个办法：把小杰锁在家里，免得出来闯祸，夫妻俩操持着收废品生意，赚的都是辛苦钱，岂能任由他胡闹下去？但是小杰根本不是一个锁得住的人，每次父母刚锁完前脚走，他后脚就踹掉门锁跑出去了，家里的门锁一个月可能要被他踹掉八九次吧。用小杰母亲的话说，修锁师傅都已经对他们家很熟悉了，奇怪他们家三天两头要修锁，真是作孽啊。

小杰家是一栋二层小楼，里外都没有装修，看起来破破烂烂，当初小杰父母赶在他们结婚前，千辛万苦盖起来的房子，指望小杰夫妻能够好好工作，存点积蓄，好帮助他们一起把房子内外装饰一下，谁知道愿望终成泡影。夫妻俩想来想去都找不到一个好办法，无奈之下只能把他锁在二楼，并在二楼通往一楼的通道上加了一道铁门，木质门容易踹烂，铁门他就一点辙都没有了。

父母亲的良苦用心同样阻止不了小杰出去喝酒的欲望。酒瘾促使着他千方百计寻找出路，他找了个机会，从二楼翻窗而出，然后再跳到地面上。意外就此产生了。由于常年酗酒，小杰身体已经出现很明显的酒精中毒迹象，手脚时常出现不由自主的抖动，右手和右脚更是经常不听使唤，同时由于缺乏锻炼，身体机能退化严重，从高处跳落地面的动作自然不协调。小杰右脚落到地面时，站立不稳，足部开始在地上滑移，他努力想要保持平衡却非常困难，于是右膝关节"啪"的一声，直接撞击到了地面上，小杰立即感受到右腿一阵撕心裂肺的疼痛猛烈袭来，而头部也与地面发生了瞬间的快速摩擦。

伴随着几声惨叫，小杰在地上翻滚了几下，才趴在地上如丧家之犬一般，呼哧呼哧地呼喊着救命。邻居听到呼救声赶紧跑出来看，见到满身满脸泥巴的小杰在地上痛苦呻吟，赶紧一边打电话通知老两口，一边将小杰扶起来坐在路边的石凳上。小杰的右膝关节严重扭曲变形，一看就明白伤得很厉害，又红又肿，脸上也有很多擦伤，可是当小杰坐起来之后，他居然找邻居要酒喝，理由是太痛了，喝酒可以止痛。

看着小杰受伤的样子，邻居心有不忍，给一口酒也并非什么难事，便回家给他倒了一碗酒来。小杰闻着酒香，深深吸了一口气，然后一饮而尽，似乎全然不记得右膝关节的疼痛了。老两口赶回来后，看着已经彻底废掉的小杰，面无表情地将他送到附近的医院，他们的心被小杰一次次地伤害，已经千疮百孔了。我之后与他父母有过几次交流，每次交谈他们都透露出希望小杰就此残废，养在家里一辈子，这样他至少不会跑出去酗酒闹事。

急诊的片子很快出来了，右胫骨平台粉碎性骨折，医学上分型属于复杂程度最高的一种，手术难度大不说，残疾率还很高。值班医生显然不想负担这么大的手术风险，恰好他曾经在我单位进修过，跟着我学习过一段较长的时间。他向小杰及其父母坦诚，当地医院无法施行此类手术，建议转到上级医院继续诊治，手术效果才有保证，并非常热情地推荐了我，认为我可以医治好小杰的伤膝。在这样的背景下，小杰住到了我的病床上。

当我走到床边查房时，只见小杰坐在病床上，右下肢绑着厚厚的长腿石膏，龇牙咧嘴，痛苦不堪，完全没有往日酒国英雄的风采。当我站在他面前，即刻就闻到一股非常浓烈的酒精味。起初我还以为是他刚刚喝过酒，经了解才知道并非如此，而是由于他常年喝酒，身体组织器官可能都被酒精"浸透"了，用老百姓的话说，都被酒糟糟过了，故而散发出如此浓烈的酒精味。我不清楚是否每个酗酒之人都有小杰这般的酒香味，但是至少在他之前或者之后，我都未再遇到过像他这样没有喝酒满身也充满酒气的人，颇感神奇。

在与小杰父母接触时，却让我大吃一惊。起初我无法理解为人父母对儿子的情感怎会如此淡漠，尤其是选择小杰治疗方案时，父母居然回答随便，怎么都可以，他们不是很在乎。小杰父母给我的印象可以用"佛系家属"来形容，而随着了解的深入，我也慢慢知晓了之前小杰的所作所为，并且深深理解了哀莫大于心死是一种什么样的表现。

"我当然知道自己的行为是极其错误的，每当我清醒的时候，我也知道父母的不容易，知道他们曾经对我寄予厚望，更知道他们对我的无尽爱与恨，我知道我对不起他们，我这辈子看来是没有希望报答他们了。妈妈经常一个人偷偷哭，我也想改，想要努力去做好，努力不让爸爸妈妈失望受苦，可是我的酒瘾已经很大了，我怎么都无法克制了。"他说这番话的时候，差不多是在他絮絮叨叨给我讲了许多之前纵横酒桌的英勇故事之后。而当我问他是否想过彻底戒掉酒瘾、重新做人时，他考虑许久，没有出声，只是从眼神中看到了些许晶莹的东西在闪烁。

不论他父母如何考量，我们没有理由放任小杰走向残疾的结果。只是摆在我们面前的是复杂的手术与经济困难的家庭，毕竟小杰才30岁，按照合理推断，他还有非常美好的人生未来，虽然他目前的生活似乎晦暗无望，但是为了他的父母和孩子，我们也应该全力以赴。

小杰的身体功能非常差，属于30岁的年龄60岁的身体，身上组织器官都有各种各样的毛病需要慢慢调整，我们不容许自己犯一丁点的错误，尽力做好各项细致入微的准备工作，为的是手术台上能够少一些慌乱。尤其麻醉的时候，小杰的血压出现了比较大的波动，好在麻醉医生非常有经验，及时将危险消除了。术中发现小杰的骨骼非常疏松，常年酗酒、缺乏锻炼，小杰的骨头甚至比70岁的人还差，这给手术造成了巨大的麻烦，好在最终结果还是圆满的。

小杰住院期间，他父母特意带着他儿子来病房看过他。小家伙长得虎头虎脑，跟他还有几分相像。前妻离婚后一直没有再婚，一个人拉扯着孩子。小杰儿子来病房时，我正好路过，看到小杰不断抹着泪水，不知道是团聚的喜悦，还是羞愧的悔恨。

我经常在查房时候跟小杰探讨一些人生的道理，尤其当我说到他的父母已经接近80岁，却还要风雨无阻地照看废品站；而他幼小的儿子，在最需要父亲给予温暖的时候，他却在酒桌上、病床上无力提供拥抱，这岂不是人生最大憾事。我不清楚这样的交流对小杰是否有效，但是至少我可以感觉到他真心的悔恨与改正的决心。

但愿这不只是我的一厢情愿。之后每一次专家门诊复查，小杰身上的酒味越来越淡了。他跟我说，他已经开始戒酒了，并要努力承担好自己的责任。

#自京返沪居家隔离小记#

早起，晴，赶紧晾晒衣物，因经常下雨，被褥有些潮乎乎了。今天给自己制定的任务是要完成《人间》书稿的校对。看着厚厚的250页（页码真是250，此处是尴尬而不失友好的笑容）书稿，想起疫情期间的坚持，内心还是颇有些小感动的。看着每一篇文章，想着每一个人物，才发现重新修改时，还是有许多值得推敲之处。于是想起了一句话：好文章都是改出来的。此话颇有道理。虽然排版和编辑的老师已经非常用心了，但每一遍读来都会发现不少问题。编辑竺老师还交给我一个任务，我邀请艺术学院的教授、好友为本书所画的插图，需要我自己选好放置的位置，因此更是需要认真校对才行。

初稿：2020-06-24 周三 11:58
修改：2021-01-03 周日 23:00
校对：2020-01-24 周日 17:49

刀尖舞春秋·烟火

第二篇 彩 虹

雨后彩虹

> 人生没有高峰与低谷之分，只有动静之别，你所谓的低谷有时候不是低谷，而是蓄势的过程。
>
> ——迦钰小语

接到多年好友老黄发来的关于小萱病情的咨询信息时，我正在西安出席一个医工交叉学术会议现场，台上某非著名专家正口若悬河地在给与会专家们兜售着但凡住院医师都应该十分清楚的知识。言之无物不说，幻灯还非常难看，毫无美感可言，实在是相当无聊，听得台下一帮人昏昏欲睡，可是大家都还要装出非常感兴趣的样子，偶尔给予掌声鼓励一下。这种情况在学术界很常见。

朋友显然是个急性子，发完病情介绍的信息之后，立马紧跟着又发了5条急促的语音信息，这是他一向的风格，我并未感觉特别突兀。幸亏我有个多年的习惯，手机始终调至静音状态，所以只能看到屏幕不断亮起，并没有烦人的声音打扰旁人。讲课者此时正处于即将结束之时，亦是情绪最高亢之时，我的位置不巧又正在第一排，讲者时不时主动跟我眼神互动，实在不忍心用看手机的行为让他感到我的心不在焉，只能频频报以微笑和点头，以示赞许。

老黄看我几分钟没有回音，居然直接打电话过来，急性的人就是如此，一刻也不肯等。很多人挺能理解医生的忙碌与不易，所以寻医问药往往都会给医生留有一定的缓冲时间，毕竟医生并不是某个人全天候的私人医疗顾问，有许许多多工作要做，诸如门诊、手术、讲课、带研究生、做课题、写文章、改课件，基本上天天忙得不亦乐乎。

近年来医生猝死的比率很高，隔三岔五就会有不好的消息传来。二十年前我读研究生时的一个师兄，经过多年努力终于成长为非常著名的骨科专家。随着名气渐响，邀请他去讲课会诊的便与日俱增，于是乎每个周末他都奔波在机场、酒店、会场、手术室之间，终日不得闲。不料两年前在某个机场候机时，突发心肌梗死，抢救不及，在送往医院的路上就宣告不治了，留下无依无靠的孤儿寡母，让人听来唏嘘不已。

英年早逝的消息听多了，每年总有类似噩耗传来，不禁觉得医生真是一个高危行业，需要且行且珍惜。

为了不打扰到旁人，我赶紧摁掉电话，并回复自己正在会议不方便接电话的短信，朋友才偃旗息鼓，迅速给我发来抱歉并请我会后尽快回电。说实在话，这个朋友跟我相识多年，虽然平时性格较为急躁，但是很少有如此急迫的情形出现，我相信他肯定遇到了某个让他觉得非常紧急需要救助的病情。带着这样的疑虑，终于等来了台上讲者的总结陈词。医生就是这样一群很奇怪的人，当听说某个地方可能有人需要帮忙的时候，浑身上下都会充盈着义不容辞、拔刀相助的责任感，这可能就是长期养成的所谓医者责任吧。

借着休息间隙，我起身前往洗手间，打开朋友发来的病情介绍，越看越觉得相当棘手：12岁小女孩，车祸外伤导致右小腿开放性骨折，在当地儿童医院开刀后两个多月伤口一直流脓不愈合。从有限的几张小腿照片来看，散在四个窦道口子，3根克氏针尾巴在外。影像片子明显能够看出骨折端有感染、缺损，感染骨段大概有5厘米。现在当地医院给家属的建议是继续换药，一直到伤口愈合为止。显然从我的角度来看，这个方案不仅错误，而且相当危险。

因为时间关系，考虑到病情的复杂性，只言片语无法完整表述我的想法，我给朋友发了一段文字，遇到紧急咨询我喜欢文字回复，而不是用语音回复，文字清晰明了，不会造成误解。我建议家属带齐全部片子到上海来找我面谈一次。我必须了解整体病情以及小女孩目前的状态，尤其是家属的态度至关重要。朋友不愧是急性子，回了一个"好"字便没有了下文。急性子的人很多时候就是如此，来也匆匆，去也匆匆。

数天后一早上，我刚刚到办公室门口，便看到一对老人和一对中年人在门口焦急地张望，等我走过去，其中一个中年男子便问我，得到肯定答复之后，他居然开心地笑了。后来我才得知他是小萱的父亲，两个老人是他的父母，另一个中年女性是他的妻子。

小萱父亲并不过多寒暄，开门见山，自我介绍是老黄推荐专程赶过来的，我立即想到几天前的那次咨询，便赶紧把他们请进办公室。小萱父亲显然对女儿的病情了如指掌并且有备而来，他刚进门坐下，便迫不及待取出一大堆片子和单子，未待我发问，他已经滔滔不绝讲起小萱的病情，随着他描述的深入，一个我未曾谋面却无比坚强的小姑娘在脑海里逐渐清晰起来，并对之投以深深的同情。

两个半月前的 9 月 3 日下午 5 点，当天是小萱升入中学后开学第一天，小萱爷爷早早就来到学校门口接孙女。小萱父母平常上班很忙，几乎没有时间接送，因此从幼儿园、小学直至初中，一直都是爷爷担当接送任务，小萱基本上就是爷爷奶奶一手带大的，因此跟爷爷奶奶感情特别深。小萱放学后一出校门就看到爷爷在向她招手，便欢快地向爷爷跑过去。爷爷本来还在担心她是否能够适应中学生活，看着她放学后开心的样子，悬着的心马上就放下了一大半。

从学校到家里并不远，大概 5 公里，这条路爷爷已经提前演练过很多次了，何况早上又刚刚送过一次，因此路线算是比较熟悉，沿途基本上都是比较宽敞的大马路，并不难走。不过最近有一小段路正在开膛剖肚动手术，据说是因为底下水管爆裂，因此要抓紧抢修。施工队为了不扰民，特意进行路段封闭，该路段原来双向四车道被人为隔成双向两车道，人行道和车行道也合二为一了，加上施工缘故，经常有大型施工车进进出出，高峰时期助动车、行人在车流中来回躲闪，险象环生。

回家如果刻意避开该路段，则要多绕好几公里，时间上肯定要多了不少，显然不划算。想来想去，小萱爷爷还是决定走这条路。当他们行驶到修路地段时，爷爷很小心尽量沿着路边行驶，努力躲避着车流，保护着身后的宝贝孙女。起初一切都很顺利，就在爷爷暗自庆幸即将离开"是非之地"时，意外降临了。与爷孙俩相向而行的另一车道上，一辆小轿车为了避让突然驶出的施工车，由于速度过快，瞬间失控，小轿车直接朝着爷孙俩冲了过来，剧烈的碰撞让他们立即失去了意识。

看着倒在地上失去意识的爷孙俩，尤其是看到小女孩血肉模糊的小腿，司机一下子吓傻了，很有些手足无措。作为刚到大城市打工的乡下中年汉子，他起早贪黑为人送货，赚取着微薄的薪水，艰难养活着一家四口人，谁承想却闯下如此大祸，恐慌之下他赶紧拨打了120，毕竟救人要紧。120接到求救电话后迅速赶赴现场，将爷孙俩快速送到医院急救。

半路上小萱就从剧烈的疼痛中惊醒过来，看到身边的陌生人以及双目紧闭的爷爷，她立即吓得哭起来，高喊着爷爷，边上的急救人员赶紧给她适度止痛和镇定，并抓紧时间询问家人的信息。小萱真是个勇敢的小女孩，忍着疼痛流着泪水将父亲的电话告知了急救人员，急救人员立即通知小萱父亲家人出车祸了，此刻正在送去医院的路上。

"接到电话的一刻，我整个人都傻掉了，真的，是彻底傻掉了。我完全不知道如何去应答，我多么希望这是一个恶作剧或者愚人节笑话啊，父亲和女儿，我人生中最亲近最挚爱的两个人，双双出车祸，对我是巨大的打击。"说到这里，小萱父亲声音哽咽了，努力在克制着，不让眼泪掉下来。

当小萱父亲丢下手头工作赶到医院的时候，小萱和爷爷已经被送进了抢救室，医生告知他爷爷依然处于昏迷之中，脑外伤合并颅内血肿，从现有情况看需要紧急进行急诊手术，否则性命难料；至于小萱，右小腿开放性粉碎性骨折，伤口出血不止，同样需要急诊手术，清创加固定手术，但是后期骨头感染的可能性非常大。

"我强忍着内心的极大痛苦，签下了两份手术通知书，医生虽然努力想跟我交代病情，可是我却只能机械应对，基本失去了思考能力。"说到这里，小萱父亲的眼泪还是很不争气地滑落了下来，我赶紧抽了两张餐巾纸给他。

"医生，您看看，这就是手术后留下的大坑，一不小心碰到还很疼呢！现在头发长出来，所以就遮住了，从外面看不大出来。"老爷爷看起来很乐观，主动凑到我面前，给我看车祸和手术给他身上留下的印迹。他的神情中丝毫没有过多的愤恨和不公，跟小萱父亲截然不同，或许就是岁月积淀的力量吧。

两次揪心的手术谈话过后，再相继把女儿和父亲送进了手术室，小萱父亲找了个无人的角落放声痛哭。他给自己单独留了5分钟，他知道他不能伤心太久，只有5分钟，而后擦干眼泪，回到手术室门口，他知道此时此刻他是全家人的希望与支柱，他必须勇敢地面对，哪怕一丝丝的后退都不允许。

小萱很快就被推出手术室并送回普通病房，医生说考虑到她是小孩子，他们只给她做了简单的清创手术，不敢轻易去掉太多的组织，然后做了包扎，建议还是送儿童医院找骨科专家。不清楚这个论断的依据来自何方，反正当天没有为小萱做更多的处理，这可能也是后续骨感染的最大隐患，其实如果术前做更好的计划，早些转院，小萱右小腿的结果或许会有不同。

小萱父亲和奶奶一夜无眠，两个人商量之后简单分了一下工，鉴于小萱平常与奶奶最亲，决定由奶奶陪着小萱，而小萱父亲专心守候小萱爷爷。脑外伤手术进行了足足六个小时，小萱爷爷才从手术室送进了重症监护室。

术后第一天老爷子没有醒过来。小萱父亲思来想去觉得等待不是办法，便带着小萱的所有资料，到儿童医院找骨科专家，经过各种朋友帮忙，好不容易找到专家，却又告知暂时没有床位，需要等待。

"听医生说没有床位，我抑制不住情绪就哭出来了，当场就想跪下去恳求专家帮忙,女儿的腿多拖一分钟就有一分钟的不确定性,我太了解其中的危险了。接诊专家很客气,答应第二天就安排转院。不过可能专家也觉得小孩可怜,当天晚上就安排我们把小萱转过去住院了。"说到此处,小萱父亲对专家的及时出手相助仍然是满满的感恩之情。

小萱在儿童医院接受手术时已经是伤后第三天了,此时她爷爷刚刚从一场睡梦中苏醒过来。医生非常用心,将小萱胫前毁损或者坏死的肌肉、肌腱进行了清除,希望可以减少后续感染的可能性,同时对于粉碎的骨头,医生用了4根克氏针进行固定,钉尾留在了皮肤外面。用意很明显,一旦骨折能够顺利愈合,那么后期只需要从皮外抽掉克氏针即可,可以免去二次手术之痛。

事后证明,这是相当理想化与不切实际的处理方式,只是类似的情况总是层出不穷,是因为医者有时候希望减少儿童骨外伤的受苦程度,却好心办坏事,往往给小孩子带来更大痛苦。

手术结束时专家第一时间告诉小萱家人,手术很顺利,一切都会好起来的。听后家人都松了一口气,风雨过后终于可以见到彩虹了。术后第二天换药,伤口比较干燥,感觉手术成功率乐观。小萱是个爱学习的好学生,甚至已经开始憧憬伤口尽快长好,可以赶紧去上学了,她可不想刚开学就落下很多课。

起初一切都还不错,似乎情况朝着大家都想要的理想状态在发展,直到一周后换药,当医生看到小萱伤口流出的黄色液体,脸上瞬间布满了乌云。换药后医生专门找小萱父亲和奶奶做了一次谈话,怀疑小萱骨头里面可能发生感染了,但是考虑到小萱年纪太小,认为不适合再做手术,而是建议暂时先换药,期待身体的抵抗力能够战胜感染,以时间换空间,再让伤口慢慢愈合。

小萱父亲和奶奶都不是医学专业人士,加上当初伤情确实很复杂,出现感染本就是意料之中的事情,内心中并不希望小萱再经受手术的苦,换药慢一点就慢一点,只要能够愈合就好。这是患者家属最朴素的想法,他们总希望通过创伤最小的方式换取最大的效果,殊不知很多治疗并不能如此简单地思考。此时,对于小萱如此复杂的病情而言,如此选择显然不合适。

于是小萱走上了漫长的治疗之路。医生每天都会定时帮她伤口换药,或者打针或者吃药,竭尽全力为她的伤口努力着,有几次医生都很开心地对她及家人说,伤口快长上了,曙光就在前方。但往往很奇怪,很多次眼看着伤口快要愈合上,只剩一个小针眼就大功告成时,过不了几天就会伴发大量脓水渗出,周而复始,不要说小萱和家属,就连医生脸上也呈现一副崩溃的神情。对医生来说,此时最骑虎难下,已经换了两个多月药了,重新手术开不了口,继续换药希望渺茫,真的是相当纠结。

大概术后两个月,小萱爷爷已经完全康复了,也加入照顾小萱的行列。看着小萱的腿越来越糟糕,虽然医生一直说坚持换药就有希望,并列举之前有换药半年后伤口愈合的典型案例,但小萱父亲却越看越着急,暗暗开始替女儿四处寻医问药,希望能够给女儿找新的治疗方法,于是就这样找到了老黄。

听到此处,我制止了小萱父亲的继续述说,仔细查看他拍的小萱小腿照片,并翻阅带来的最新影像资料,然后开始跟他们一家四口谈起我对小萱现在病情的看法。我直截了当说小萱目前骨头已经感染了,绝对不可能通过换药愈合,即使表皮愈合了,里面骨头感染不清除,后续皮肤还是会继续破溃。从影像资料看,骨头完全没有愈合,感染迹象明显,当务之急就是彻底清创,去掉所有感染的骨头,然后截骨延长,只有如此才能保留一丝拯救小姑娘的腿的希望。

"继续换药,继续等待,后果就是小萱的腿有相当大的可能要截肢。当然目前情况已经很危急了,毕竟过去三个多月了,时间拖得越久,截肢可能性越大。她的病情相当复杂,愿意接手的专家不会很多。治疗周期需要2~3年,你们要有足够的思想准备,考虑好了告诉我。"表达完我的观点,我把我的名片递给小萱父亲,便礼貌地送他们出门。手术很大,时间很长,花费不少,需要他们回家认真开一个家庭会议,考虑清楚再与我联系。

第二天一大早,小萱父亲便给我发来短信,告知我他们全家人已经商量好,决定带小萱到上海来请我治疗,他们选择完全信任我。我当即让他们把小萱转过来,时间已经耽误太多,必须争分夺秒。

看到小萱小腿的瞬间,我内心非常难受。13岁的年龄,鲜花般绽放的年龄,却因为车祸终日在病房辗转。情况比我想象得还要严重,伤口处的脓水已经发臭,稍微凑近一点,就是一股恶心的气味扑鼻而来,让人作呕。我立即嘱咐手下医生做细菌培养,并安排急诊清创手术。

小萱粉碎骨折部位已经严重感染,术中大刀阔斧切掉了她接近7厘米长的感染骨头,一直切到骨头边缘没有感染迹象,同时将之前医生打进去的克氏针全部拔出,改成外固定支架,遗留的巨大骨缺损空腔放入带有抗生素的骨水泥作为"spacer"旷置,如此处理的主要目的,一是希望骨感染区域的感染能够得到良好控制,二是希望皮肤能够得到良好的愈合。一般来说,三个月后,等伤口愈合,就可以去掉放置在里面的"spacer",同时做截骨延长术。小萱之所以会走到如此危险的境地,与前期医生过于"仁慈"导致养虎为患,细菌进一步繁殖、感染进一步加重有很大关系,不过在此略过不表了。

小萱小腿局部皮肤反复流脓感染,术中切除的皮肤范围较大,经过慎重思考并与其家人商量后,决定将小萱转到烧伤科做一个皮瓣手术,目的是尽快覆盖创面,促进感染段的感染控制。皮瓣转移手术后三个月不到,从烧伤科传来好消息,局部没有任何渗出,伤口愈合良好,具备了截骨延长术的条件。

创面控制妥当为进一步手术创造了良好条件。术中将小萱近端的骨头打断,利用延长支架进行延长,速度大概每天1毫米,这是一个与时间比耐力的过程,速度太快会导致许多后遗症和并发症发生,会给小萱带来不可收拾的严重后果,正所谓欲速则不达。整个延长过程大约需要两年时间,这中间还需要各种大大小小的手术进行认真细致的调整。医生所要付出的

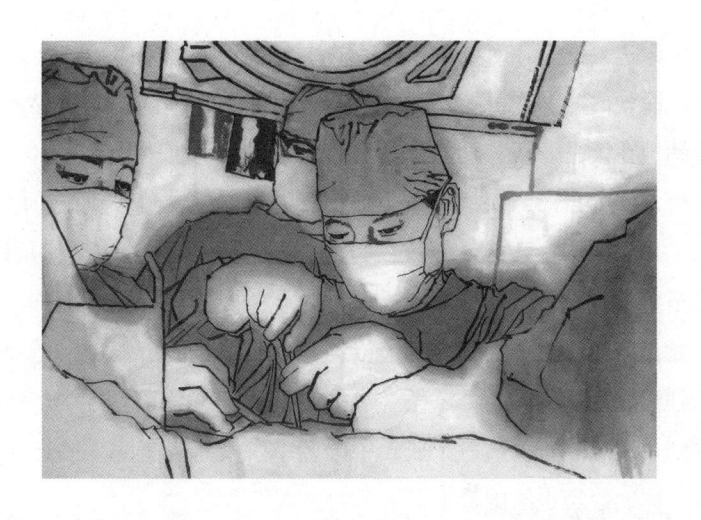

精力是无比巨大的，但是为了一个小女孩将来能够依靠自己的腿站立和行走，一切辛苦都是值得的。在此多啰唆两句，社会上有不少黑心私人医疗机构，打着帮人手术增高的广告，收取高额手术费，但是没有很好把握截骨延长的医疗原则，导致那些想要增高的帅哥美女因为过快延长，血管或者神经受到不可逆的损伤，从而留下终身残疾，实在是相当可惜。

有人说，你为什么如此心狠和胆大，对一个那么小的孩子做如此多次手术，不觉得很残忍吗？我听后淡淡一笑，这是典型站着说话不腰疼，医者必须充分考虑如何去拯救患者的肢体，而不是去考虑她的手术大小，手术再小不解决问题又有何用？就如小萱的第一个主治医生，他们的心是善良的，希望通过换药解决复杂的临床问题，我们不能说他们的选择是错误的，但事实证明是不可能实现的，反而会导致后续治疗愈加复杂。此处我无意去怀疑或者指责任何人，只是就事论事，针对病情客观讨论。如果我依然去考虑小孩子身体承受的问题，那么小萱的腿可能已经不复存在了。所以很多时候，医生需要冒着巨大的风险去做一个决策，在这个过程中，我们需要不断地比较与抉择，才有可能给患者带去康复的希望。

小萱治疗前后历时两年半，大大小小七次手术，她始终保持乐观向上的精神，让我由衷地敬佩。终于到了可以出院回家的时刻了。出院前，我特意到她床边去查房，对她这个年龄的小女孩来说，肉体上的伤痛是相当明显的，而她内心深处可能还有长期无法弥合的心理创伤。当我走到她床边，看到她在读书，我鼓励她要敢于把这段虽然不快乐却刻骨铭心的经历记录下来，作为自己与疾病做斗争的纪念，小姑娘立刻答应了。因为工作忙碌，我并未把给小萱的任务放在心上，因为很多病人，住院期间把医生叮嘱当圣旨，出院后迅速忘却，这相当常见，所以我并不以为意。

小萱出院半个月后，我收到了由她父亲转发来的小萱自己记录的从受伤开始到治疗现阶段的整个过程（附在文后），点点滴滴，详尽生动，从中可以看到一次意外车祸给一个成长中的花季少女带去了多大的伤害，而如此与众不同的经历也给她带来了更多的感悟与思考。

看完小萱的自述，我沉思良久，突然有些不一样的感受，在她本应该跟同龄人一样享受课堂学习、父母关爱、户外游玩的美好时光里，她却要一次次走进医院，躺在冰冷的手术台上，接受一次次麻醉与手术，为的是能够重新背起书包，过一个普通孩子最寻常的生活。有时候当你在享受普通生活并对此视而不见的时候，有的人却为了这种寻常普通而拼尽全力。更让我欣慰的是，在出差北京途中，小萱父亲发来了小萱借助助步器自如行走的视频，看后由衷地为她感到高兴，于是立即回复嘱咐小萱父亲让小萱尽快扔掉助步器，用力去走她自己的人生路。

人生最好的状态应该是这样的：每个和风吹拂的午后，或有零星小雨相伴亦可，烧一壶山泉水，泡一杯陈年的普洱，搬一把躺椅，斜躺在一棵高高的榕树下，撑一把遮阳伞，拿一本自己心仪的书，与作者保持同样的心跳与律动，用文字愉悦自己的内心；不急不躁，镇定自若，用心感受自然中的每一阵清风、每一朵花开、每一声鸟鸣。

人生之所以奇妙，在于你会经受许多的不期而遇，有的让你欢欣鼓舞，有的让你黯然神伤，无论如何，都是每个人生命中不可承受之轻或之重，无法逃避也无需逃避，保持良好的心态，期待命运转折的到来，就是当下最好的选择。小萱本不应该承受的苦痛，以及在此过程中所经历的绝望、奋争、祈望，都是最终战胜病魔、破茧重生所必须经历的。希望小萱可以尽快拥有属于她的云淡风轻，早日看到她雨后的绚丽彩虹。

9月份，小萱终于背着书包去上学了，她父亲给我发来复学第一天小萱一步一步走向学校门口的背影，我内心百感交集，为她终于实现心中愿望而感慨。小萱让爷爷陪她去定制了一面锦旗，本来小姑娘一直想来上海给我送锦旗，而且特意强调要亲自送到我手里，因为疫情和学习的缘故，被我婉拒了。我发了一段语音请她父亲转告，快乐生活，努力学习，就是对我最好的回报。

【附：小萱自述】

2018年9月3日，早上6点多钟，爷爷骑着电瓶车带我去上学，到幕府东路时不幸的事发生了，我遭遇了一场车祸。当时一辆白色轿车从左侧横冲撞上了我，当时眼前突然一抹黑，再睁眼时，我坐在路边正在施工的石阶梯上，身体靠着一根斜立的钢板，鞋子和眼镜不知掉去哪里，身上的校服沾满了泥污，右腿只见一片猩红，以前只在电视上看到过有关车祸的报道，未曾想到今天竟会发生在自己身上。我只能向旁边在施工的工人呼救，好心的工人叔叔呼叫了120，还打电话通知了我的爸爸妈妈。

120将我送去了附近的中西医结合医院，给伤腿做了简单的处理，后来又转去了南京儿童医院，在那里做了第一次手术。做完手术之后就住进了ICU，那是我最痛苦的几天，发烧头脑昏昏沉沉的，吃不下任何东西，后几天头脑稍微清醒些，但每天只能躺在床上，被各种监护仪器绑得动弹不得，枕着一种特殊的枕头，软软的，但头转一边就没力气转回来，眼睛只能盯着天花板。ICU窗帘不经常开，也看不到钟，过着昼夜不分的日子，看不到时间，不知道什么时候又是新的一天，心里无助又焦急。

在儿童医院住了很久，每天过着相同的生活，吃饭换药睡觉，整天浑浑噩噩。换药的时候我不敢看自己的腿，只能从医生和爸爸讨论我病情的时候，才能听到一些关于我腿的情况，情况并不是很好。因为在儿童医院我的腿越来越严重，还得了骨髓炎，爸爸决定带我转院。幸运的是，我遇见了我人生中的贵人——S教授。当我刚转到长海医院，躺在病床上对未来一片迷茫时，教授已经制订好了我的治疗计划。前几次做完手术后，我的内心都是十分不安的，一次又一次手术早已将我的耐心磨光，有时候晚上会悄悄躲在被窝里抹眼泪，甚至还想着万一腿保不住了，以后变成残疾人该怎么办。

做完手术后，教授经常会来看望我，每当看到他灿烂的笑容，听到他轻松自信的话语，我心中的阴霾就一扫而散，又重新拾起了对未来的期望。为了帮助骨头重新生长连接起来，教授为我装上了一个银色的固定支架。刚装完架子的那几天，腿上的伤口隐隐作痛，整个人都特别地难受。奶奶一直陪在我的身边，细心地照顾我，有时候晚上腿疼得睡不着，奶奶就在一旁握着我的手，轻轻地唱着小调，像我小时候那般，哄我入睡……

4月17日那天，我躺在病床上像往常一样等待医生来查房，S教授穿着白大褂，神采奕奕地走到我的病床前，通知我可以出院了，我既惊喜又激动，在临走前，教授还和我合了张影，这是我这么久以来最开心的一天了。

经过了这一系列的手术，我的腿终于要恢复正常了，骨头在医生们的治疗下即将长好，过不了多久就可以像以前那样下地走路。我知道，我的腿能恢复得这么好，离不开教授尽心尽力的治疗，也离不开爷爷奶奶精心的照顾、爸爸妈妈对我的支持，虽然不幸遭遇了一场车祸，但幸运的是身边有这么多爱我的人，每一种境遇都是命运的附赠品，无论遇到什么困难，都应当自强不息，在磨砺中成长……

#自京返沪居家隔离小记#

写作间隙，头昏脑涨，于是拿起一本关于外科发展史的书随意阅读，其中关于腹腔镜外科的发展史让我很是诧异。腹腔镜发明人是德国妇产科专家库尔特·席姆，他自小喜欢发明设计各种器械，从医后建立了自己的小型器械设计工作室，而后他独立发明了一种器械辅助下的手术方式，并于 1983 年为一名阑尾炎病人施行了全球第一例腹腔镜手术。手术获得极大成功，但是席姆教授并没有因此而获得德国外科学界的认可，相反德国外科学会居然将他开除了，认为席姆教授是医学异端，是医学界的耻辱，并建议德国妇产科学会同时开除他。科技的发展进步，每一步都是如此艰难，相信当时的席姆教授内心必定痛苦而无奈。压力面前，席姆教授没有放弃，而是选择顶着巨大压力迎难而上，继续锤炼，并构建了一套完整的培训体系，最终被医学界认可，而他也被世人尊称为腹腔镜外科之父。医学每一个技术的进步，都是一部惊天动地的血泪史与奋斗史，与席姆比起来，很多时候我们所受到的诘难与不公，显得那般微不足道。

初稿：2020-06-14 周日 22:35
修改：2021-01-02 周六 09:39
校对：2021-01-25 周一 10:26

生死抉择

> 生活中从来不存在感同身受，只有冷暖自知，你所以为的同情背后，或许是悄无声息的无情嘲讽。
>
> ——迦钰小语

陈涛，时年21岁，五角场周边某知名高校大三学生，老家安徽灵璧，家中独子。当陈涛还在读小学的时候，父母便一起背井离乡到上海打工，父亲辗转于不同工地干重活，母亲在上海财经大学附近某个菜市场租了个摊位，早出晚归卖菜，夫妻俩每个月收入虽然不高，但是比起在老家面朝黄土背朝天伺候一亩三分地，收入多是显而易见的。夫妻俩如此辛苦，是希望能够全力培养陈涛，让他未来有个体面的工作，彻底改变家庭的困难局面。

关于陈涛的家乡，十多年前我曾经去过安徽宿州进行医疗指导，对灵璧早有耳闻，并为灵璧石深深吸引，甚是喜欢，还特意在一小店买了一小块灵璧石，放在办公桌上，一直留存至今。灵璧县位于安徽省东北部，东临泗县，西连宿州市埇桥区，南接蚌埠市固镇、五河两县，北与江苏省徐州市铜山区、睢宁县接壤。它隶属于安徽省宿州市，别称霸王城、石都。灵璧境内有石如璧，故名"灵璧"。灵璧为楚汉相争的垓下古战场，是中国民间文化艺术之乡、钟馗故里、中国观赏石之乡、中华奇石的主产区，灵璧石被誉为中国四大观赏石（灵璧石、太湖石、昆石、英石）之首。素有"虞姬、奇石、钟馗画，灵璧三绝甲天下"之誉。

陈涛自小就很懂事，内心清楚父母之所以在上海千辛万苦忙工作，就是为了他有朝一日能够成才。俗话说穷人的孩子早当家，一点都没错，他相当理解父母的不容易，中学阶段对学习全情投入，全力以赴，始终保持着非常优异的成绩，更加让父母欣喜的是高考成绩一飞冲天，成为家乡唯一考到上海重点大学的大学生。他明白自己身上，背负着家人太多太多的期望和责任，某种意义上甚至可以上升到整个县城的期望，很多人茶余饭后，教育孩子的偶像就是陈涛。

　　初到上海，陈涛立即爱上了这座美丽而现代化的城市，虽然十八年前的五角场正处于高速建设发展期，淞沪路的大地摊还没有完全拆除，四处都是大工地，但是比起老家已经相当繁华了。上海带来的新鲜感过后，陈涛继续全身心投入到专业学习中，他的学习勤奋在全班甚至全校是出了名的。大一上半学期，大多数同学好不容易从高考的束缚中解脱出来，都想趁着大学时光好好释放一下心情，呼朋唤友，游山玩水，甚至有不少青春萌动的同学已经开始谈情说爱了，但这些似乎都与陈涛无关。两耳不闻窗外事，一心只读圣贤书，他的成绩始终名列前茅，按照自己的想法，他给自己规划的未来基本就是考研读博，运气好的话，如果有机会就去国外深造，最终人生理想是做一个学富五车、知识渊博的科学家。

　　当然，所有这一切，无论现实或者梦想，都在那个早上被一场不期而至的意外车祸击得粉碎。此时该轮到故事另一个主人公出场了。老萧，53岁，环卫工人，年轻时吃过很多苦头，干过数不胜数的脏活累活，数年前好不容易找到一份环卫工作，他特别珍惜，家中尚有80多岁的老母亲，老婆患有严重的心脏病，需要一直服药控制，儿子高中毕业后没有考上理想大学，只好到厂里打工，年近30岁依然没有成家。一家人生活非常困难，短期内似乎很难看到曙光与希望。

　　为了能给家庭，尤其是儿子创造更好的条件，老萧除了做环卫工人之外，还偷偷在外面找了一份超市货物搬运工，当然并没有让单位领导知晓。环卫工的工作大部分在凌晨，而超市搬运工基本上在晚上9点到12点之间，两者时间上并不冲突，为了生活，老萧几乎拼上了自己的全部。

头天晚上9点，超市刚刚结束对外营业，老萧便按照常规时间赶到打工的超市帮忙搬运货物。当天晚上正是一季度一次的货物集中补充，搬运量是平常的两倍多，此外又添一突发情况——平常一起搭班的搬运工中有一位家里亲戚结婚，非要让他请假去帮忙，以至于四个人干的活变成三个人，工作量一下子显得重了许多，好在店长答应给他们每个人的工作量都加倍计算。加班打零工就是为了赚钱，没有挑三拣四的自由，老萧和其他两位工友觉得挺公平挺划算，也就没有推辞。

于是他们三位开始行动起来，毕竟早点干完早点收工可以早点回家休息，况且老萧还惦记着明天凌晨的工作呢。由于彼此都是老搭子，虽然少了一个人，三个人还是迅速找到新的分工协作方式，一位在车上负责将货物搬到车门处，一位负责拉推车，另一位负责在仓库卸货。累是肯定的，不过效率似乎还不低，甚至比起之前四个人在一起工作的效率还提高不少，加钱应该是很重要的一个因素。搬运过程中发生了一个小插曲，负责卸货的兄弟搬运时过于粗暴，或许是晚上天太黑没有看清楚地面，摔碎了几瓶玻璃瓶装的饮料，根据常规，是要由他们三个人均摊这个损失的，不过店长看着大家实在太辛苦，便主动承担了破损货物赔偿的责任，让他们三个人不必操心赔偿的事情，专心干活即可。

看着一整车货物在慢慢减少，老萧心中的喜悦在不断增加，乐观估计，应该1点前就可以结束了，虽然比往常的12点要拖后近一个小时，但是完全不会影响他凌晨2点的工作，这个才是他最开心的。毕竟清洁工才是他的主业，如果不能按时出现在自己负责的路段上，一旦被工长发现的话，轻则点名批评与经济罚款，重则会被停工或者开除，这都是他无法接受的。毕竟再有几年，他就可以从单位退休了，那时候能够舒舒服服每个月领一笔养老金。这是他后半辈子全部的寄托与希望。

计划赶不上变化，虽然预估1点钟可以结束，但事实上一直到1点15分才结束工作。人的体力是有限的，况且越到后面越累，速度自然就慢下来了。往常搬运工作 12 点结束的话，老萧还可以休息一个半小时左右。千万不要小看这一个半小时，对于体力已经耗竭又极度困乏的人来说，哪怕就是躺上 5 分钟，都能够迅速缓解疲劳，恢复体力，更何况是一个半小时呢！但是看来今天是完全休息不了了，如果回家再折返到自己的工作地，无论如何时间上都来不及了，于是老萧当机立断决定直接赶到定点工作场所，到时候择机睡一小会，缓解一下疲劳。

老萧的决定是正确的，当他开着垃圾车进入工作场地时，时钟已经指向 1 点 35 分，他自己觉得很满意，毕竟还有将近 25 分钟可以休息，每一分钟都是非常宝贵的。老萧调好了闹钟，便在驾驶室里鼾声大作起来。体力劳动者因为经常要付出超过自己身体极限的劳动，所以基本上都养成了倒头随即酣然入睡的绝技，应该也算是适者生存的一种特殊技能吧。

睡梦中，老萧看到自己买了一套房子，一家人和和美美，儿子顺利成家立业，而且有了一对可爱的孙女，妻子的心脏病也奇迹般地好了，平时就帮忙带带两个孙女，他另外找了一份很体面的工作，远没有现在这么辛苦。生活的一切都是那么美好，睡梦中的老萧嘴角露出了笑容，是那般快乐，那般轻松，他希望一直沉醉在这样的梦里不要醒过来。

可是梦永远只是梦，早晚都会醒。突然间一阵激烈敲击车门的声音把他惊醒了。老萧睁眼一看，原来是临街的老铁看他一直没有动静跑过来探个究竟，发现他一直在睡觉，于是好心叫醒他。老萧一看时间，我的乖乖，居然已经 2 点 15 分了，要不是老铁，过一会工长过来检查，肯定是一顿批评啊。老萧赶紧下车，感激地对老铁拱了拱手，都是劳心劳力的一线工人，彼此照应，互相帮衬，因相似的艰辛彼此生出些惺惺相惜之情。老铁一看老萧醒了，朝他使了个眼色，就忙着干自己的活去了，未来得及感受身后老萧投来的感激目光。

短暂休息之后，虽然老萧还是感觉到身体的困乏与疲惫，但是明显比起初的状态好了很多，已经能够重新投入紧张的清扫工作了。老萧的工作范围面积不小，一般从凌晨 2 点开始要打扫到 6 点，6 点之后早晨锻炼或者散步的人多起来之后，他们也差不多就要收工回家了。

陈涛到上海读书后养成了一个好习惯，每天都会早起跑步，他很清楚一个道理，身体是革命的本钱，只有把身体练好了，学习才有保障。清晨的跑步锻炼，对他来说，经济又实惠，他可没有钱去健身房里面撸铁，家里经济条件不允许啊，况且十八年前的五角场，寻遍大街小巷也很难找出一家价廉物美的健身房吧。跑步的免费场所倒是轻易可觅，校园里面有，马路上随意找个车少的地方也行。陈涛比较钟情于在马路上晨跑，因为校园操场经常被一些早锻炼的老师占据，动不动就会碰到人，不如马路晨跑来得自由，除此之外还可以看看清晨上海街头的风景，呼吸新鲜空气，一举两得。

当天早上，陈涛5点30分起床，此时室友们尚徜徉在各自千姿百态的梦乡里，简单洗漱穿戴整齐之后，他便往校门外跑去。他跑步的范围恰好覆盖了老萧打扫的场所以及老铁工作的区域。陈涛习惯环绕四边形街区跑上3圈，距离差不多在5公里，方才鸣金收兵，这样的运动量既保证锻炼效果，又不会让自己白天感到疲劳，如果身体疲劳肯定不利于上课听讲。跑完步之后顺便去食堂吃早餐，而后回宿舍冲个澡，就可以满血复活地去上课了。

6点整，老萧的垃圾车上已经装满他一整个清晨的战利品——打扫的垃圾，看看身后干净的街道，老萧很是满意，拉开车门跳上车，发动，将垃圾送到站点进行后续处理，然后回家吃顿早餐，美美睡上一觉。想到刚刚过去的这个夜晚比往常多赚了100元，这是非常不错的意外之喜了，想到这里老萧心里美滋滋的。

此时陈涛正奔跑在与老萧所在街道垂直的路上，他将会在老萧目前所在这条街道拐弯，而后继续朝前跑，绕过老铁的街道就可以拐回学校，从而完成今天的锻炼任务。陈涛白天要去找自己选择的指导老师谈一下课题进展，他很喜欢他的研究方向，已经跟导师做了一年多的第二课堂研究，导师对他相当关心，基本上每周都要喊他去讨论课题。与导师见面，无疑是陈涛期待而又向往的，导师渊博的学识、幽默的谈吐，无时无刻不在吸引、激励着他，努力向导师靠拢，做最好的自己。

陈涛与老萧，两个本无任何交集的人，在这个夏天、这个早晨、这个路口，无情地相遇了。老萧可能是一夜几乎无眠无休，忙到早晨已经有些力不从心了，当他驾驶垃圾车到达路口时，本来想要转弯，恰好前面一辆小轿车鸣着喇叭赶在黄灯变红灯的当口疾驰而过，吓得老萧一个打转，为的是避免与小轿车迎面撞上，但是垃圾车装满垃圾，重量增加不少，老萧打弯力度没有控制好，导致垃圾车有些侧滑。老萧内心有些慌乱，想刹车又想变向，电光火石间迎面撞上了人行道上跑步的陈涛，垃圾车惯性很大，直接碾轧过陈涛后伴随着猛烈的轮胎与地面摩擦声才停了下来。

悲剧发生了。强烈的撞击与碾轧，让陈涛瞬间失去了知觉，车轮差不多从他的骨盆和大腿位置直接碾轧过去，鲜血马上从衣裤下面渗透出来。边上路人大声高喊"救命啊，撞人了，撞人了"。老萧恍惚中感觉自己是不是撞人了，再一听旁人的呼喊，猛然惊醒过来，赶紧停车，跑下来看个究竟。当他看到血肉模糊的陈涛时，整个人都傻掉了，不知所措，幸亏有好心的路人帮忙拨打了110和120。警车与救护车鸣着警笛快速赶到，各司其职，立即将陈涛送到医院急救。

陈涛送到医院的时候大概是早上7点钟，大多数医生都还没有上班，当天碰巧我值班。当时我的情况是这样的，1999年保送读了研究生，2001年经过考试提前进入攻读博士阶段，所以2002年夏天，也就是陈涛出车祸的那个早上，我刚刚准备从博士一年级进入博士二年级。我印象很清楚，刚好导师底下的主治医师出国深造，所以把我临时调回到他下面顶替主治医生。其实这也是我研究生阶段为数不多能与导师密切接触的时间，因为大多数时候我并不能获得这么好的学习机会。

医院创伤值班的制度有非常严格的规矩，从头一天的早上8点到第二天早上8点，根据病人挂号的时间区分责任。也就是说如果陈涛挂号时间是7:59分之前，那就是我负责，如果是8:01分，将会由我下一个班的医生接手抢救。他送到医院的时间是早上7点左右，所以毫无疑问肯定是我接手抢救。前一天刚刚经历了一个清创缝合手术，折腾到半夜，我当时刚刚在值班室躺下没有多久，便被急促的呼机声叫醒。当时那个阶段，我下面没有可以使唤的人，所有病人发生情况都要我自己去跑，任何问题都要亲力亲为去解决。

虽然人很疲惫，也很困，不过伤情就是命令，容不得任何拖沓，再累也要支撑着爬起来去看看。我带着一个陪同我值班的进修医生赶紧奔赴急诊抢救室。当我赶到老急诊大楼抢救室时，外面已经站满了人，有救护人员、警察，还有一个蹲在地上的工人，后来才知道此人便是老萧。急诊的医护人员全部训练有素，该实施的抢救手段均已到位，只是血还没有备好取来。我赶紧吩咐进修医生抓紧办理用血手续，创伤急救时，及时输血是抢救生命的第一要素，血，就是生命之源。

抢救床上的大学生脸色苍白，双目紧闭，血压只有 80/50，明显是失血性休克。我用剪刀将其衣物全部剪开，以便于检查创面，了解受伤程度。左侧腰部到左侧大腿大面积皮肤剥脱伤，骨盆肯定有严重骨折，因为局部可以看到明显的凹陷。由于担心引起二次损伤导致更大范围出血，我并没有为他做进一步的体格检查。我抓紧时间问了门口的警察，得知家属还在赶来的路上，预计应该很快便能抵达。

陈涛的伤情太重了，远远超过一个博士一年级学生的知识结构和水平，我当时的内心是非常慌张的，甚至很有些不知所措，特别需要高层次的上级医生来主持大局。当时有两个选择，一个是先输血，争取稳定血压，坚持到 8 点钟老师正常上班，请他来抢救；另一个是马上告知老师急诊有危重创伤患者，病情危急，命悬一线，急需他马上来救治。前一种处理方法，会让上级医生觉得你很有水平，临危不乱，能够独立处理复杂病情，面子上会好看许多，但是患者生命有可能保不住；第二种处理方法，会让上级医生觉得你很没用，没有独立应对复杂病情的能力，会很没有面子，但是患者生命有可能保得住。临床实践过程中，确实有类似情况发生，年轻医生为了面子，活生生让患者失去了生命。

患者生命高于一切，面子在生命面前不值一提。我二话不说赶紧跑到挂号台，拨通了张教授电话。电话中简明扼要向他汇报了陈涛的伤情以及现在的危急状态，言明希望他赶紧到急诊抢救室来主持抢救。张教授二话不说，答应马上赶来。让我很惊喜的是，就在我们全力以赴稳定陈涛血压的时候，一刻钟不到，张教授和患者家属同时抵达了抢救室。说句实话，我从来没有像那天早上一样如此渴望张教授的驾临，当时居然有些激动得想要哭出来的感觉，真担心他再晚来一些，病人可能直接就走掉了。

张教授对我前期采取的抢救措施感到满意，认为血压虽然暂时稳住了，但是治标不治本，必须进行急诊手术，将出血因素彻底去除掉，才有可能保住陈涛的生命。我们就在抢救室外的另一间办公室，开始了与陈涛父母的病危告知＋抢救谈话＋术前谈话。我也第一次认识了陈涛的父母，一看外表，就知道他们在上海工作的性质，与老萧一样，他们都有着与年龄不相称的苍老外表，一样的饱经风霜，一样的老实巴交。

张教授将陈涛的病情向二位老人如实进行了交代，失血性休克，碾轧伤导致的骨盆髋臼粉碎性骨折，双侧股骨干粉碎性骨折，会阴部、左侧髋部及左下肢皮肤广泛性大面积剥脱伤。张教授认为目前暂时的血压稳定是依靠输血和补液实现的，但是后续将会快速恶化，所以当务之急，必须赶紧进行急诊手术，稳定粉碎的骨折，处理剥脱的创面，才能真正实现血压的稳定，才有希望保住他年轻的生命。

听完张教授的话，陈涛的父母愣愣地坐在对面，半天说不出一句话，突如其来的噩耗让他们完全无法接受。陈涛母亲一直在哭哭啼啼，他父亲面无表情，对他们来说，真的太难抉择了，陈涛是他们俩今生今世全部的希望，他们不能接受如此残酷的现状。

"张教授，陈涛以后还能生孩子吗？还有办法结婚吗？我们家可是三代单传啊！"家属显然对张教授所有的病情交代都没有听进去，包括生命垂危的告知，而一门心思盯着陈涛会阴部的撕裂伤，这个是他们陈家未来传宗接代的保证。

"老陈啊，现在我们不是考虑陈涛将来能不能结婚生孩子的问题，我们要考虑的是陈涛这条命能不能保住的问题，只有赶紧手术，止住出血，把命保住，才有结婚生孩子的可能啊！"张教授继续晓之以理，动之以情。病人的生命如同一棵大树，肢体功能或者生育功能犹如树叶，没有大树，何来树枝与树叶呢？

突然，毫无征兆地，老陈像暴怒的公牛一般，从张教授对面腾地站了起来，快速跑到抢救室外一脚踹向了蹲在地上的老萧。尚在惊恐之中的老萧毫无防备，一下子被踹倒在地上，不知所措而又一脸无辜地看着愤怒的老陈。边上警察赶紧围拢过来，快速将老陈控制住，张教授和我赶忙跑出来，好言相劝，把老陈硬生生拉回到了办公室，告诉他现在时间对陈涛就是宝贵的生命，希望他尽快完成谈话。同时我赶紧跟门外的警察交代，让他们暂时把老萧带走，留在这里只会继续刺激家属的情绪，对治疗没有好处。刚刚挨了一脚的老萧亦用期待的眼神看着警察，似乎非常赞同我这个建议。警察商量一下，跟领导汇报后，可能觉得老萧留下确实弊大于利，于是他们便一起离开了。从我的角度来说，希望现在先集中精力处理陈涛生命抢救的事情，至于老萧该负什么样的责任，显然不是目前着急要去区分的，未来有足够多的时间慢慢梳理清楚。

眼前，陈涛的生命才是最最急需、最最急迫面对的问题。

"医生啊，求求你了，你们行行好，无论如何要帮帮我们啊，我们就这么一个孩子，他是我们全部的希望啊，我们陈家可不能无后啊！医生啊，你们一定要让我们陈涛保住命根子啊！"陈涛妈妈一边哭，一边高声叫喊着，数次要下跪都被我一把扶住。

"二位，我非常理解你们此刻的心情，但是对陈涛来说，现在的每一分每一秒都弥足珍贵，你们每耽搁一分钟，陈涛就失去一分机会，时间就是生命，如果你们依然在这里纠结传宗接代的事情的话，那么最终结果有可能陈涛命都保不住了，到那个时候，人都没有了，谁来给你们传宗接代？"张教授很有些不客气，直截了当对他们两位老人明示。作为医者，很多时候确实应该具有同理心，对患者家属给予更多体谅，但是当你遇到如此不抓重点的家属时，或许简单直接是一种更优选择吧。

就在张教授与家属耐心谈话的时候，我赶紧跑出去联系协调手术室，告知有个危重伤员需要急诊手术，让他们提前做好准备，并让进修医生赶紧写好手术通知书并跑步送到手术室，如此做的好处是有利于手术室提前准备手术器械，减少不必要的时间耽搁。或许是张教授的当头棒喝和苦口婆心起了作用，陈涛父母终于听懂了生命与传宗接代的关系，不再纠结，其实他们应该是不能接受和面对陈涛突如其来的意外吧。

谈话即将结束时，手术室接病人的卫生员已经到达，张教授嘱咐再提2000毫升的血过来才能接病人，考虑从抢救室到手术室有较长的运送距离，一路上随时可能发生意外，必须做好充分准备。同时嘱咐抢救室护士提前跟电梯卫生员打好招呼，就在一楼等着，免去等电梯的时间，毕竟时间此刻真的就是生命！古语云，凡事预则立，不预则废。充分的准备工作，让陈涛从抢救室到手术室的路上一路绿灯，没有过多停留就躺到了手术床上，而且血压尚平稳。

手术从早上9点开始，一直持续到晚上10点多才结束。手术进行中，按照涉及的科室分别邀请了泌尿外科、整形科、烧伤科、血管外科等多学科专家一起上台会诊手术，轮番为陈涛的生命和身体功能保驾护航。手术非常复杂，也非常艰难，术中几次出现血压维持不住的情况，好在麻醉医生经验非常丰富，都及时给予准确处理，单单输血几乎创下了新的纪录，据统计，术中输血量超过了1万毫升。这是一个非常可怕的数字，相当于把陈涛体内的血换了两遍都不止。

如果辛苦付出能够拯救患者生命，那么所有的付出对于医者而言都是有价值的。在陈涛身上付出的这一切肯定是值得的，毕竟一个大三的学生，他还有着非常美好的未来，背负着一个家庭全部的希望，作为医者，我们肯定要竭尽全力守护他的生命之舟，让他可以再次迎风启航。

陈涛无疑是幸运的，经历了十多个小时的手术之后，被顺利送进了重症监护室。或许是年轻的缘故，他的生命力非常旺盛，一周之后就顺利转到了普通病房，开始进行康复，而三个月后他就下地开始行走锻炼了。命不仅保住了，功能恢复也非常不错。

大难不死，必有后福。陈涛休学一年之后，便开始继续自己的学业，或许是一年的治疗休养让他更加珍惜学习的机会，大四毕业时他顺利考上了仰慕已久的导师的研究生，开始了自己的学术之旅。陈涛博士毕业时，与自己心仪的女孩结了婚，并且很快有了自己的孩子，完成了父母一直牵挂着的传宗接代的任务。

据说老陈踹完老萧之后，在陈涛治病过程中，两人经常有接触，同为天涯苦命人，他们有很多共同语言，居然成了无话不说的好朋友，真是让人不得不感慨人生的变幻无常。

#自京返沪居家隔离小记#

一个人居家隔离是一段很难得的时光，十分清静，却也十分难熬，所以需要不断找点事情做。写字是一件非常痛苦的经历，真不知道那些专业作家是怎么挺过来的。我们该如何去应对外界多种多样的评价与声音呢？苏格拉底的弟子曾经问他："老师，师母是如此聒噪，整日整夜地骂你，你怎么能够忍受得了呢？"苏格拉底笑着说道："我听不见任何外界骂人的声音，但是我听到了风声、树声以及流水之声。"哲学家的高度就是不一样，弟子眼中无法忍受的喧嚣，在苏格拉底心中却是锤炼意志的顶级良方。我们对周遭环境的不同态度，决定了截然不同的心境。像苏格拉底一般，把责难与谩骂视若无物，或许这种态度有助于我们去面对始终喧嚣的世界。谁人背后不说人，谁人背后不被人说，慎独很重要。

初稿：2020 - 06 - 17 周三 23:58
修改：2021 - 01 - 02 周六 22:09
校对：2021 - 01 - 25 周一 12:47

杀出血路

生病是不幸的,但事已至此,尽量努力笑着去面对,把不幸时光缩短,与医者同心,成为与疾病战斗的最终胜利者。

——迦钰小语

随着经济发展、社会进步,上海在全国率先进入了老龄化社会,据统计,上海65岁以上老人的比率可能都已经快要达到全社会的25%了,远远超过国外关于老龄化社会15%的比例。老龄化趋势带来的最直接表现就是疾病谱的巨大变化,医者必须主动适应变化、应对变化。记得2010年之前,我所在的科室是以高能量损伤救治为特点的,尤其我的导师张教授在陈旧性复杂骨盆、髋臼骨折治疗方面颇有建树,我们当时攻克了许多国际上多年未解的难题,并率先提出了许多先进的治疗理论,发明了一系列可以解决临床问题的技术。张教授终其一生,都希望可以看到自己发明的技术得到进一步推广运用,可惜他退休后,随着创伤疾病谱改变,高能量损伤患者越来越少,临床应用便日渐稀少了。

其实每个时代都有其鲜明特色,临床治疗更是如此,科学技术发展了,对疾病的处理方式也有不同。我刚读研究生的时候对于老年人肱骨近端和桡骨远端骨折大多数都会采用保守治疗,鲜有施行手术治疗的病例。而现在对于老年人这两个部位骨折的治疗首选手术,这似乎已经不存在太多争议了,偶尔有一些争论也都是细节上的问题,主流观念渐趋一致。

为了顺应疾病谱的改变,在2010年前后,我思考良久,决定转变基础和临床的研究方向,其实在这之前我主要从事计算机仿真模拟及三维有限元分析,应该说已经积累了非常不错的工作基础,突然要更换方向,是需要一点勇气和经过一番激烈的思想斗争的。不过我当时主要考虑力学研究过于依赖国外的软件和硬件,国内自我创新部分比较少,而老龄化的基础研究,尤其跟骨科相关的就是骨质疏松性骨折与骨关节炎的研究,完全可以立足自我,未来的创新性和自主性都会比较大。所以应该说我们团队是比较早进行基础研究转型的。

高龄老人骨折对医生来说,确实是一个非常具有挑战性的世界难题,同样的骨折,老年患者对于医生来说,要付出更多的心血。当然不同人不同思路,也很正常,对待疾病的策略都会有所不同。

显而易见,不仅是医生要主动转变,以适应老年人骨折年龄越来越高的发病特点,家属同样需要转变观念。临床实践中,见惯了太多老年人的悲惨结局,有时候也会生发出颇多感慨,尤其一些子女名义上是爱、实质上是害的拒绝手术行为,最终老人因为肺炎、褥疮、血栓或者尿路感染,在生不如死的状态下走到生命的终点,实在是文明社会的悲剧。所以我在想,很多老人立遗嘱都是如何处分财产的,鲜有涉及遇到疾病时选择何种治疗和自我保护。真的应该建议推动一项司法公证,遇到某些情况,不管子女如何反对,都可以坚决要求手术,以提高生活质量。

在上海二十多年,老罗是我很早结识的一位朋友。他是我老乡,早年出了一场车祸,七拐八拐找到我,帮他开完刀后闲聊时,才发现原来我们俩的老家相隔很近,再说起许多家乡趣事,居然都了如指掌。有时候逢年过节,如果凑巧回老家看父母的话,他但凡知道了,再远都要赶过来一起喝两杯。我们之间似乎是君子之交淡如水,却始终保持着兄弟般的友情,虽然我是大夫,他是商人,但我们交情不浅,抽空会一起喝喝茶、聊聊天,彼此会有许多思想和心灵的触动。

老罗有个特点，就是很少给我找麻烦，所谓麻烦就是七大姑八大姨看病的事情，他经常挂在嘴边的一句话就是好关系要用在刀刃上，如果平时事事都来麻烦，那么关键时刻可能就麻烦不上了。老罗的话很朴素，但是往往很多时候就是如此。有些人不太珍惜医生朋友，不分白天黑夜，不管青红皂白，一遇到别人有困难就当好心人，把医生朋友当作自家的家庭医生，长久之后发现对方逐渐疏远，他反而会奇怪自己没做啥错事，怎么医生朋友突然不理自己呢？凡事有果必有因！

一个周二的下午4点多，老罗突然跑到单位来找我，他很清楚这个时间点我正好刚刚下门诊，所以肯定在办公室。由于彼此很熟络，他开门见山说起他一个好兄弟小丁的家事。小丁是湖州人，早年在上海读书后就留在上海工作了，为人踏实肯干，待人诚恳，跟老罗是生意上的伙伴、生活中的朋友，他的父亲老丁一直在湖州乡下自得其乐。虽然小丁给父亲做过很多思想工作，希望他能够到上海一同居住，相互有个照应，但是老父亲习惯了湖州乡下优哉游哉的退休生活，清静自在，亲朋好友多，始终不答应。小丁心想老人晚年最关键是要舒心，既然不乐意只好作罢。

湖州确实是一个人间天堂。据历史记载，湖州历史极其悠久，为上古时期神话传说中的防风氏之地，夏禹灭防风氏后其地归属扬州，直至商文丁时吴太伯与其弟仲雍奔荆蛮，自号"勾吴"建立吴国时湖州地属勾吴，即"三吴"（苏州、湖州、会稽）之一。周元王三年（前473年）越国灭吴国，地属越国。周显王三十五年（前334年）楚灭越，地属楚国。足可见湖州历史底蕴有多雄厚。

对我来说，湖州有两样东西我特别喜欢，一是湖笔，二是茶文化。说到湖笔，我印象深刻，湖笔被誉为"笔中之冠"。湖笔之乡善琏镇，相传秦大将蒙恬"用枯木为管，鹿毛为柱，羊毛为被（外衣）"发明了毛笔，因此善琏建有蒙恬庙供之。湖笔笔尖有一段整齐而透明的锋颖，一般都是用上等山羊毛经过浸、拔、并、梳、连、合等近百道工序精制而成。白居易曾以"千万毛中拣一笔"和"毫虽轻，功甚重"来形容制笔技艺之精细，所以有"毛颖之技甲天下"之说。如果有看过《雍正王朝》的话，应该知道年羹尧去南京拜见张廷玉，给张廷玉带去了厚重礼物，张廷玉一概不要，最后勉强收下一份给他父母的小礼物，而他转赠给年羹尧的就是一盒上乘的湖笔。

至于湖州的茶文化更是源远流长。茶圣陆羽在湖州写出了世界上第一部茶文化专著《茶经》，据考证，三国时期，东吴已成为当时茶业传播的主要地区，但消费仅局限于上层社会。唐朝时茶叶的产销中心转移到浙江和江苏，湖州茶业开始特供朝廷，名扬天下，成为世界茶文化的发祥地之一。饮茶之风一起，文人墨客便将茶引入诗词，"茶道"一词也出现了，它最早发现于唐代著名诗僧、茶僧皎然的茶诗《饮茶歌诮崔石使君》中，这比日本使用茶道一词早了八百多年。皎然俗姓谢，名昼，湖州人士。闽南人从小喜欢喝茶，我妈妈年近70，每天早起都要泡一壶铁观音，怡然自得，跟湖州的生活方式非常接近。

年近80的老丁与夫人独自在湖州乡下过着非常惬意的日子。老丁有一天早上起来上厕所时，地上有些湿滑，站立不稳突然摔了一跤，送到医院急诊检查后诊断是右股骨颈骨折，合并脑溢血。小丁得到消息后立即从上海赶赴湖州，孩子即便工作上再有成就，父母的健康始终是第一位的，此乃中国之孝道也。湖州医院骨科专家告知小丁，老丁的骨折是一种老年人常见的骨折，按照国际上通行的治疗方案，手术治疗为首选，但是考虑到老先生合并有脑溢血，虽然脑外科专家会诊后认为病情已经稳定，但是从现有技术手段来说，必须等脑溢血稳定三个月后才能考虑右髋部骨折的手术。其实医生的意思很明白，那就是老丁需要开刀，但是有脑出血，必须等三个月再说。

小丁听完头"嗡嗡"一阵作响，思绪有些短路，他原本以为父亲不小心摔了一跤，骨折做个手术应该就没事了，不承想父亲的病情竟然如此复杂，需要卧床等待三个月，护理是个大难题不说，谁能保证三个月后父亲是个什么样的状态呢？身体情况是否还能满足手术要求吗？小丁双目直视着医生，反复追问现在开刀没有一点希望吗？当他得到医生斩钉截铁的回答之后，便不再坚持。看来在湖州当地，父亲的手术肯定是没有希望进行了。

无奈之下，小丁把所有父亲的疾病资料进行了梳理，拜托当地医生想办法给老丁做好身体上的调理，他一定尽快返回，商议下一步的处理方案。小丁在返沪途中就向老罗发出了求助，因为他知道老罗与我的关系不一般，据说他也曾经跟我们一起喝过茶，当然可能是很久很久以前的事情了，我对他并没有太深刻的印象。

老罗刚一介绍完老丁的病情，电话立即就响了起来，听他们对答我知道是小丁，老罗很热心地指引他如何到达我的办公室。老罗放下电话很不好意思地说，事情紧急，没有提前报告，又是好朋友父亲，所以只能先斩后奏了，还望海涵。小丁现在从湖州过来路上，已经从五角场国定路中环出来了，再有一刻钟就到了。

其实老罗一介绍完大概病情，我便觉得很棘手。虽然我们团队在老年骨折方面做了很多尝试，积累了不少经验，但是说实话，对于髋部骨折合并脑出血的患者，很多医生都将它视为禁区，因为盲目麻醉或者手术，都有可能给患者带来更加严重的并发症，我没有做过类似病人的尝试，很少有医生愿意去触碰。

等小丁风风火火走进我的办公室，一眼便能看到他手上非常显眼的手串，脖子上还盘着一串珠子，看起来应该是一个信佛之人。这种人一般一心向善，心地善良，尤其是在与小丁进一步接触后，更加证明了我的判断。小丁将他父亲全部的病例资料递给我，然后开始简单描述目前的情况。我一边听一边看一边在沉思，病情一目了然，诊断也非常清楚，从我以往的经验来看，肯定是等待三个月最保险，而且大家都没有风险，尤其对医生更是如此。

"教授，难道一点机会都没有吗？我太了解我父亲了，他就是个典型的急性子，他根本不可能有那个耐心安安稳稳在床上躺满三个月的，从小到大他都是我行我素惯了，假如硬生生把他摁在床上躺三个月，我担心他搞不好就抑郁了。"小丁先把他父亲目前的身体状况，尤其是个性做了详细介绍。这个信息其实很重要，患者个性有时候对治疗起着很关键的作用。

我非常理解小丁此刻的心情，再次跟他讲述了潜在的风险，其中最关键的就是麻醉这一关，至少到现在，没有遇到愿意冒风险打麻醉的麻醉医生，合并脑溢血的患者，除非是救命手术，原则上不同意手术。我再次跟小丁表明了即使我愿意手术，但也不一定能够找到愿意配合的麻醉医生。

"能否先让他转到上海来，住到您的病床上，请脑外科和麻醉科一起会诊一下，至少让他到上海来住院检查一次，即使全面检查下来依然没有手术机会，我想他心里能够好受一些。"小丁用期盼的眼神看着我，面对一个孝子的请求，我左右为难。

"老兄，我看小丁确实遇到很大困难了，毕竟是他老父亲，能否尽量克服困难，先让他到上海来住院检查一下，最终能不能手术，根据具体检查结果再来商量，满足一下小丁的孝心吧。"老罗在一旁插了一句话，说得也非常在理。

老罗所想的其实很简单，希望能够给朋友一个交代，如此一来他算是尽到做朋友的义务了，但是对我来说却不是那么简单的一件事情。我其实也一直在琢磨如何对一些符合手术条件的合并脑溢血患者，合理地解决病痛，而不是一刀切全部不手术。因为之前遇到过很多这种病人，不少人三个月等待期结束时，往往合并了其他并发症，依然做不了手术。可是要去尝试在很多人看来是禁区的手术，光有想法是远远不够的，还需要团队的精密配合。

小丁看起来是一个对父亲非常孝顺的人，而且接触下来我感觉他是一个内心非常阳光的人，我相信他说的对父亲的感情，所表达的想给父亲一个机会都是发自内心的真实想法。他甚至谈到他是个信佛之人，吃素十余载，一心向善，相信善有善报、恶有恶报，同时明白每个人一生的诸多定数，他希望给父亲一个机会，不论奇迹是否发生，他和他的家人都能够坦然接受。听了小丁的恳切之语，看着老罗期待的眼神，我只好答应了他们的请求，尽快为老丁安排床位。

当然转院是需要时间窗的，我跟湖州当地医生建立了紧密联系，让他每天告知我老丁的情况。病情不稳定就盲目转院，往往会好心办坏事，得不偿失，无论任何人都要按照基本医疗常规来执行，不能盲目地自说自话，等出了危险就追悔莫及了。我既然答应了老罗和小丁，自然要为老丁的安危做好保驾护航，这是朋友的情分，更是医者的职责。

伤后第五天，老丁再次接受了头颅 CT 检查，结果显示脑出血已经完全稳定了，跟前几天的影像资料相比有明显好转，基本符合转院条件。不过为了慎重起见，我跟小丁和当地医生商议后，决定过完周末，再稳定和观察两天，周一再行转院。原因很简单，主要担心周末转运到新医院，病情有个了解过程，衔接上可能存在偏差。

老丁转到我的病床上已经是伤后第七天了，我记得他应该是住在小房间靠近窗户的病床上。查房时老先生看起来精神不错，完全看不出脑外伤给他留下的印记，唯独从右下肢的骨牵引看出他是个等待治疗的患者。老先生看到我立即很热情地拉着我，主动与我探讨起他的病情。他说他平常身体非常好，根本不担心手术对他的打击，他认为当地医院以脑出血拒绝给他开刀是一件非常荒谬的事情，他还有些不高兴地说让他在床上躺三个月，那不啻让他直接死掉，不就是一个骨折吗，哪里有那么复杂！

我当然不认同老丁的观点，不过并不想马上阻止他的表达，毕竟初来乍到，互相之间第一面的感觉很重要。我习惯于先跟患者成为"好朋友"，建立良好的沟通渠道，有利于医患之间相互理解和配合。我主要跟老丁聊了许多小丁曾经的糗事，成长路上的艰辛，顺便让老丁吹嘘一下自己当年的英勇事迹。与老丁交流过程中也透露了我对湖州风土人情的点滴了解，快速拉近了与老丁的关系，他说以我对湖州的了解程度，差不多可以算半个湖州人。

老丁入院后，我们重新为他做了更全面的检查，目的是为了能够了解整体情况，其中最关键的就是头颅 CT，脑出血的状态对于是否能够耐受手术至关重要。为了判断脑出血康复程度是否可以耐受麻醉，我特邀一位脑外科专家帮忙把关。专家会诊后认为虽然老丁脑出血属于新发的，但是情况相对稳定，根据他的判断，应该可以耐受麻醉和手术。专家很给力，专门写了一份会诊记录，提供给麻醉医生参考。

至于麻醉医生，我特意找了多年合作的麻醉专家一起探讨。起初他一听到刚刚脑出血后七天，便连连摆手，劝我没必要触碰，风险太大。我也如实告知病人的特殊性以及家属的坚持，同时也表达了自己的观点。高龄髋部骨折患者合并脑出血的情况并不少见，但是不少患者经过三个月等待之后，基本上都会有不同程度并发症发生，此时不要谈有无手术机会，差不多要全力以赴对付并发症，有些患者甚至都没有等到并发症康复就已经失去生命了。所以我们是否可以去努力找寻一些途径，对于髋部骨折合并相对稳定的脑出血患者，采用积极稳妥手段，让他们有获得康复的机会。

麻醉专家毕竟是多年好兄弟，一起肩并肩抢救过许多难啃的病例，彼此之间非常信任，他听完我说的情况，点了点头表示赞同，确实有部分此类患者，三个月等待之后就是永远失去机会，或许等待并非最合理的方式。为了打消他的疑虑，我将脑外科专家、小丁一起请到科里，开了一次详尽的术前会议，这样既能让小丁了解他父亲的病情，也可以让两位专家清楚患者家属的态度。

脑外科和麻醉科专家分别阐述完患者的特殊性以及危险性之后，我又重点表述了目前进行手术治疗需要冒极高风险，但是等待三个月依然冒风险，两个风险都始终存在，可能现在的风险比三个月后的风险要小得多。听完我们对病情的分析，小丁非常镇定地说，首先选择尽快手术治疗，无论是父亲的个人态度，还是家人协商的结果，都坚持再大的风险也要做，请医生不必有任何顾虑；其次敬请医生全力以赴去做，尽人事，听天命，如果父亲逃不过这一劫，家人都会接受，绝对不会给医院造成一丁点麻烦。说完两点，小丁说拜托大家，他可以写上家属强烈要求手术，如有问题，愿意承担全责。

看到家属的决心，麻醉专家同意一起努力搏一次。于是我们开始进行细致紧张的术前准备，按照脑外科专家的意见进行综合调理，并再次复查头颅CT。虽然家属对结果有充分的思想准备，但这不是我们容许自己犯错误的理由，更不是我们可以掉以轻心的理由。为了患者的生命，每个医者都必须一丝不苟进行术前的全方位准备。

当一切准备就绪，终于到老丁手术的日子。一大早小丁就赶到病房，他一定要将父亲亲自送到手术室，眼睛里可以看出对父亲的担心和期待。麻醉专家精心做好每一个步骤，麻醉起步很平稳，给了我极大的信心。考虑到老丁的年龄，结合他的骨折类型，决定为他选择创伤相对较小的半髋置换术。为了术后老丁的良好康复，我和麻醉专家商量后决定，虽然术中出血并不多，但还是需要给他少量输血。根据我们长期随访的经验发现，老年人对于出血的耐受性很差，稍微一点出血，指标的变化就会很大，后续调整难度会更大。

老丁还是很争气的，整个手术过程都非常平稳，连一点风吹草动都没有，无疑给了我极大的安慰。说实话从麻醉开始，我的心就始终高高悬着，说不出地莫名紧张。对我来说给老丁做手术压力相当巨大。这种压力来自多方面，设想一下，手术如果成功了，这是医者应该尽到的责任，可是假如手术失败，即使小丁和家人不责怪我们，业内人士又会如何看待我们坚持给老丁手术？毕竟这是大家公认的必须过了三个月才能做的手术，那时候谁又能理解你是为了早点为他解除痛苦呢？

一个半小时后，老丁的手术安全结束了。为了保险起见，经过反复商量，我们决定将他送进重症监护室，希望手术后的第一个24小时，能够有医护人员时刻关注他的病情变化。一个冒风险的手术，能够得以安稳结束，在于医患双方良好的配合，缺一不可。

老丁确实是一个老顽童式的老先生。当病情稳定转回普通病房时，他便一天也没有停止过开心果的角色，还主动给自己任命了室长的头衔，带领大家配合医生和护士做好治疗。大家都特别喜欢他，喜欢跟他在一起谈天说地、谈东论西。小丁很开心父亲手术的成功,因为脑外科专家告诉他,一般来说过了麻醉关和手术关,如果脑出血没有恶化,就说明情况已经彻底稳定了,再发生危险的可能性很小。

老丁很认真,每天都会按照医生交代的内容不折不扣、保质保量地进行功能锻炼,从来不跟我讨价还价,有时候甚至会偷偷加练。优秀病人的一个特质就是能够按照医嘱,完成自己的康复任务。我经常跟患者说,病人是不幸的,但是要努力笑着去面对,把不幸的时光缩短,与医者同心,最终成为与疾病战斗的胜利者。当然让我更加诧异的是小丁,他居然每天就在病房陪着父亲,从早忙到晚,其实以他现在的经济能力,为老丁请个陪护是轻轻松松的事情。但是小丁说平时不能守候在父亲身边,现在有机会,就好好表现一把,说完呵呵一笑。

也许对我来说,老丁太过于特殊了,我并没有让他按照常规一周左右就出院回家,而是选择让他多留几天进行细致观察,毕竟是髋部骨折合并脑出血短期手术的第一人,没有放松的理由。手术前曾经想过各种头痛无比的并发症,居然都让他安然度过了,或许真的是老天爷垂青我们,或许是小丁为父亲治病的孝心感动了老天爷,半个月后老丁居然可以出院了。

术后第一个月,小丁带着老丁如约到我专家门诊来复查。拍片显示关节位置非常良好,功能也相当好。老丁犹犹豫豫地问我能否回湖州乡下,在上海跟儿子住,好是好,就是不够自由,小丁老是要管他,搞得他好不自在。小丁在一旁使劲对我使眼色,显然不想让父亲这么早回湖州。于是我便跟老丁说,再坚持半个月就可以回去了。从我的角度来说,老丁已经基本康复,回到湖州乡下反而有利于他更快恢复,并非是不可接受的选择。

据小丁说,第一次复查结束回家后,老丁便天天吵着要回湖州,不愿意待在上海,认为上海的屋子就像牢房,没有朋友没有亲戚没有意思,无聊透顶,他说如果小丁不送他回湖州,他就准备自己找朋友来上海接他回去。小丁实在经不住老丁的多次请求,只能开车把他送回去了。之后老丁说什么都不愿再来上海,即使是反复说需要复查,他也最多到当地医院拍张片子，寄给小丁，嘱咐他拿来给我看。换句话说，自从那次门诊相见后，我跟老丁就再也没有见过面了。

此后每次见面，小丁都会主动说起他父亲的情况，很骄傲也很自豪，他总爱开玩笑说他父亲算是勇闯禁区，感谢我们一帮专家共同携手救了他父亲的命。他坚称如果当时不手术，有可能他父亲都撑不过三个月。同时又笑笑说，按照他父亲的脾气，如果让他等三个月，小丁自己估计活不过三个月。话里话外充满了戏谑。而我每次都要打断他，非常认真地跟他说，救他父亲过程中医生虽然起了作用，但是真正的无名英雄是他这个儿子，如果不是小丁的坚持，不是他的义无反顾，那么老丁的现状会是如何，可以想象。

我只知道，人在湖州的老丁，每天怡然自得，喝着茶，唱着戏，乐享人生。

自京返沪居家隔离小记

早起，太阳不错，阳光明媚，给小家伙打了电话，正在去考试的路上，闲聊了两句。下了几天雨，被子有些湿湿的感觉，睡觉的时候总感觉不舒服，我虽然喜欢下雨天，但是又不喜欢睡觉时被子潮潮的感觉，所以真的鱼和熊掌不可兼得。于是趁着阳光正好，赶紧晒被子。不过上海6月天就像小孩的脸，不一会又阴云密布，虽然天气预报暂时不会下雨，保险起见，还是赶紧把被子收回来，免得晚上没有被子盖。吃了好几天蛋炒饭，肚子里、嘴巴里都是蛋炒饭的味道，于是决定给自己做一份精致的蛋炒饭——闽南炸五香卷。五香卷是父亲特意在老家做好，快递寄过来的。随着油温上升，五香卷的味道充满了整个房间，齿颊留香，到处都是小时候的味道。

初稿：2020 - 06 - 22 周一 19:58
修改：2021 - 01 - 03 周日 22:04
校对：2021 - 01 - 25 周一 13:19

生死时速

> 每个优秀的人都是如此，需要独自面对人生的每一次挑战，毕竟群体中的大多数人能接受共同平庸，却无法忍受一枝独秀。
>
> ——迦钰小语

印象中已经是很多年前的事情了。有一对来自江苏东台的夫妻，曾一路驱车狂奔数百公里，专程赶赴我们医院，为了一份老公对老婆生死相依的承诺。每个人的一生都是单向跑道，选择一条路便只能放弃另一条路，人生没有办法去做前瞻性对照研究，选择即定格。时至今日，我也无法判别当初伤者阿英老公阿强坚持要把妻子送到上海救治的选择，是否对阿英的起死回生起到了决定性的作用。

人生奇妙之处，正在于此。

阿强，39岁，在当地开了一家不大不小的加工厂，手下有30多个工人，生意做得虽不算大，因不用为销路发愁，故完全能够丰衣足食；阿英，时年37岁，平时不工作，全职在家照顾两个女儿，操持家务，偶尔下自留地张罗一下不多的田地。地里大多种一些平时自家食用的瓜果蔬菜。一家四口人，男主外，女主内，生活简单而快乐，风平浪静。

当年4月30日，是五一假期的第一天，本来阿强已经提前计划好了，准备带一家人开车去周边自驾游，希望趁着假期陪家人待几天。可是放假前两天突然收到一份订单合约，是多年合作的老朋友临时转过来的，接单与产能冲突，互相江湖救急是常有的事情，况且之前人家也帮过忙。虽然内心不情愿，不过碍于面子，不好意思拒绝，只好硬着头皮接下了单子，加班加点组织生产。毕竟人家也是好意，间接照顾他的生意，其中的利害关系，阿强心里当然很清楚。

阿英本来已经跟孩子们预告过，准备和爸爸趁着假期带她们俩出去旅行，突然之间泡汤了，她只能跟孩子们把情况做了一番解释。两个孩子虽然有些失落，但也非常支持和配合爸爸妈妈的决定，知道爸爸的工作更加重要，是一家人生活的来源。不过为了弥补孩子，阿英决定去采摘一些新鲜蔬菜给孩子们做顿好吃的午餐，算是另一种形式的补偿吧。孩子们一听妈妈要做好吃的，立即神采飞扬起来，瞬间忘记不能外出旅游的遗憾。

阿英清楚记得自己出门时是6点45分，两个孩子吃完早饭愉快地做作业去了。她拎起菜篮子出门，往自己家的自留地走去。路并不远，骑车和走路都可以，骑车一刻钟，走路半小时，阿英想反正是假期，并不赶时间，走路散散步，正好可以锻炼一下身体，何乐而不为呢！

阿英从家里走出来，门前是一段一人多宽的步道，而后再穿过一条省道，就到了成片的庄稼地。按照道理，阿英一般先沿着省道往前走5分钟路程，那边有个过街涵洞，是当初造路时为了方便村民两边往返而特意设置的。由于这条省道并没有完全封闭，很多地方都可以横穿，大部分村民为了图省事，基本上都选择左右张望后快速直接横穿大马路，所以不时会有危险发生，大小车祸层出不穷。镇里做了非常多的宣传，设置了非常多的路标，宣传标语、警示标牌随处可见，可是村民依然故我，效果不佳。

7点05分左右，阿英抵达大马路边，她左右观望了一下，发现两边都没有车，应该是安全的，她赶紧背着菜篮子往对面快速穿行。谁知道就在她走到对面车道中央时，一辆逆行的大卡车毫无征兆径直撞向了她，从她下肢碾轧之后，没有做过多停留，便顺着对面车道扬长而去。不论如何，司机肯定能够知晓自己撞到而且碾轧行人了，从正常的法律、道德、伦理角度来说，他应该立即停车，参与施救，而不是做出如此无耻的行为——逃逸，放任伤者滑向死亡的边缘。

逃逸往往会给伤者带来致命的后果，一个是过往车辆没有及时发现伤者，很有可能再次撞上或者引发二次碾轧，直接毙命；另一个就是原本伤者可能并不严重的伤情或者仍然有机会获救的伤情，因为失去了黄金救治时间而失去生命，所以对于逃逸者，不论是法律还是道德都应该给予最严厉的惩处。据阿强说，逃逸者在逃逸50多公里之后，还是被交警抓获并控制了。逃逸者错上加错，罪加一等，等待他的应该是法律的严惩。

阿英当即倒在马路中央，立即失去了知觉，万幸的是马路对面正好有村民看到了，一帮人赶紧奔到马路中间，冒着危险有人指挥车辆，另外几个人合力将阿英快速转移到马路边，才避免了阿英被其他过路车辆的再次碾轧。

阿强知道消息后疯了一般赶到医院，看到双目紧闭、生命垂危的阿英，他心如刀割。医生沉重地告诉他，阿英目前处于严重的失血性休克状态，双下肢碾轧伤，创面出血相当厉害，虽然努力给她输血，但是血压也只能勉强维持住。医生建议阿强赶紧想办法转到更高级别的医院，从救治水平和能力来看，阿英如果继续待在这里，随时可能失去生命。谈话结束时医生当场开具了病危通知书。

阿强看着抢救室里双目紧闭的妻子，想着家中两个年幼的孩子，他必须竭尽全力保住妻子的生命，即便希望再渺茫，只要有万分之一的希望，他也要做百分之百的努力。他思考了不到5分钟，便马上做出了决定，他不会让妻子待在这里白白错失生还的机遇，他要跟死神赛跑，他决定立即转院，转到最有可能拯救他爱人的地方——上海。

阿强首先打电话给自己的父母，告知阿英出了车祸，让他们赶紧赶到家里帮忙照看两个孙女。此时此刻，他必须沉着冷静，不能让自己的大后方再出麻烦。第二个电话打给他一个医生朋友，恳请他帮忙一起护送阿英到上海，朋友二话不说就答应了，并承诺尽快赶到医院跟他会合。不得不说阿强的安排非常合理，如果只依靠急救车上基本配备的医务人员，一旦出现生命危险，抢救力量是明显不足的。事实证明他的安排非常明智。

做完如上安排，他立即恳请医生安排他们医院的救护车运送伤者到上海，他愿意加倍付钱。急救医生不敢答应，毕竟是假期，又要出省，谁也不敢点这个头。但是医生很负责任，当着阿强的面马上给院长打电话，说明病人的危重程度以及现在面临的困难。医院领导显然非常通情达理，为了一个年轻的生命，当即同意安排救护车护送阿英转院，费用按照正常公里数结算，不需要额外支付费用。救人一命，胜造七级浮屠，关键时刻，阿强觉得自己遇到的每个人都在努力为阿英保驾护航。

准备出发之前，阿强的医生朋友建议，考虑到阿英失血严重，即使双下肢已经绑上了止血带，但是每隔一定时间还是必须松开止血带，如此一来会导致再次失血，为保险起见，他建议多带一些全血或者血浆在车上，一旦有需要可以紧急输血。急诊医生非常专业而给力，认为这样的准备工作有意义，并抓紧联系好血制品，准时送到了救护车上。这个建议无疑是拯救阿英生命的一个关键点，因为之后在半道上果然遇到了险情，差一点让阿英直接命丧黄泉。

"既然知道等待肯定是死路一条，我内心很坚定，我一定要救回阿英的生命，不论花多大的代价。说真的，我要是跟您说我从来没有想过阿英会抢救不过来，您信吗？"说到此处，阿强目光坚定而有力。或许他说得一点都没有错，正是他的坚持，才有了后来的峰回路转。

一切准备就绪，大约9点30分，等到阿英血压控制相对平稳之后，大家一致确认是一个比较安全的护送窗口，于是他们一起将阿英转移到了救护车上，随后踏上了奔向上海的求生之路。目的地很明确，就是我所在的医院。没有任何人告诉阿强该怎么做，一切都是他突然间的灵光乍现。未来等待他们的是喜还是悲，已无暇多想。

"说句心里话，选择到你们医院是冥冥之中自有天意吧，我其实没有来过你们医院,对你们的认知基本上等于零,但是我舅妈十多年前曾经在你们医院看过病,开过刀,她总是在我们面前提起是你们医院救了她的命,所以你们医院的名字给我印象非常深刻,一想到要给阿英转院救治,没做过多考虑就立马决定到你们这边来了。"阿强很憨厚,实话实说,毫不掩饰。

起初阿英的病情还算平稳,血压相对比较平衡,随车的医生和急救人员互相配合,努力将阿英的各项指标控制在可接受的范围。但是随着时间的推移,因为失血导致阿英身体各组织器官出现机能上的减弱,因此维持平稳的难度越来越大。中午12点左右,当救护车行驶到太仓附近,阿英的情况突然变得非常不好,医生朋友紧急联系了太仓当地的一家医院,正好他的同学就在那家医院急诊科做主任,当天碰巧也没有休息,就在单位值班。于是他们当机立断,紧急驶出高速口,暂时到太仓的医院调整一下再说,度过危险期再重新出发。

就在阿英出车祸、抢救、决定转院等等一系列事情发生之际,远在上海的我,完全没有想到这个假期即将要跟数百公里之外的阿英联系在一起。我本来对假期的安排是30号值班后,如果一切顺利,那么后面1、2号还可以到周边地区转一转,有个多年好友这两年调到镇江工作,一直邀请我去镇江品尝一下正宗的锅盖面,我也盼望着去那里游览名胜、品尝美食,读万卷书不如行万里路嘛,享受美食之外顺便学习新知识,不亦乐乎。

不过节假日创伤病人都特别多。当天早上8点伊始,急诊病人就开始陆续送到,很多都是假期出去游玩,半道上发生车祸临时改变行程,到医院来看急诊的。如果我没有记错,8点多急诊医生已经连续打过好几个电话要求增派人手。我赶忙安排小曹带一个进修生和一个研究生一起去急诊加强,才稍微缓解了急诊的压力。但是当天还是有不少疑难杂症,小曹10点多一点也开始不断给我打电话,报告一些特殊患者,其中一个吸毒跳楼患者的状况令他一时半会无法做决断。

等我赶到急诊之后,经过了解知道该患者过往有吸毒史,不知道是否属于复吸人员，当天早晨不知为何从 2 楼翻越阳台跳了下去，当即倒地。家属叫了 120 将他送到急诊，拍片显示是左足跟骨粉碎性骨折、左肱骨近端粉碎性骨折加腰 1 椎体压缩性骨折。患者 49 岁，男性，面容苍白憔悴，不知道是离异还是未婚，反正从他父母口中得到的信息是单身，平常跟年迈的父母住在一起，靠着父母微薄的退休工资度日。父母根本不知道他是何时染上毒品的，几年前曾经送去强制戒毒，回来后反反复复，一直都不怎么正常，根本无法正常工作与生活。

看着伤情如此之多、如此之重的儿子，父母满面愁容，他们不知道该如何处置眼前这个他们在世上关系最为密切的人，他们肯定很郁闷为人父母却未能管教好自己的儿子。我特别可怜和同情眼前这对老人，但是我无能为力。对于吸毒病人我们单位有一整套规范流程，术业有专攻，不应该由我们处置的我们不能随意越俎代庖，即使是骨折患者，我们暂时也没有处理的资质和条件。在向二位老人讲清楚之后，建议他们转到相应的对口医院去做进一步救治。

临近中午患者终于略微少了一点，可能他们也体谅到我们的辛苦，特意想留点时间让我们喘口气吃口饭休息一下吧。考虑到大家都没有吃午饭，恰好又赶上五一长假第一天，怎么也不能让大家饿肚子啊，于是我安排研究生小宋到医院门口的真功夫快餐店，给每个人买一份套餐。吃完真功夫，但愿大家都有真功夫！一帮人轮流吃着午饭，有说有笑，很多时候，医生就是一群这么特殊的人，吃着最简单的午餐，干着最复杂的救死扶伤工作！

午餐过后，我看了一下急诊病人基本回归平时的正常量，急诊医生已经可以轻松应付，便准备撤离回病房。不过为保险起见，我还是留下一个研究生做加强，而后带着小曹和进修生返回病区。早上收入院的患者，此时差不多已经都办完住院手续了，此刻估计正躺在病床上，热切期盼着管床医生的到来，期待及时解除他们对受伤的恐惧和痛苦。这是相当正常而且合理的心理诉求，确实所有的病人都是如此，总希望能够早点获得医生的诊治并了解自己下一步的治疗措施。

就在我回到办公室的同一时间，60公里外的太仓某医院，阿英刚刚经历了一场生死较量，阿强的医生朋友和他同学联手，用了一个多小时才将阿英的情况彻底稳定下来。太仓医院的急诊科主任问阿强转到上海的医院提前联系过吗，如果没有提前联系好，万一去了之后没有人接诊，那可怎么办？

"太仓当地医院急诊科主任，是我朋友的大学同学，确实建议我当天别赶去上海了，就在他们医院稳定一个晚上再说。我知道他是好心，但是我思想深处还是想坚持把她一鼓作气送到上海。我很清楚外伤的特点，现在坚持送还有活命的机会，如果拖下去，很多并发症一出来，就失去转运的机会了。我一门心思就想把阿英送到上海的大医院，即使那时候并发症出来，也总比在小医院救回来的概率要高得多。"阿强真是很奇怪，在跟他的交流中，我非常佩服他的胆识，虽然他并非是学医之人，但是他的很多原始想法都有些许科学道理，于是他们一行人放弃了逗留一夜的想法，继续朝上海出发。

从太仓到我们医院并不远，车程大约45分钟，所以当我一点钟回到科室，跟小曹一起查看了刚入院的病人之后，走进办公室，屁股还没有坐热，小曹就跟我说，急诊室转来一个江苏东台的车祸外伤患者，生命危重，急诊医生紧急呼叫我们去抢救，现在患者已经进入抢救室了。路上我抽空给多年好搭档贲教授打电话，询问他的方位，谢天谢地，居然当天他也值班，真的是太巧了，我们相约急诊抢救室见。

当我赶到抢救室时，老贲已经到位。阿英的情况比想象中糟糕，双下肢毁损伤，多处、多段粉碎性骨折合并双下肢大面积皮肤剥脱伤。因为双下肢均已血肉模糊，暂时无法看出血管损伤情况，入抢救室血压80/40mmHg，从稳定生命体征各项要素出发，积极抗休克，急查血色素2.6克，阿英随时处于生命终结的边缘。我嘱咐小曹立即办理用血手续，同时交代一个研究生跑步去输血科取血，如此之低的血色素，每一分钟的耽搁，对阿英来说都是阴阳两隔的结局。

我没有时间向阿强做过多的解释，但是必要的谈话还是要进行，手术必须急诊做，而且是立刻马上，没有一丁点耽误的余地。手术的目的不是去保肢体，而是希望找出双下肢出血部位，进行结扎或者缝合，只有将出血控制，才能保住阿英的生命，之后去谈肢体也才有意义。

"医生，我把她送到这里，我对得起她了，现在我把她全权拜托给你们了，只要你们尽力，无论结果如何，我们都无怨无悔，绝对不会给你们增添麻烦。"阿强肯定清楚阿英此时的情况有多危急，尽快做决定，给医生吃下定心丸，就可以为阿英争取更多的时间，从而保证手术早点开始。他无疑做了最明智的决定，没有浪费时间跟医生进行各种讨价还价，而这些对治疗是毫无益处的。

全血和血浆快速取来并紧急输注，随着一滴滴拯救生命的鲜血输入她的体内，阿英的生命力在逐渐复苏，随着各种急救措施显效后，阿英的血压暂时获得稳定。小曹已经提前跟手术室值班人员打好招呼，接病人的车也已经就位。我和老贲决定快速将她送入手术室，跟时间赛跑，唯有如此，才有可能拯救阿英的生命。

各个岗位上的每个人都如上紧的发条一般，高速而精密地运转起来，没有人去给他们提要求，完全是一种自觉自愿的高度职业自律，没有一个人或者一个环节拖泥带水，一切都紧张有序。阿强为妻子做的选择是正确的，因为我们医院的抢救团队，是他可以信赖和托付的团队。身在其中的每个人都只有一个共同的愿望，为了阿英的生命，再苦再累也在所不惜。

此次手术的目的，一是希望能够保住患者生命，二是尽可能保住患者的双下肢。我和老贲分工明确，一人管一条腿，我们必须尽快找出出血部位。右下肢伤情最严重，从腹股沟到小腿中段，皮肤完全剥脱，而在膝关节部位，整个骨头因为粉碎性骨折完全变形，我猜测当时应该是从右侧膝关节碾轧之后再压过左侧，所以右侧损伤要远远重于左侧。右膝关节后方的腘动静脉全部损伤。血管外科的专家赶来支援，他们将腘动脉进行了缝合，然后对损伤严重的腘静脉进行结扎，因为缺损太多了，无法缝合。

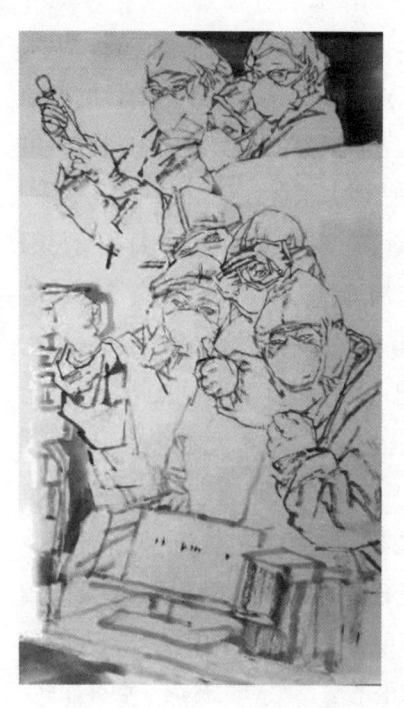

紧接着我们发现，胫骨中上段的出血点虽然暂时控制了，可是广泛渗血并没有完全解决。集体商议之后认为有可能是骨折太粉碎，骨断端的渗血，另一个是肌肉里的某些穿支动脉破裂出血，如果现在要探查的话，会浪费很多时间，还不一定有结果，血管外科专家建议可以术后加压包扎控制渗血。考虑到阿英手术部位很多，需要解决的困难更多，我们无法在一个局部浪费太多时间，而且麻醉医生也一直在台下提醒我们要注意节奏，手术时间尽可能压缩、压缩再压缩，毕竟阿英经历那么多失血、输血、液体输入，体内的电解质、酸碱平衡都已经紊乱了。

我们就像遇山开路、逢水搭桥的能工巧匠，尽可能选择最优化的方案与手段，为阿英损伤的肢体进行全力修复，个中艰辛实在无法与外人道。好在经过七个多小时的奋战，6400毫升的输血，2000多毫升的液体，二十多个有名无名的医护人员全力配合我们，包括麻醉医生、手术医生以及急诊室许多可爱的医生和护士，当然最应该感谢的是输血科值班同事的全力保障，阿英最后终于安全返回重症监护病房，但愿我们的全力付出可以给她带来好运。

手术结束已经是半夜了，我和老贲晚饭都没有吃，在手术台上聚精会神时不会感觉到饥饿，但是当人一旦放松下来，马上感觉到疲倦感袭来，于是跟老贲相约到16楼吃上一碗热乎乎的面条，这可能是每一次手术后最开心快乐的事情了。食堂的老李看到我们这么晚还没有吃晚饭，主动给我们炒了一盘小葱鸡蛋，配上面条，简直是人间美味了。感谢医院好福利，人生快意！

当天晚上阿英一切还算正常，病情平稳，我躺在办公室的小沙发上，一夜断断续续睡不踏实，每隔一会就要问问小曹阿英的情况。一直到第二天早上，8点未到，我便又喊上老贾，一起去给她换药。发现她右膝关节后方还是渗血明显，而且右下肢明显出现缺血征兆。鉴于阿英当时情况已经很稳定了（重症监护室的弟兄们还是很给力的），我们决定给阿英再来一次探查手术，当然这一次手术会小很多，却很必要，对我们了解右侧肢体到底有无继续保下去的价值，能够提供非常有益的判断依据。

阿英的病情已经稳定许多，当天的探查手术我们在时间上更显从容，探查的结果却很不乐观，后侧的血管在胫骨平台后侧平面以下大约3厘米处损伤严重，大概率即使修复了也会再次失败，移植成活的可能性也微乎其微。当我们将探查结果告知阿强后，阿强希望再保一下看看，实在没有希望了再说。作为阿英的爱人，阿强的态度完全可以理解，考虑到阿英的现状完全可以等得起，于是我们便一边给他们夫妻俩做思想工作，一边做好随时截肢的准备。

观察两天后，我们发现阿英右侧小腿情况越来越糟糕，如果不尽早施行截肢手术的话，一旦坏死之后毒素吸收，那么阿英的生命有可能保不住了。当然经过我们两天的思想安抚，他们夫妻俩已经完全能够接受右小腿截肢，毕竟跟生命比起来，一切都显得不那么重要了。

截肢后的阿英情绪低落了好一段时间，既不说话也完全没有一点笑容。对她来说突然失去小腿，今后的人生又该如何继续？这些都是摆在她面前的沉重事实。

现实中人们总会面对重重困难，也许你会对此感到无能为力，认为自己不够聪明，成绩不够好，朋友不够多，但与健康的身体相比，都显得如此微不足道。我们总说身体才是革命的本钱，确实如此，我们身体中的任何一个关节、一块肌肉、一个细胞出现了问题，就可能对我们的身体、生命、生活施以重重一锤。身为医生，见多了这样的无奈与无常，因此医者本身就应该心怀希望，只有这样，才能尽全力将患者从死亡线上拉回来！

经过精心治疗，阿英脱离了生命危险，出院后，我又帮她联系了安装假肢的专业团队，阿强便带着她去进行各种安装假肢的训练了。而当我再次见到她的时候，已经是一年之后了。当阿英自己走进我的诊室，笑呵呵地看着我，而阿强则站在一旁，像个小学生一般，使劲搓着自己的手，显得腼腆又害羞，全然没有一年前那股为了妻子全力奔跑的英雄气概了。

为坚强的向死而生致敬！

自京返沪居家隔离小记

晚睡前跟小朋友通了一下电话，知道他已经做好明天期末考试的准备。我跟他闲聊，让他轻装上阵，不要有太大压力。现在的初中生与我当年相比要显得成熟许多，虽然情况特殊，我暂时无法陪伴在他身边，但是我依然在默默为他加油鼓劲。其实人生中，我们要经历各种各样的考试，没有人能够确保成为每一次考试的胜利者，但是我们只要认真去准备，以平常心去面对，无论结果如何，都能够笑对一切。尽人事，听天命，学会与自己和解，与纷繁复杂的世界和解。

初稿：2020-06-21 周日 23:39
修改：2021-01-03 周日 21:04
校对：2021-01-25 周一 17:19

信 任

> 生命就是一次预知终点的长跑，必定会有起起伏伏与沟沟壑壑，成，无需欣喜若狂，败，亦不应一蹶不振。
>
> ——迦钰小语

金小帅，时年30岁，福建泉州人，与我算是同乡，从小立下好男儿志在四方的誓言，渴望能够独自仗剑走天涯。高中毕业时，在父母纠结的心态下，毅然决然跑到南京读书。玄武湖畔的四年经历，让小帅茁壮成长，更加坚定自己的信心与决心。大学毕业后，小帅拒绝家人回泉州工作的请求，从南京转战杭州，在号称中国最有开创精神、最适合初创企业生存的沃土上，与同宿舍的兄弟创立自己的公司，主要业务是为电商平台提供技术支撑，创业目标是做下一个时代的马云，这是绝大多数心怀创业理想青年追求的梦想。

年轻人有勇气、有朝气、有力气，公司起步时期各方面比较顺当，小伙伴们的技术与思路确实非常不错，接连获得不少公司的青睐，签订一份份订单，研发相应技术保障体系，初期的成功无疑给了他们极大的信心。不过瓶颈期很快到来，一段时间后，小帅发现公司业务量慢慢处于一个停滞状态，与他们原来预计的初始阶段后迎来业务井喷有很大差距。究其原因是类似的技术保障型公司近年来越来越多，竞争相当惨烈，尤其是同业之间更是拼得你死我活。据说有时候为了一个单子，会将价格压到成本线之下，宁愿亏本都要去维持业务量。

对于相对成熟或者资金稳定的大公司，价格战产生的影响并不很大，是他们击垮竞争对手的一种有效手段。但是对于像小帅这样靠辛苦打拼的初创型小公司来说，价格战对他们来说无异于一场灾难，根本没有实力和能力去支撑。虽然家人都很支持，努力争取各种社会关系与资源，帮他们缓解了部分压力，但也仅仅只能让公司勉强维持。

小帅是一个做事很投入很认真的人，为了公司的生存与发展，几乎拼上了自己的全部时间与精力。大学毕业时，女朋友为了支持他的创业，主动回到福州工作，目的就是让他安心留在杭州打拼，不用牵扯过多精力，偶尔周末才会抽空赶到杭州与他相会，享受难得的欢聚时光。小帅读大学伊始便因为水土不服等原因导致胃肠道功能较差，经常会闹肚子，尤其在季节更替或者重要考试复习阶段，他常去的地方就是校医院，渐渐与每个医生都熟悉起来。父亲老金曾经带着他到南京许多大医院做过各种检查，折腾得死去活来，也没有查出个所以然来，无非就是嘱咐他少吃生鲜、注意保暖、避免压力和紧张，感觉说了跟没说一样。

苦苦支撑两年零三个月，小帅的公司终于走到崩溃边缘了。曾经梦想跨过山和大海去打造属于自己的理想王国，现实使他清醒认识到理想很丰满、现实很骨感，费尽心血终一无所成。独自创业的压力，饮食上的极度不规律与不健康，加上思想一直处于满负荷运转与焦虑状态，小帅身体经常感到疲劳与不适，原来的胃肠道老毛病更是不合时宜地发作起来，有时候一天要上十趟八趟卫生间，每次的卫生间之旅，都会把他折腾得叫苦不迭。

创业两年多，小帅的体重下降了近20斤，平时难得回家，家人不清楚他的状况。有一次出差路过泉州，特意回家看望父母，瘦削的脸庞、萎靡不堪的精神，完全没有往昔阳光向上的外表，着实把父母亲吓了一大跳。妈妈看着小帅病恹恹的样子心疼不已，暗自垂泪，担心儿子继续创业下去，时刻都会有生命危险。老金更是寝食难安，苦口婆心劝说小帅放弃创业，回家跟他一起打理家族企业，毕竟在家日日好，出门朝朝难。

　　早年老金在闽南地区开办工厂，生意做得很大，钱赚了不少，天生也是个爱折腾的人，敢闯、敢干、不服输，这正是他当年义无反顾支持小帅大学毕业自己开公司的原因。他骨子里有闽南人的许多特质，比如特别爱茶，爱喝爱品爱收藏，别人家里有酒窖，他家里就像开了个茶叶博物馆。爱茶之人不在少数，却少有人因为兴趣爱好自己去开茶厂，就如同喜欢吃猪肉不见得非要自己养猪一样。但是老金却与众不同，他对茶颇有研究，对各类茶叶的色、香、味都有自己的独到见解，有时候去朋友茶厂品尝各式茶品时，他还会兴致勃勃跟人家讨论制茶的工艺，评论起来头头是道，颇有专业大家的风范。

　　老金品茶日久，总觉得别人炒制的茶都不合他的意，干脆一不做二不休，跑到福建西北某山区，花费巨资承包了一座荒山，雇用了一批工人，在山上盖了几栋小别墅，种起了茶树，自称山顶茶仙，由此可见老金是真心爱茶，并非叶公好龙。福建人喜茶、好茶，闽南人尤甚，老金对茶叶的品质和制茶工艺显得特别考究，特意聘请知名师傅来管控整个工艺流程，虽然牌子不如市场上一些知名品牌的名头大，但是茶喝的是口感，是心境。细细品味下来，老金的茶似乎比市场上许多大品牌还要更胜一筹，不成想居然迅速打开了销路，收入自然水涨船高，用老金的话说，自给自足、丰衣足食、怡然自得。茶园有了稳定收入之后，加上工厂有非常优秀专业的管理团队，老金索性移居茶园，一心一意做起山顶茶仙了。

　　小帅当然不情愿放弃自己的创业理想，起初对父亲的建议也不以为意。真正压倒他的最后一根稻草，是其中一个伙伴决定去考研，另一个伙伴听从家人安排去国外留学。三剑客只剩下小帅一个人，加之身体状态越来越差，确实不适合再继续干下去。小帅痛定思痛，决定听从老父亲的建议，放弃创业的梦想。他痛苦地将团队人员遣散，关掉了杭州的公司，转而回家与父亲一起打理家族企业。

　　考虑到小帅的身体与精神状态，老金把小帅带到茶园，而不是到工厂里去工作。小帅到茶园与自己朝夕相处，方便沟通，有利于帮助他缓解压力，加上茶园景色优美，空气新鲜，会对小帅的身体起到非常良好的调理作用。刚刚回到茶园的小帅并不开心，创业失败给他信心极大的打击，只是年轻人毕竟是年轻人，打击后复原能力比较强，加上女朋友给他很多安慰与鼓励，让小帅迅速从创业失败中走了出来，开始参与父亲茶园的管理与经营，甚至潜心研究茶道，兴趣盎然。

唯一让家人放心不下的还是他的胃肠道问题，即使他已经慢慢忘却了所有创业失败的不快，即使他在茶园工作后压力锐减，生活规律，饮食精致，即使发作频率和幅度略有减少，但是胃肠道功能障碍依然不停困扰他，一个最明显的表现就是他仍然一天要跑五六趟厕所，体重也没有明显恢复，甚至每个月还在持续减轻。父母看在眼里，急在心里，与小帅开诚布公商量后，认为还是应该趁年轻，抓紧把胃肠道毛病调理好，未来的日子还长着呢。随着年龄增长，女朋友一直在催促两个人的婚期，小帅却担心身体没有康复，结婚会耽误对方，总想迟一些再考虑，为此两个人时有误会发生，女朋友觉得他不想结婚，定是生了二心。

最终小帅听从了父母的建议，决定再专程去一趟南京，找一下大学时曾经为他诊治过的胃肠专家L教授。小帅觉得L教授理论知识和业务能力都一流，对他的疾病情况相对了解，所以对他比较信任。病人对医生的信任，情比金坚，价比千金，虽然L教授只是为小帅看过一两次病，可能他早就淡忘了小帅这个病人，但丝毫不影响他在小帅心目中至高无上的地位。临床实践中我遇到过许多案例，因为信任而穿越时间的漫长，远隔万水千山都要来找我治疗，最长的有将近二十年前诊治过的患者，90岁高龄骨折依然心心念念要找我开刀。如此信任，让人感动不已。

老金特意找南京商会的朋友预约了L教授的专家门诊，担心没有提前预约盲目跑过去会扑空。得到确切消息之后，便与夫人一起陪着小帅去南京。离预约日期还有些时间，小帅开心地给父母做起导游，陪着他们游览中山陵、雨花台，观南京美景，品南京美食，不仅是治病之旅，更是休闲之旅、轻松之旅。见到L教授后，L教授如过去一般专业细心，详细询问病史并综合检查之后告诉他们，小帅得了一种叫作克罗恩病的胃肠疾患。L教授详细给他们讲解了这个病的致病原因、发病机制、临床表现等。

我对克罗恩病的了解仅仅限于读书时候的一点知识。教科书上写克罗恩病是一种原因不明的肠道炎症性疾病，在胃肠道任何部位均可发生，好发于末端回肠和右半结肠，和慢性非特异性溃疡性结肠炎两者统称为炎症性肠病（IBD）。临床表现为腹痛、腹泻、肠梗阻，伴有发热、营养障碍等肠外表现。病程多迁延，反复发作，不易根治，又称局限性肠炎、局限性回肠炎、节段性肠炎和肉芽肿性肠炎。目前尚无根治方法。许多病人出现并发症，需手术治疗，而术后复发率很高。复发率与病变范围、病症侵袭的强弱、病程的延长、年龄的增长等因素有关，死亡率也随之增高。

L教授的话句句说到小帅的心坎上，与他自身的病症相对照完全符合。L教授越说，小帅越觉得此次南京之行真是准确及时，感叹自己终于找到救星了。医生既然能够清晰诊断，肯定也能够药到病除，这是每个患者对医者的期待。他们热切期盼L教授能够施以援手，拯救小帅于水火之中。可是最后L教授却坦诚，目前没有根治克罗恩病的特效手段与方法，治疗非常麻烦。我的理解，它可能跟骨科的慢性迁延性骨髓炎一般讨厌，一时骨髓炎终身骨髓炎，而克罗恩病可能就是一时克罗恩终身克罗恩了。当然这纯属我个人的主观臆断，消化病专家可别嘲笑我不知天高地厚啊。

L教授虽然说没有特别手段，但还是根据小帅的病情，为他开具了一些能够暂时控制病情缓解症状的药物，嘱咐他回去之后一定要准时准点用药。既然L教授已经说到这个份上了，那么也只能暂时按照他的方案治疗一段时间再说。带着L教授开的药物，一家三口踏上了回乡之路。一路上心情很复杂，有开心的一部分，毕竟L教授把困扰多年的顽疾给诊断明确了，也有沉重的一部分，这病无法根治需要长期用药，对他们来说就有非常巨大的不确定性。是药三分毒，尤其小帅原来胃肠道就有问题，还要长期服药，真是巨大的矛盾，该如何是好呢？

回到茶园，小帅还是很乐观，他比较相信 L 教授的话，决定按照他的治疗方案认真服药。药物的效果很明显，小帅三个月后已经从之前每日上洗手间八至十次，慢慢减少到四五次，无疑是巨大的进步，同时随着拉肚子次数减少，心理压力得到巨大的释放，饮食得到了改善，脸上的肉似乎渐渐丰满起来了，不像原来那么弱不禁风。体重的回升、状态的改善，增强了小帅继续配合治疗的信心，他甚至开始跟女朋友商量，或许最多再过半年，症状就能够完全得到控制，那时候两个人就可以正式筹备婚事了。

治疗过程中，小帅又独自去南京找 L 教授复查了三次，基本上每两个月去一次。复查后认为情况都比较稳定，L 教授建议继续服药，其间小帅向 L 教授反应用药时间长了之后，身体还是有不少副反应，担心长期用药会不会导致身体其他组织器官的损害。小帅的意思很明确，就是想问问药物的量和服药频率是否有减少的可能性，毕竟他还年轻，如果因为用药引发身体其他问题，那就更加麻烦了。L 教授很客观，实事求是地跟小帅说，毒副作用肯定是有的，但目前可能还是应该先考虑治疗效果，如果盲目减量，怕达不到效果。

虽然 L 教授的治疗相对比较成功，但小帅的病始终断不了根，而且要长期服药，老金心里开始犯嘀咕，小帅年纪轻轻就成为一个药罐子，女朋友一直在催着结婚，但是从老金角度出发，推己及人，他怎么也不敢让两个年轻人成家，何况小帅也不乐意。他很有责任感，认为自己的疾病万一无法治愈，今后必然会拖累人家，那么一家人都会心有不安。老金是一个非常善良而豪爽的人，属于生意场上宁愿自己吃亏也要让朋友赚钱的好人。自从他得知儿子的病情后一直四处寻医问药，而小帅也随着父亲的指引，走南闯北寻找名医，渴望找到能彻底治愈疾病的救命神药。

我曾经跟小帅擦肩而过，因为老金的朋友圈曾经跟我有交集，一个多年好友 H 曾经把病人情况发给我，恳请我帮他们想办法找南京的 L 教授，后来又让我帮忙寻找上海的 K 专家。不论 L 教授也好 K 专家也罢，跟我并非一个专业，平常完全没有交集，我并不清楚他们是否能够治疗这个疾病，于是便按照我对该疾病的理解，推荐他们把患者带到我们医院来，我自告奋勇说有位 X 教授专门研究克罗恩病，治疗效果非常不错。H 先生却遗憾地说，病人家属通过网络查询，就是一门心思要找 L 教授（后来变成 K 专家），如果我不熟悉那就算了，他就回掉家属，或者让家属再找其他途径。

当然，拜托我找 L 教授或者 K 专家为小帅诊治的，不只有 H 好友，还有不少老家跟我比较熟悉的人，而我都是用同样的方式回复他们，也就是我可以帮忙找人，但只能找我们单位的 X 教授。其实不论是 H 先生还是其他朋友都做得很对，人在上海，老家托来找专家看病的比比皆是，家属往往都是像在餐馆点单一般地找医疗专家，如果你不按照家属的意愿去找，治疗效果不好自然会责怪你不用心，若治疗效果不错的话，心里仍会存有如果找到当初点名的专家，或许效果还要更好的幻想。作为中间介绍人，无论如何都会显得吃力不讨好。当然，这一次次的完美错过，让小帅至少多吃了两年苦头。

之后老金还是凭借朋友圈的强大力量，找到了心心念念的 K 教授。K 教授是从国外归来的专家，说话相当客气，为人很和蔼，业内有比较高的声望。K 教授所服务的医疗机构装修特别高大上，病人不多，但是找 K 教授治病的患者排成长队，足以看到他的声誉。因为是朋友所托，K 教授很热情地接待了老金父子，并立即安排住院，同时安排下属马上给小帅制订了详尽的治疗方案。K 教授充分了解小帅及其家人，希望能够经过此次住院治疗，完全解决之前的困扰。小帅全家都对 K 教授抱着极高的期望。

K 教授对朋友介绍来的小帅非常用心，每天查房都笑脸相对，让小帅觉得如沐春风，似乎病都快好了一大半，心里暗自赞叹，留过学、喝过洋墨水的专家就是不一样，心里偷偷把 L 教授和 K 教授做了一番比较，认为两者都是值得托付、值得信任的好医生。

第一次住院期间，K 教授首先否定了 L 教授之前的治疗方案，让小帅停掉前期所有的药物，完全推倒重来。小帅非常配合，一五一十跟着 K 教授的方案来走，毕竟这符合他的心理预期。第一个月住院治疗效果不明显，当然病情似乎也没有恶化，K教授说治疗起效不会那么快，要有耐心，小帅与家人完全认同，他们非常清楚自己所生毛病的复杂性。而后每个月小帅都会到上海住院治疗，K教授每次都非常用心，反复给小帅尝试不同的治疗方案，从输液、肌注，从药物治疗到饮食调理，想尽各种办法，却始终未能奏效，四个多月悄悄过去了，小帅的症状基本回到了L教授治疗前的状态，甚至连吃药也无法有效控制症状了。

小帅身体与精神状态每况愈下，小帅和家人都非常着急，婚期一推再推，女朋友表示能理解，但非常明显的一点就是小帅对K教授的信任慢慢在动摇。

"有一天，大概是半年内第六次住院，K教授查房时，对我和父亲说，为了根治顽疾，准备给我进行一种全新的治疗方案，不用任何药物，要对我的胃肠道进行'隔断疗法'，所谓隔断疗法就是完全采用饮食调控方法，在之后三个月内，不吃任何东西，不用任何药物，然后只喝特殊调配的蔬菜汁，估计三个月过后，胃肠道功能就能够得到完全恢复了。K教授反复跟我和父亲说，这个是从国外传回来的方法，应该是现如今唯一有效的手段了，因为我的胃肠道疾病实在太顽固了，需要这种隔断疗法。"小帅瞪着大眼睛，描述着当时K教授给他的查房医嘱，满脸的不可思议。

"K教授查完房，我内心的精神支柱包括对他的全部信任轰然倒塌了。等他走后，我便转头跟父亲说，给我办理出院吧，再这么折腾下去，病没有治好，我命先没了。真的，我当时就是这么跟我父亲说的，原话是再让他给我治病，我很快就没命了。而父亲也非常支持我的想法，认为不能够再待下去了，要尽快办理出院离开。"从最初的极度信任，到现在的极度不信任，中间发生的点点滴滴，都如放电影一般在小帅眼前浮现，当前小帅唯一的念头就是尽快离开。

当父子俩办完出院手续，匆匆离开医院的时候，老金找了朋友帮忙，开车准备送父子俩去机场，拟搭乘最快的航班回家休养一段时间再说。对老金来说，事业成功，生活无虞，可是唯一的儿子却得了不是绝症的绝症，让他时常感慨人生无常，对他很是不公平。老金担心司机找不到方向，自己在前头着急赶路，而小帅亦步亦趋紧随其后，六个月来K教授的精心治疗，让他之前积累的点滴体力已经基本上消耗殆尽了，走路明显发飘，稍微快一点便感觉气喘吁吁，相当虚弱。

老金很快找到司机，把大包小包的东西先放到后备厢，看病就是这么麻烦，每一次出行就像是一次长途旅行，需要带齐各种生活用品，缺一不可。当老金放完物品，便朝小帅站立的方向挥了挥手，意思是让他尽可能稍微走快一点。小帅看到父亲已经准备就绪，自己便有些着急，也想加快一点步伐。上海马路管理很严格，不允许汽车停留太长时间，即使暂停接客也不行，小帅看到远远有辆警车在向等着接他的轿车驶去，为了避免不必要的麻烦，小帅想尽量走快一点，好早点上车。

当小帅走到一个七级左右的短台阶，内心觉得胜利在望，本来父亲要回头来搀扶他，被他摆摆手制止了，自己还年轻，怎么可能让父亲这么做呢？他准备快速走下台阶上车，却一不小心脚底拌蒜，直接从台阶上摔了下来，小帅连续翻滚了好几下，最终跌落到车旁边。本来警察已经来到汽车旁边了，但是看到地上躺了个病人，摇摇头便体谅地走开了。

小帅躺在地上，感觉到右踝阵阵剧痛，每个人对来自身体的感觉都非常准确，小帅已经意识到腿部外伤的严重性，他用手拍了几下地面，内心极度悔恨，泪水与汗水打湿了他的脸庞。老金见状，赶紧和司机一起把小帅再次拉回到医院急诊室。拍片后发现右踝关节粉碎性骨折，医生建议必须手术治疗。老金和小帅不想在K教授的医院做手术，便继续找H先生帮忙。

H先生第一时间找到我，虽然我对老金和小帅没有任何印象，毕竟每年帮朋友对接看病的事情几乎要超过百个，即使接触过也未必会留下印象，何况是从来没有交集的老金父子呢？于是，自然而然我跟小帅有交集了。事后看，这一跤小帅摔得很"值当"。

当我见到小帅第一面的时候，我首先怀疑他是不是一个肿瘤晚期患者或者既往有过吸毒病史，因为他看起来太瘦了，一点肌肉都没有，面黄肌瘦，他之所以会摔跤，跟肌肉力量缺失有非常重要的关系，许多老年人之所以容易跌倒，原因同样是因为衰老导致肌肉萎缩，进而影响到身体的平衡性。由于都是老乡，我们很自然用家乡话聊到他的病情，我其实也是不想让病房内其他患者知道太多关于他的情况，保护隐私嘛。经过一番沟通，我这才把眼前的小帅与之前多次有人托我帮忙寻找治疗肠胃病医生的那个患者联系在了一起。

虽然小帅有比较严重的营养不良，但是毕竟是年轻人，稍加调理之后便马上为他安排了手术。一切很顺利。术后三天，老金到我办公室找我聊天，谈到儿子的胃肠疾病，又是一阵唉声叹气，我便向他推荐了 X 教授。老金听到 X 教授名字之后，如获至宝地说，好多专家都曾经推荐过，苦于不认识啊，他恳请我帮忙引荐。我笑笑说，其实我两年多前跟很多他委托来打听的朋友推荐过，只是他还是坚持要找 L 教授和 K 专家。

老金一拍大腿，很是自责地说，哎，那都是网上找的，谁知道靠谱不靠谱呢。当然我也宽慰他说，既然来了，我就请 X 教授帮小帅诊治看看吧，X 教授据说是国内少数几个治疗该疾病的专家。于是术后一周，小帅便转去 X 教授的病房住院了。

显然 X 教授对小帅的情况见多识广，立即为他制订了个性化的治疗方案。第一个疗程刚结束，小帅马上收获立竿见影的效果，居然腹部疼痛消失了，大便也慢慢回归正常。出院时 X 教授明确告诉他不必禁食，不必吃药，每个月定期来复查用药就可以了。无心插柳柳成荫，本来已经心灰意冷准备打道回府的老金父子俩，却因为小帅的意外骨折，意外找到了拯救他生命的 X 教授。

每个月小帅都坚持到上海来，虽然 X 教授跟他说可以配药回老家打，但是老金和小帅都不乐意，他们就信任 X 教授，宁愿每个月抽空来上海复查、用药。半年之后，小帅就完全恢复正常了，体重也达到了正常标准，饮食、二便均已正常，除了每个月定期用药之外，小帅与正常人没有任何不同。一家人欢天喜地，趁着春节期间，给两个年轻人举办了婚礼，用老金的话说这是迟到四年多的婚礼，但是虽然迟到，却幸福不减，希望磨难会让两个年轻人更珍惜幸福的来之不易。

婚礼前一个月，老金便不断来电，希望我能够跟X教授结伴同行，去小帅的婚礼上分享喜悦，同时参观他的茶园，顺便休憩几日。无奈工作与杂事缠身，未能如愿。很快过完春节，大约3月份春暖花开之时，小帅再次来上海复查，还特意给我带来了一份喜糖。喜糖的甜蜜，至今依然唇齿留香。

老金与我就此成了无话不说的好朋友，时常会在微信上给我发来他的茶园美景，包括他自己养的鸡、鸭、鹅，以及自己种植的各种蔬菜瓜果，小日子其乐融融。当然最让我开心的，莫过于有一天他突然在朋友圈发了一条信息，喜得一7斤的胖孙子，后面是一长串的笑脸和鲜花。

我想小帅的噩梦终于结束了。

#自京返沪居家隔离小记#

昨天的任务一直到凌晨12点前一刻才完成，写完之后看了一会曾国藩日记才休息，本以为可能会一觉睡到八九点，可是睁开眼之后才发现6点刚过一刻，所以大学五年给我留下的印记以及之后二十年的医者生涯所养成的习惯，好像始终与懒觉无缘。晨起之后发现天开始下雨。最近梅雨季节，雨水特别充足，经常白天晴天晚上下雨，或许因为今天是一年一度的端午节，又是人们追思屈原的时节，所以大白天就开始阴雨绵绵了。在疫情仍未完全过去的时刻，唯愿早日驱除病毒，让每个人都能够重新回到正常的生活轨道。

初稿：2020-06-25 周四 16:40
修改：2021-01-04 周一 20:45
校对：2021-01-26 周二 12:27

何处惹尘埃

> 有时候，你所站立的地面，已经是他人奋斗一生苦苦追求的天花板。
>
> ——迦钰小语

"教授啊，真是作孽，我真的不知道我和我夫人前世到底做了啥见不得人的错事，这辈子竟要遭受如此大的罪。哎！老天爷真的太不公平了！"看着对面不断唉声叹气的老先生，我竟不知道该如何接他的话，只能机械地拿起病历本：患者唐晓聪，男性，40岁。

"老先生，您不要着急，有话慢慢说。"看着平板车上不断呻吟的病人，虽然还没有详细询问，但是我知道应该是他的儿子，病人边上站的老太太，显然是病人的妈妈。老先生与老太太从外表看起来应该都是接受过高等教育。两个人性格迥异，老先生性急而焦躁，老太太则优雅而淡定。

"教授啊，平板车上躺着的就是我儿子，40岁的人了，今天早上出门不当心摔了一跤，一直就哎哟哎哟叫，问他也说不出点啥东西，就捂着大腿，碰也不让碰。我们老两口都70多了，实在弄不动他，也不知道他到底有啥问题，请专家帮忙看看吧。"老先生很着急，一边搓着手，一边快速描述着儿子的情况。

我赶紧起身走到患者边上，病人外伤后显然疼痛剧烈，不过患者一直对着我傻笑。我抬头看了老太太一眼，老太太轻轻叹了口气说了句智力发育障碍。听完我心里便有数了,病人应该不大可能配合我检查了,只能依靠经验判断。我注意到患者一直捂着右侧髋部,而且右下肢明显呈外展外旋位,至于双上肢和左下肢,都经常会有细微活动,显然应该没有受伤。

慎重起见,我觉得还是应该给他做一下全身性的排查,便嘱咐研究生给他做一次全身影像学检查。对于无法正确表达自己真实情况的患者,特别容易导致漏诊,所以要比一般患者检查得更加仔细和全面才是。看得出,老夫妻俩很着急,我便宽慰他们,不要太紧张,慢慢做检查,下午病人不多,我会一直等到他们回来才下班,毕竟是70多岁的老先生老太太,我担心他们一着急会生出些意外。

老两口颤颤巍巍地推着儿子走出门去,研究生便问我这个中年人可能是啥问题,我猜测肯定是右髋部骨折,看他的自我保护体位和疼痛神情即可略知一二,当然答案一会就可知晓。我只是觉得奇怪,这样的一个家庭组合,他们是如何度过自己的日常生活呢?当我看完其他病人之后,想着还有一对老夫妻带着儿子,便一心一意等着他们的回来。

当患者拍好片子,虽然一家三口还没有回到诊室,但是我第一时间已经从电脑中看到他的拍片结果了。不幸中的万幸,虽然患者的右侧髋部股骨粗隆间骨折了,但是其他部位没有任何受伤的痕迹。

等我差不多看完全部片子的时候,老两口正好推着儿子慢慢悠悠地推门而入,我赶紧示意学生过去帮一下忙,稳住车子,让老先生和老太太抓紧坐下来歇一会。老先生显然性子很急,还在上气不接下气,就着急要跟我交流,我伸手制止了他,并告诉他不着急,先休息一会再说不迟,今天有的是时间。老太太用手扯一扯老先生的衣角,似乎也在提醒他不要着急,老先生才有些悻悻然地掏出手绢擦了擦汗,坐在椅子上喘气。

大约过了5分钟,我看老两口差不多休息妥当,气息已经比较均匀了,便开始与他们分析小唐的病情。看得出老先生讲述的欲望很强烈,想到后面也没有病人等待,我便索性让他说个够。这次交谈让我不仅领略了老先生的健谈、博学,也深入知晓了他的急躁性情,只要稍有不合心意,便如同炮仗一样，随时随地一点就着。

老先生自述出生于 1945 年 9 月，恰逢抗战刚胜利，父母给他起的名字特别具有那个时代的特点，大名就叫唐胜利。他的夫人比他小 3 岁，叫宋静。两个人从小都接受了非常好的教育，如愿考上了心仪的大学，他们那个时代的大学生差不多就是稀有物种，是众人眼中的天之骄子。当然赶上那个特殊的时期，他们的大学生活肯定更加与众不同，上课断断续续，间或要参加各种劳动。

"很感谢国家给了我们机会去学习，让我们身体力行参加了国家的建设，为国家的强大贡献自己的点滴力量，我们这代人的使命与责任，就是给你们打下发展的基础。"讲到此处老先生颇有些自豪，流露出骄傲的神情。老唐的年轻时代，就是响应建设国家的号召"南征北战"，天南海北都留下了奋斗的足迹，挥洒过辛劳的汗水，当然也见证了一个又一个奇迹。

老唐 30 岁时，终于获得一个非常宝贵的机会，历尽"千辛万苦"调到上海工作（此处之所以加引号，是因为千辛万苦是我们旁人看来的千辛万苦，但是身在其中的唐胜利却并不这么认为，因为那个时代的很多人都是如此，不顾个人得失，一心只为祖国建设），而他与妻子的相识就是在上海。由于一直忙于工作，四海为家，始终没有安定下来，所以唐胜利一直没有心思解决个人问题，他主要担心会影响到对方，但现在既然已经稳定下来，自然而然解决成家问题就提上了议事日程。

每家单位往往都有一些热心的大姐，专门解决各种问题，其中以解决个人婚姻问题的红娘最为多见。其实做红娘这件事情，不分男女，大家都特别喜欢，我目前做红娘的成功率是百分之百，正儿八经给大学同学介绍过一个对象，现在他们家庭幸福，我也颇感自豪。有时候手术间隙，我常喜欢开开玩笑，建议手术室的单身小姑娘主动找我的单身研究生谈谈恋爱，毕竟这些研究生现在虽然其貌不扬，但个个都是有发展前景的潜力股，要是等到他们毕业再想下手可就难了。不过她们都且当我说的是玩笑话，据我所知，至今在手术室，好像我的研究生就没有跟小护士谈恋爱成功过。

老唐主业是做科学研究，工作性质非常高大上，属于大家景仰的对象。到新单位报到没多久，热心人士便马上都知道了新分配来的大学生是个单身汉，于是立即有工会工作人员主动帮忙牵线搭桥，介绍对象。老唐年轻时候长得高高大大，又是大学生，比较抢手，当然在他内心深处，肯定还是希望找一个有共同语言的对象，于是宋静从众多红娘介绍的候选人中脱颖而出。宋静出生于江苏苏州，自幼家境良好，从小深受江南文化的熏陶，虽然算不上大家闺秀，但是也绝对属于新时代的知识女性，有文化、有理想、有事业，最主要她有自己的追求。宋静毕业于师范大学，而后分配到中学任教，是个人人尊敬的人民教师。

一经介绍，两颗年轻的心立即碰撞出火花，互相仰慕，彼此欣赏，自然而然走到了一起。用老唐同志略带夸张的言语说是一见钟情。我不知道他是如何理解一见钟情的，但是世间真的有一见钟情吗？也许存在，也许并不存在。个人觉得，所谓一见钟情最多就是第一面有眼缘，互相不讨厌，让彼此有了进一步了解的机会，假如第一面的眼缘都没有的话，那就连继续了解的兴趣也没有了，自然无情可谈。有了第一面的基础，随着了解的深入，自然会有更多的判断，但是最终能否走到一起，还是需要许多层面上的契合。不过唐胜利说是一见钟情就权当一见钟情吧，毕竟看得出两口子感情甚笃。

经过一段时间互相了解，两个人都认定对方就是自己的终身伴侣，于是向各自单位打报告，正式进入结婚程序。说到此处老唐笑笑说，以前结婚哪像现在这么便当啊，9元钱解决问题，那时候结婚单位要层层把关和政审，任何一方不符合要求，可能单位就不会批准这档子婚事了。所以从某一个角度来说，他们的婚姻是经过组织认可的。看得出来，老唐已经很久没有这样倾诉了，当然对于与我父亲年龄相仿的老一辈所经历的故事，我一直保持着很浓厚的兴趣。

"那时候结婚，用你们这代人的眼光来看纯属穷开心，意思就是结婚很开心，不过很穷，没有什么大操大办，没有什么大件家用电器。我记得我们结婚时候，好像就请大家吃了喜糖，大白兔的奶糖，再买了一些花生，酒席是没有的。是这样吧，宋老师？"说到此处，老唐用胳膊肘捅了捅妻子，得到宋老师肯定的点头之后，他居然像小孩一般露出了纯真的笑容。

结婚后，老唐继续忙碌他的科研事业，因为任务涉及很多联合攻关，所以老唐经常出差，相当忙碌，而宋静的教学任务也很重，两个人基本上处于聚少离多的状态，不过对他们来说却很是习以为常，并不以为不妥。那个时代的人可能都是如此，都是将事业至于个人生活之上。老唐详细的讲述，我越听越有味道，不忍心打断他。

由于老唐工作实在太忙太累，两人婚后三年左右才要上了孩子，其实准确说是婚后第一年怀的孩子，可能是宋老师工作劳累，或者唐胜利照顾不周，反正第一个孩子流产了。等好不容易怀上第二个孩子，自然就已经是婚后第三年了。为了保住这个来之不易的孩子，老唐减少了出差次数，并到宋老师的学校跟校长反映了他们的实际情况。校长很通情达理，特意帮宋老师临时调换了工作，让她安心养胎。

按照老唐的说法，儿子出生前，他们两个大学生便已经商量过无数次关于孩子名字的话题。毕竟唐晓聪出生时，老唐已经34岁，而宋老师也31岁了，在他们那个时代，应该算是晚育的年龄了，很有些老来得子的感觉，对于这个孩子的珍视与期望是显而易见的。之所以起名晓聪是有寓意的，希望像拂晓的太阳一般聪慧，寄托着父母很高的期望。听到此处，我才猛然醒悟如此有文人气息的名字，原来是出自两个大学生之手，难怪如此超凡脱俗。如果不明白这个名字背后深藏着的寓意，还以为父母希望孩子有点小聪明就足够了呢。

老先生谈兴正浓，但是门诊小姑娘显然已经不耐烦了，敲门进来催促过几次，每次进来老唐都很不高兴，似乎影响了他的倾诉心情。小姑娘们已经到了下班时间，等我们离开之后还要打扫卫生，所以我们晚离开，她们下班时间就要延后，我赶紧报以道歉的眼神。

"老先生，不好意思打断一下，因为门诊下班时间到了，您看这样好不好，我们先把小唐的病情分析一下，然后您来做决定，小唐问题解决之后，我再另外找机会听您慢慢说。可以吗？咱们专门抽时间交流如何？"我知道老先生会不高兴，可是没有办法，时间不允许。

果然我的猜测是对的。当我说完上述一番话之后，老先生立马停住不说话了，嘴巴一直鼓鼓囊囊的，双肩上下来回不停抖动，显然肚子里憋着一口气。不过他心里有数，知道我是准备谈小唐的事情，但老先生的倔脾气由此可见一斑，肯定不是一般的大，而是相当的大。但是脾气大的人不代表难接触、不讲理，在这一点上我并不担心。

为了节省时间，我直奔主题，向老两口仔细分析了小唐的病情，指着电脑上的片子，一张张仔细讲解，重点放在右侧股骨粗隆间骨折上面，并且告诉他们这个部位骨折是可以卧床保守治疗的，只是需要病人具备较高的配合度，同时长期卧床护理压力会很大，一不小心碰上肺炎、褥疮、泌尿系统感染或者深静脉血栓，麻烦就大了，处理起来相当棘手。综合小唐的情况，他的智力情况决定无法良好配合保守治疗，而护理对老两口来说也是非常艰巨的任务，因此我建议还是采取积极的手段即手术治疗，而且现在技术很发达，手术时间短，固定效果确实，卧床并发症少，以后功能上的后遗症自然就少多了。不过只要是手术当然会有手术的风险，至于小唐能不能耐受麻醉与手术，需要入院后全面检查，综合判断，从我的角度来说，我希望给他一个机会。

老两口毕竟是读书人，我说的话虽然简单但是他们应该已经明白了，他俩窃窃私语了一会，然后坚决地说，就听医生的建议，争取手术的机会。他们的身体已经被这个智障儿子拖到崩溃的边缘了，再拖下去必垮无疑，长期的护理他们根本不可能完成。于是我赶紧交代学生给小唐开具住院证，同时为了避免老两口找不到地方，来回折腾，特意安排了一个研究生陪同他们。每个人都会老，希望老的时候，每一个你遇到的人都会善意满满、笑容以对。门诊结束后因为要赶去开一个会议，我并没有回到病房，不过等到小唐住到病床上的时候，研究生给我发了信息，告知一切正常，我方心安。

第二天早上，当我跨入病区大门的时候，便听到一阵高亢的声音在走廊里高喊，声音很急很快，听不清在呼喊什么，不少病人家属和能够自由走动的病人都探出头来张望。由于昨天刚刚跟老唐打过交道，我对他声音的特点比较熟悉，再往里走，马上看到唐胜利站在护理站前面，双手叉腰，满脸涨红，情绪激动地在高喊。我有些奇怪，怎么入院第一天，老唐就能发这么大的火呢？为了不影响其他患者，我把他引到病区一个空置房间问个究竟。

事情其实很简单，一共就是两件小事，串联起来就让老先生觉得很不舒服。早上抽血时，护士按照常规抽完血，拔针跟按压中间稍微间隔了一小会，导致针口处有点小小的血滴渗出来，这对小唐并不会产生任何的不良后果，但是老先生当时就嘟囔了一句，大意是技术不精湛，自己要多锻炼，平时多流汗，战时才能少流血。护士已经忙碌了一大早上，心情不可能很好，听到老先生的抱怨，可能脸上露出些许不高兴的神色，毕竟才20出头小女孩，又没有什么大过错，大清早遭人埋怨，换谁也做不到笑脸相迎。当然护士很有涵养，没跟老先生纠缠，转身就去处理下一个病人了。

本来事情就这样结束了，可是老先生颇有些老牌知识分子的味道，他认为护士应该给病人或者他这个家属说声对不起，这样事情才算解决，而不是不管不顾，扭头就走，这不是一种认真负责的态度。听到他在身后大声自言自语，护士为了平息他的怒气，还是抬头对他说："老先生不好意思啊，我们下次小心点。"老先生不依不饶，依然气呼呼地说，要来的道歉不真诚，认错态度不够好。看到老先生这态度，病房里其他家属就开玩笑说老先生不要太较真，护士很辛苦，要多多体谅云云。

听到别人帮腔，本来已经准备偃旗息鼓的老唐马上不干了，明明是护士没有做好，反倒变成他无理取闹了。老唐指着帮腔的家属情绪激动地好一顿批评，说他是和稀泥的态度，现在社会风气坏了，很多事情搞砸搞坏，就是他这种和稀泥的人导致的，明明对方有错不纠错，却一味拉偏架，让他这个好人变成坏人，让他指正护士错误行为的正确性受到质疑。看到老先生如此不可理喻，好心劝架的家属只好起身，假装去洗手间，目的很明显，惹不起我躲得起。俗话说，一个巴掌拍不响，突然之间没有了斗嘴的对手，老先生只能坐在儿子床边生闷气。

抽血事件刚刚过去不一会，送餐员便开始到病房送餐了，对很多家属来说早上时间很宝贵，都想早点把早饭给病人吃好，收拾妥当之后就能够离开，或回家休息或者去上班。老唐其实已经退休多年了，并没有什么特别着急的事情，他完全可以笃笃定定等在后面给儿子打饭，不必去轧闹猛。可是老先生似乎也很着急，害怕落在别人后面儿子没早饭吃。我分析过许多老先生这个年龄的人，跟学历、工作、收入好像都没有关系，他们普遍都有一种着急的心态，凡是涉及排队的事情，他们都特别喜欢努力朝前面去挤，而且全然不顾自己是否会受伤。我想可能跟这一代人成长的路上经历了太多坎坷有关系吧，凡事都要去争去抢。

打粥的时候，老先生跟送餐员提了个要求，问她能不能多给点稀饭，本意是他和儿子的早饭就能一起解决了，否则等到老太婆过来，估计就9点多了。其实每次送餐员都清楚，粥都是有多余的，当然没问题。当老先生端着盆等着送餐员一勺一勺给他盛稀饭的时候，有个家属小伙子可能等得有些着急，或许他后面有急事，便高声大喊了一声："前面的同志快一点啊，早上都有事，不要多吃多占哦。"其他家属立马哄堂大笑起来。

本来老先生的要求不过分，当然等待打饭的人可能也没有恶意，就是一句玩笑话，但是老先生可能有之前抽血时候的不愉快经历以及与其他家属吵了一半架后的不舒坦，立即朝后面人群大喊："哪个王八羔子如此没教养啊，有人生没人教的，到前面来，别躲在后面放冷炮。"小伙子明摆着也是愣头青加二杆子，毫无尊老爱幼的美德，立即冲上来跟老先生理论。当然现代小年轻的吵架模式完全跟老唐同志不是一个等级，三两句之后他就落了下风，好在值班医生和护士及时过来制止，各打五十大板，并对参与者都进行了口头批评，才把混乱的场面暂时稳定下来，每个人都静静取自己的早饭。老唐很不满意这种处理方式，他想发火，又不知道该向谁发，只能一声不吭端着饭碗回到病床边。

抽血和打饭两件事下来，老先生肺都快气炸了，既往在单位他就是个说一不二的人，对团队和下属都是骂骂咧咧，别人从来只能唯唯诺诺，一个不字都不敢吭。他已经习惯了自己骂、别人听的场景，何时受过今天早上这种气！喂完晓聪早饭后，他把碗直接扔在柜子上，没有心情去洗，他觉得自己就像一只鼓气的河豚，再不发泄就要爆炸了。于是枯坐床边十多分钟的老唐，突然发疯了一般，三步并作两步，跑到护理站边上，大吼大叫了起来，由于几件事翻来倒去混在一起讲，边上的人都觉得莫名其妙，不知道老先生到底想说什么，医生护士轮番劝说都停不下来，很是让人丈二和尚摸不着头脑。

当老先生与我面对面坐下，再次冷静下来，便为自己的冲动后悔。当我问他到底发生了什么的时候，老先生似乎有些自责，自己都觉得很不好意思，笑着说都是小事，都是小事，不值一提，可是身处其中的时候，就是止不住自己的暴脾气。我没有指责老先生，只是站在他的角度劝慰他，既然有缘相聚在一个病房里，大家就应该珍惜缘分，你们彼此不应该是对手，你们的对手是亲人的疾病。而后我又跟他探讨了如何看待抽血这种小情况。其实抽完血漏出一两滴对任何人都不会有影响，但是你频频发火，对身体就会有损害了。可能他在见到我的那一刻，气就已经消了一大半，我们交流了不到10分钟，老先生已经又恢复到了老顽童的样子了。老唐的角色变化非常快速，切换自如，有时候让人怀疑他是不是参加过话剧团专门学过表演？

手术前，老唐专门约我，一定要到我办公室把门诊未讲述完的故事继续补充完，看得出他特别希望有人能够了解他的苦楚。我倒也乐意做一个倾听者。

宋老师养胎期间，老唐非常用心，跟单位也打过招呼，单位很理解，让老唐尽量减少出差和加班，留下来陪伴。夫妻俩非常用心地等待着晓聪的到来。

"宋老师整个怀孕期间,一直到生产阶段,我们都是非常小心地按照医生的叮嘱去进行产检的,在这过程中,所有的检测指标都是正常的,医生没有任何一次讲过胎儿发育有啥情况。当然,现在回过头去看,可能当时的医疗水平根本与现在没法相比,像晓聪这种情况,也许现在就有办法在胎儿期就筛查出来吧,就不会给家庭造成这么大的负担与痛苦。"老唐说的话并非完全没有道理,科技的进步、医学的发展,确实让每个人活得更加有质量。

十月怀胎,一朝分娩。儿子的降生让夫妻俩很是兴奋,毕竟跟身边同事比起来,他们俩属于晚来得子,夫妻俩非常宝贝晓聪,每天只要有空必定轮流抱着,又亲又疼。小孩一开始看起来都很正常,与父母的眼神或表情交流都没问题,只是随着时间推移,到小孩六个月时,夫妻俩慢慢觉察出小朋友还是跟别的小孩有些不一样,赶紧带去找接生的医生诊治。医生做了一些常规检查,发现小朋友能吃能喝能睡,六个月的孩子发育有快有慢,很正常,还取笑他们两个大学生,难道希望六个月的孩子就能识文断字不成?夫妻俩听后觉得很不好意思,第一次为人父母确实没经验,过于着急了。

当然带着孩子回家不代表两口子就完全听信了医生的解释,他们的心结始终解不开,伴随而来的还有担心。于是继续带着小朋友找到专门研究生长发育的专家,专家经过数次认真检查后,结论证实了夫妻俩的猜测,晓聪属于智力发育障碍,后期虽有改善可能,但是不可能完全康复。

"虽然内心早有怀疑,但是却毫无思想准备,最终的诊断结果对我们来说不啻于一个晴天霹雳,完全无法接受,曾经满心欢喜却迎来如此巨大的一个噩耗,对我们的打击包括对我们双方家人的打击是无比巨大的。事实既已如此,我们仍然心存侥幸,希望能够通过后天的精心养护,让他能够得以恢复。可是我们的美好愿望并没有实现,穷尽各种努力都毫无效果。"老唐满脸无奈,用毛巾擦了擦汗,他性子急,说话语速快,所以经常会大汗淋漓。

之后将近四十年,夫妻俩一边忙工作,一边照顾智力发育障碍的晓聪,体力上与精神上的压力可想而知。对他们来说，既然已经把他生下来，就必须承担起做父母的责任。他们已经不记得多少次带着闯祸的晓聪奔波于家里与医院之间，一会吞玻璃球，一会吞硬币，一会把手割伤，凡此种种不一而足。两口子闲下来也会四目相对，摇头无语。有不少人得知他们生了一个傻儿子之后，都劝他们趁年轻再生一个，可是他们二人都毫不犹豫拒绝了，他们已经没有精力再去面对另一个孩子了。这辈子折腾够了，不想再折腾了，宋老师则渐渐相信了凡事必有因果，皈依了佛教，当然是居家吃斋念佛那种，希望自己可以放下人世间这一切罪孽。

我静静地听着老唐缓缓述说，他全然没有那种浮躁的神情，或许他与宋老师这一生太曲折坎坷了，但他们的所作所为让我肃然起敬，即使晓聪如此状态，两位老人依然无怨无悔在坚持照料，二位老人唯一的担心，就是他们百年之后，谁能代替他们来照顾晓聪呢？这个问题我无法回答，但是我跟老唐说，恰恰因为未来晓聪有许多不确定性，所以必须尽量让他肢体不要残疾，否则照顾更加麻烦，手术势在必行，再多风险都要冒险前行。老唐听完使劲点点头，说他跟宋老师都商量好了，手术坚决做，希望晓聪能够顺利闯过这一关。

晓聪的手术在全面准备之后择期进行，虽然智力有问题，但是晓聪的身体被他的父母照顾得非常好，因此并没有特别的手术禁忌症。术中的情况很平稳，手术顺利结束。手术的成功，让两口子紧张的心情暂时略微缓解了一下。

三个月后，晓聪到我门诊复查，他已经能够顺利下地行走了。看着饱经风霜的老唐两口子，我不知道该如何去安慰他们，或许他们也不需要任何安慰，真的难以想象，他们夫妻俩是如何面对孤独、寂寞、无援的四十年。虽然老唐因为儿子的事情，也会有无来由的抱怨，如同他经常希望能够穿越到前世，看看他是否做了何种不可原谅的错事，老天爷如此对待他（作为一个曾经的大学生，却如此唯心，与生活的苦难密不可分）。我渐渐理解了他的脾气暴躁、莫名发火。换位思考一下，对于这样的一位老人，应该给予更多的谅解。

人生一世，面对一生无解的困难，像老唐和老宋一般，每天要去面对，是何等艰难！

犹记得六祖惠能论述过人生三层境界，第一层：菩提本无树，明镜亦非台，佛性常清净，何处有尘埃！第二层：身是菩提树，心为明镜台，明镜本清净，何处染尘埃！第三层：菩提本无树，明镜亦非台，本来无一物，何处惹尘埃！

我不知道我们身在何处，而心又在何方！

#自京返沪居家隔离小记#

写完这篇小文，眼前一直浮现着老唐说话的语气与涨红的脸庞，生活对他们看似不公平，其实，公平与否，本就没有答案。每个人的一生都是神奇而独特的过程，不可能有两个人拥有完全相同的生活轨迹，任何一个人都只是自己的英雄。尽管我们经常会抱怨，可是在现实面前，却依然坚定前行，重要的在于自己要对得起自己的一辈子，努力主宰自己。昨晚写到12点，略感疲倦，思路中断。晨起天气放晴，阳光明媚，心情一下子好了许多，在疫情与暴雨双重暴击之下，日常生活变得非常不便，但愿这一切能够早点结束。

初稿：2020 - 06 - 26 周五 11:35
修改：2021 - 01 - 04 周一 21:40
校对：2021 - 01 - 26 周二 13:16

爱拼才会赢

> 拼,是一种态度,是一种对现状不愿束手就擒的主动作为;拼出机会,拼出活路,拼出新生!
>
> ——迦钰小语

记得读书时老师经常告诫我们,学医从来就不是一件容易的事,在你从医生涯中,永远不可能有两个完全一样的患者,即每个患者都是不一样的,都是独一无二的。因为不同的患者有不同的家庭背景,有不同的患病原因,其家属的态度也是各有差异。参加工作后,常年在医疗一线摸爬滚打,对此更是有了深刻的感受,世界上根本不存在两个完全一样的创伤病人,所以对我们而言,每天的挑战都是全新的。

不少人觉得很奇怪,为啥每天面对那么多病人,我却能记住不少患者的特征,包括他们与众不同的故事。其实在临床实践中,只要你稍加留意,时刻做一个有心人,多问、多看、多听、多记,与患者及家属多交流,自然就会有所收获。

之所以对阿岚印象深刻,虽时隔多年依然历历在目,当然有很多主观与客观原因在里面。首先很重要的一点就是阿岚老公阿兵是我的同乡,曾经来过上海治病而相识,但凡逢年过节若回老家,只要有机会总要在一起相聚,交情甚笃;第二个原因是阿岚受伤后,为了她的伤情,尤其是到底留在当地治疗还是转到上海,阿兵与我反复商议,最后才促使他下定决心,带着阿岚千里来求医，故而印象深刻。

阿兵自小就离开泉州，比我离开家乡到上海读书的年纪还要小，一个人单枪匹马远赴宜春创业打拼，二十多年风风雨雨过去，终于在宜春闯出了名堂，创立了自己的一方天地，并在那里认识了阿岚，收获了自己的爱情。在宜春他与阿岚相识、相知、相爱，安家、结婚、生子，将宜春视为自己的第二故乡。

说起宜春，绝对是一个非常宜居的城市，最著名的应该是它在央视做过的广告：宜春，一个叫春的城市。当时听到这句广告语时，觉得相当有意思，我还未曾去过宜春，并非没有机会，数年前曾经到新余去做报告，认识不少新余的朋友，他们都不约而同向我强烈推荐去宜春转转，尤其是风景秀丽的明月山更值得游览，相传是嫦娥奔月所在地。明月山上有一个很大的天然湖泊，绿水悠悠，垂柳依依，煞是美丽。上海人很喜欢宜春，有许多人退休后选择在宜春购房，根据季节不同，选择双城生活，尽享宜春的美景与美食，同时还有直接引入家中的温泉水，在家里即可泡温泉，日子安逸。

阿兵在宜春做生意朋友众多，自然应酬非常多，加上他本就很好客，经常邀请朋友或者亲戚去宜春旅游观光，一年四季客人不断，终日忙于接待。此外阿兵不大喜欢锻炼，信奉龟式养生，以静制动，挂在嘴上的一句口头禅就是王八活千年。多年体检都尿酸偏高，每次医生解读他的体检报告时，反复劝他一定要管住嘴迈开腿，这个时候一般阿兵都当面答应，过后立马就忘，完全不放在心上，长此以往身体状况自然越来越差了。每当阿兵工作强度大一些、应酬密集的时候，就会感到身体有比较明显的疲劳感，不过他也不以为意，认为只是睡眠不好导致的结果。

有一天早上，阿兵从疼痛中醒过来，腰酸背痛不说，双足踝部疼痛相当剧烈，起初以为是前一晚喝酒喝多了的原因，觉得应该忍一下就过去了，不承想疼痛越来越剧烈，到最后几乎完全忍不住了。他赶紧向阿岚求助。阿岚发现他的脸有一种说不出的浮肿，看起来很吓人。阿兵于是着急了。

身体向他发出的强烈信号，让他感到了恐惧，他赶紧与夫人一起赶往医院。

检查结果让阿兵当场差点晕倒过去，肌酐超过正常参考值 200 多，而尿酸更是超过了 500 多。由于长期不重视，导致他的痛风发作，并且严重影响了肾功能，现在已经发展到肾功能衰竭的程度了。如此严重的病情，是他长期无视医生告诫、无视身体警示、无视自我保健所造成的恶果，当地医生显然没有太多经验对付如此严重的痛风发作期，尤其合并了肾功能衰竭，束手无策。

医生与阿兵夫妻俩进行了一次推心置腹的谈话。宜春并不大，转两个弯就能遇到熟人，尤其阿岚是土生土长的宜春市区人，家人与宜春的头头脑脑都很熟悉，早就通过各种关系给医生打过招呼，医生自然对他们很重视。医生坦诚目前阿兵属于急性肾功能衰竭，需要立即做血液透析，把肌酐降下来，否则会对肾功能造成持续性损害，到那个时候血透都不一定能解决问题了，严重的话需要进行肾移植。

听到肾功能衰竭，阿兵夫妻将信将疑，不清楚是什么样一种疾病；听到血液透析的时候，阿兵夫妻俩瞬间觉得天旋地转，有点分不清东西南北；听到肾移植三个字，两个人都觉得呼吸有点困难了，似乎天都要塌下来了。阿岚在一旁立即放声痛哭了起来：老天爷太残酷了，对他们一家太不公平了！阿兵是她全部的希望与支柱，她无法想象没有阿兵的日子如何度过，家中的一双儿女又该如何去抚养成人。

不可思议！难以想象！无法接受！不愿面对！

阿兵起初并没有想到找我帮助，虽然他认识我。可能第一感觉我是骨科专家，未必懂得他的病症，所以并没有第一时间联系我。这种想法其实很正常，很多人都会有一个思维定式，那就是生了什么毛病，就一定要去找能够治疗这个毛病的专家，如果找不对症的专家就是浪费时间。阿兵就是这么想的，认为我的专业跟他的疾病差着十万八千里，我肯定不会了解，更不会认识相关的专家。

事实证明这种想法是错误的，我不仅对此类疾病非常熟悉，而且亲自主刀过许多痛风晚期发生关节或骨破坏的病例，尤其是痛风石侵犯骨关节引起的并发症，有相当多的病人术后得到很好的恢复。况且我们医院有好多专家，对于痛风引起肾功能损伤有非常高超的治疗水平，已经治愈相当多阿兵这样的病人。经由我推荐到上海治疗最后完全恢复的至少有几十个患者了吧。

我无从了解阿兵以及他的家人、朋友们经历了多少痛苦挣扎和折磨，也不清楚他们找过多少专家、咨询过多少方案，但是阿兵很倔强，始终不肯做血液透析，他担心一旦做了血液透析，就再也离不开血液透析了，这是他内心最为害怕和纠结的。百般无奈之下，阿兵给我打来电话，他在电话里开头第一句话就说，"兄弟啊，估计我快完蛋了，身体亮红灯了，肾功能衰竭了，当地的医生跟我说要换肾，我废了"。原话如此，我丝毫没有演绎的成分，文字完全无法表达电话里明显糅合了恐惧、哀伤、失望等多种情绪的声音。我说真心话，很多老乡我不见得有印象，但是对阿兵不仅有印象，而且一直都是正面积极的形象：为人爽直、热情，是一个真性情的好人。

听完阿兵的哭诉，我毫不犹豫建议他立即到上海来就医，我帮他安排床位并联系专家，并告知他类似情况我遇到过太多了，劝慰他不必担心，在上海一定可以解决他的问题。男儿有泪不轻弹，我知道能够让一个平时如此自负的男人低下高高昂起的头颅，肯定健康状况确确实实遇到相当大的问题了，否则以他的个性，能屈能伸，笑傲江湖，遇到任何困难都不会轻易认输。

听完我的话，阿兵立刻行动。我本来的意思是让他第二天早上乘早班机过来即可，正好宜春有直飞上海的航班，但是阿兵似乎一刻都不想再等下去了，与其枯坐空等无所作为，还不如积极应对，早一分钟到上海，他的病就早一分钟有希望。怀着对健康与生命的敬畏，跟阿岚商量后，他决定连夜行动，找当地救护大队包了一辆车况最好的救护车，花高薪聘请了两个最老练的司机，选好路线，一头扎入茫茫夜色，踏上寻找生命希望的漫漫 700 公里路。

　　阿兵跨过万水千山，历经千辛万苦，凌晨 2 点，历经八个小时的星夜兼程，当他出现在我面前的时候，满脸的疲惫掩饰不住内心的激动，他紧紧握着我的手，如同握着亲人解放军的手，感慨万千，泣不成声。当时为了缓解他的情绪，我还特意开了个小玩笑，小毛病却大负担。当然他的选择是正确的，辛苦是值得的，上海看病之旅的结果堪称完美，不仅帮他全面控制住了可怕的痛风，尿酸水平降到了正常值以下，而且没有进行当地医生所说的血液透析，更没有做肾移植。随着尿酸水平的下降，肌酐慢慢恢复正常，医生告诉他肾功能衰竭得到纠正了，一切都恢复正常了。真的好神奇。为了巩固治疗效果，专家让阿兵在上海继续观察休养了一段时间后，再次为他做了全面体检，确认完全调理到位后，让阿兵健健康康回家去了。

　　据阿岚说，从上海回到宜春的阿兵，突然间变了一个人似的，完全脱胎换骨，虽然应酬还是会参加，却不再与他人斗酒，饮食也控制有度，不再暴饮暴食；工作加班也会有，却不再通宵达旦，懂得张弛有度，该工作工作，该休息休息。阿兵逢人就说上海医院是他一辈子的福地，专家是他今生的救命恩人，拯救他于水火之中，帮助他脱离了苦海，他一辈子都不会忘记专家的嘱咐。他还特意把医生的出院医嘱做了一个名片，放在上衣口袋里，时时刻刻拿出来提醒自己。之后五六年，因为忙于工作，我很少回泉州老家，有时候赶上过年值班，更是鲜有回家的机会，与阿兵总是擦肩而过，当然他还是经常打电话问候，邀请我抽空去宜春一游。我心向往之，但时间始终不允许，一直都未能如愿成行。

　　朋友，是一种很奇怪而又特殊的存在，很多真正的朋友不见得要常常联系，也未必需要时时放在心上，但是在你孤独无助的时候，在你无奈彷徨的时候，在你急需援手的时候，在你举目无亲的时候，朋友就是那个可以驾着五彩祥云飞到你身边、无私为你提供帮助的人。朋友，只会付出，不问回报。我很信奉君子之交淡如水，生性也不喜欢跟某个人处得特别热络，对我来说过于热络反而会有些微的不适。所以像阿兵这样的朋友，保持适度的远近亲疏，是好朋友最佳的距离与温度。就像阿兵从上海回去之后我们有好多年没有碰面，依然不影响我们在内心把对方作为好朋友。或许这才是真正的朋友。

有一天中午大约一点钟，当时我记得应该是在等一个接台手术，阿兵的电话把我从闭目养神中惊醒过来，很诧异他大中午给我打电话。接通后，电话中首先传来阿兵急促的呼吸声，我以为他的痛风症又发作了，刚想问他有啥急事，他已经迫不及待地向我呼叫起来了。

"兄弟啊，出事情了，刚刚我夫人出车祸了，右膝关节被车撞得变形了，右下肢歪得很厉害，肿了一大圈，当地医院说如果后期发作一个什么间隙综合征的，腿有可能就保不住了。她才40多岁，没有了腿今后日子可怎么过啊！"因为过于着急，阿兵普通话夹杂着闽南话，从他的语气可以感觉出阿岚伤势的严重程度，再加上他简单而形象的描述，我亦可大致判断出阿岚的情况：右膝关节的骨折脱位，如果再合并骨筋膜间室综合征的话，那就非常麻烦了。

事情的起因是这样的，当天早上阿岚骑助动车出门了，这从阿兵的角度来看是非常诡异的一桩事情，阿岚一年到头骑助动车的机会不超过五次，大部分时间都是自己开车，有时候之所以骑助动车主要是因为早上不需要进单位，到一个临街下属机构去帮助推进工作。这个机构很特殊，坐落在市中心，沿街而立，没有停车位，每次轮到阿岚去指导的时候，她就只能骑助动车去。好在路程不远，大约一刻钟即可到达，路也都是平坦的大道。

当天早上阿岚如往常一般行驶在去下属机构的路上，宜春的马路修整得很不错，两边绿树成荫，又是5月的天气，小风吹拂在脸上，非常舒服，这其实也是阿岚并不排斥骑助动车的原因。开车当然很好，安全便捷，但是开车不环保，停车不方便，而且轿车把人裹得严严实实，少了贴近城市感受烟火气的机会，更少了感受城市日新月异的感官体验。城市主干道都比较宽敞，但连接主干道与中心街区的是一条双向两车道的马路，是人车混行的车道，阿岚开车很稳，不管前后左右有没有人，她都是不急不躁地慢速行驶。

马路上车流不多，没有行人，骑助动车的就只有阿岚一个人，后方有一辆公交车在高速行驶，双向两车道即单向一车道，如果遇到有助动车或者行人，后方机动车肯定要略微借一下对面的路面才能完成正常通行，而且这条马路有一个弧形弯角，到这个位置更是要缓慢通行，否则特别容易发生擦碰。

司机是一个50多岁满脸横肉的大胖子，昨晚打了通宵麻将，输了几千元钱，差点把内裤都输掉了，今天早起被老婆狠狠骂了一顿，两口子差点没有打起来，心情很是郁闷，上班自然憋着一口气，精力也不大集中，开再多趟车也挽不回昨晚的损失，越想越气，便在宜春的马路上撒欢了跑。当公交车快速赶上阿岚，双方相遇在弧形处，按照正常处置原则，公交车司机应该制动或者向对面借一部分路面，可是大胖子既没有刹车减速也没有向对面去借，右侧车头一下子刮到了慢速行驶的阿岚。这一切对阿岚来说绝对是飞来横祸，她没有违反任何交通规则，车速、方向与位置都完全正确，却无端被一个刚刚输钱又与家人吵架的赌徒给撞倒了。

"当我后来调阅公交车监控，看到这个满脸横肉的垃圾，是他把阿岚的腿差点撞没了，我本来报警坚决要求判他交通肇事罪，但是交警不同意。可是从他车上的监控里面可以看出，正是由于他的超速，让我们家遭受了这么大的危机。要不是理智告诉我，不要做出冲动的事情，我真想带人把这个垃圾打一顿才解恨。"当阿岚治疗结束，阿兵终于有时间去查清楚事情的来龙去脉，他特意给我打来电话，话里话外恨不得将这个满脸横肉的大胖子千刀万剐方能解心头之恨。

阿岚经过一系列紧急处理后，病情得以相对稳定，医生开始有条不紊给阿岚做细致的检查。虽然公交车强大的碰撞力量将阿岚撞出了好长一段距离，但除了右膝关节被助动车冲撞发生剧烈变形之外，暂时其他检查没有发现进一步的损伤，这算是不幸中的万幸吧。医生担心阿岚脑部或者腹部合并迟发性损伤，于是跟阿兵商量，暂时收入重症监护室，进行24小时的严密观察。阿兵已经方寸大乱,只能机械地答应。此外医生跟阿兵几次交代,阿岚的腿伤非常严重,截肢可能性是存在的,当然即使保住肢体,未来90%的可能性会残疾,让阿兵要有思想准备。

阿兵看着右膝关节严重变形的阿岚,心乱如麻,他反复问我该怎么办。我跟阿兵坦言,考虑到阿岚刚刚受伤,担心有一些其他合并伤或者隐形损伤尚未被发现,建议让当地医院医生一定要仔细查体,但凡有怀疑务必要反复查证,避免出现遗漏。阿兵咨询转到上海的可行性,我想了想,劝他还是先等病情稳定再说,不要盲目转送,路途遥远,出危险的可能性大。电话那头的阿兵不置可否。

到了晚上7点钟,阿兵又给我打来电话,当时我正好手术刚结束,人还在手术台上,正要下手术,他的电话给了一个让下级医生认真缝皮的机会。电话里他的声音比中午听起来还要着急,他说阿岚关节周围的皮肤肿得很吓人,医生让他进去看了一下,油光透亮的,有些地方已经有水泡发出来了。医生说如果肿胀持续,那么后续就有可能会坏死,到时候就不得不截肢了。医生暂时做了一些减张的口子,希望可以释放压力,同时增加了消肿的用药。

"兄弟啊,我看不能再等下去了,我也不想等了。我看阿岚这条腿如果再等下去,肯定要锯掉了。我已经联系好救护车了,一会就到,我准备连夜到上海去。"阿兵顿了顿,继续说道,"你不必劝我了,所有的风险我自己一人承担,阿岚也是这个意思,刚刚我进去跟她交流,她自己感觉特别不好,她强烈的愿望就是要到上海找你,兄弟,这个时候,我们夫妻俩就信任你。"阿兵最后这句话让我说不出任何拒绝的言辞,即使我的拒绝暂时来看是为他好,因为当天晚上就将阿岚转送是一个非常危险的举动,是可能导致严重后果发生的行为,可是从他的角度来说,他必须在阿岚面对困境时挺身而出,而不是袖手旁观、无所作为。

信任,是多么珍贵的东西,价比千金。信任是春天的微风,是夏天的雨露,是秋天的果实,是冬天的暖阳。关键时刻,阿兵用信任体现了一个好男人的担当，相濡以沫就要生死相依，如同六年前阿岚陪他一样，千里奔赴上海，寻找健康的希望。

我很感谢阿兵夫妻对我的信任，更要珍惜这份信任。

对阿兵和阿岚来说，人生就是如此巧合，虽然这个巧合很残酷。六年前的一个夜晚，阿岚在救护车里焦虑地陪伴着病床上肾功能衰竭的阿兵；六年后的另一个夜晚，阿兵在救护车里，同样焦虑地陪伴着病床上可能截肢的阿岚。命运如此残酷却又如此真实，用阿兵的话说，估计电视剧都不敢这么编、这么拍，可是却在他的生活中真真实实上演了。

一夜的匆忙赶路，夫妻俩都异常憔悴，憔悴是因为担心未来的不确定性。而我同样憔悴，我的憔悴是因为一夜无眠，担心他们路上随时可能出麻烦，我甚至都帮阿兵提前联系了沿路可能需要紧急处理的医院，并且跟这些医院的骨科兄弟们预先打好招呼，以备不时之需。一路上阿兵差不多每隔一个小时就会打电话给我，完全没有六年前他自己生病时候的淡定。我其实特别能够理解，如果是他自己，他会选择一个人扛下一切，可是现在对象换成了他的阿岚，他容不得有一丝一毫的差错。

对于阿兵的疯狂举动，在看到阿岚右膝关节的一瞬间，我居然为他和阿岚感到高兴。我也慢慢理解了他的思维，一路上的披星戴月，伤肢情况没有进行性恶化，证明阿兵赌对了。其实他的想法很淳朴，如果当晚不赌，也许后面拖着拖着就没有机会赌了。既然要赌，那就早点去赌，说不定可以赌出一条活路出来。生命于每个人都只有一次，健康于每个人都是弥足珍贵的，不是逼到墙角或者逼到绝路上，轻易不要去赌。

我带着小曹已经在急诊室等候阿兵与阿岚多时，办理完住院手续，阿岚便被推入了病房，我当即嘱咐小曹赶紧给阿岚打上跟骨牵引，保持力线，减轻疼痛，同时还可以起到一定程度的减压作用，而后直接在床边给阿岚做了更大范围的筋膜减张，当地的医生显然有些畏手畏脚不够大胆，筋膜减张能够有效保证软组织获得良好的恢复，而牵引又能够让脱位和粉碎的骨折得到一定程度的复位，一举多得。

做完上述处理之后，我便开始了等待。阿兵每天都来我的办公室，有话没话地跟我东拉西扯，我当然清楚他的意思，那就是想问我何时给阿岚正式手术。他可能心里觉得很奇怪，为啥来了好几天了，除了第一天做了减张和牵引之后，每天除了脱水消肿、伤口换药之外，提都不提手术的事。我能感受到他的纠结与煎熬，患者家属总希望家人的骨伤之痛能够早点通过手术解除，可是医生却需要选择最佳时机。

其实不同情况需要差异化对待，有时候欲速则不达，尤其对于阿岚这种情况，受伤当时软组织的损伤已经非常严重，接诊医生的初始处理不够彻底，因此到医院时软组织条件并不理想，彻底减压之后静待软组织慢慢修复，是一个非常有效的办法。有时候等待与观察，就是一种最好的治疗手段，意即不变应万变，而万变不离其宗，这个宗就是对患者的具体情况要具体分析。

阿岚的右膝关节损伤，尤其胫骨平台骨折是一种临床上称为夏克 6 型的粉碎型骨折，属于比较复杂、比较棘手的一种骨折类型。手术方法多种多样，但是不论采用那种手术方式，有时候都不可能完全避免后遗症的发生，只是大小而已。手术当中，我利用了前期筋膜减张的口子进行钢板植入，另一侧没有减张则采用微创置入钢板，以最大程度保护软组织，希望能够获得较满意的愈合。每一个阿岚类型的骨折，我们都是采用大同小异的手术方法，其中很多人都获得了满意的康复，很幸运的就是，阿岚的恢复同样让医者、患者及家属都相当满意。

我有意跟阿兵开玩笑说，阿岚挺给我面子的，大老远跑到上海来，要是恢复不好，我如何面对好兄弟的信任呢？当然能够恢复得如此满意，家属功不可没，正所谓三分治七分养，医生最多起了 30% 的作用，剩下 70% 是家属和患者的功劳。阿兵听了很开心地笑了笑说，难道这就是咱闽南歌所唱的那样：三分天注定，七分靠打拼吗？

听完阿兵的话，我沉思良久，脑海里马上浮现出小时候街头巷尾经常播放的那首闽南歌《爱拼才会赢》。人生确实犹如海上的波浪，有时起，有时落，都是人生正常的状态，只要我们始终抱着执着的信念与追求，以一种不达目的不罢休的勇气与豪情去面对人生挑战，便是七分靠打拼的人生真谛。对阿兵和阿岚来说，人生对他们有些过于残酷，但是他们不认命、不低头，勇于抗争，用百分之一百的努力，去博取百分之三十的希望，最终却收获了百分之一百的回报。

或许，人生真的就是如此，爱拼才会赢！

#自京返沪居家隔离小记#

早起又是风雨大作，天黑沉沉的，有些闷。8点单位派车到家楼下接我去做核酸检测，15天的居家隔离终于快结束了。到了9号楼，已经排起了长队，因为北京疫情原因，现在住院患者及家属一律都要做核酸检测，自然人满为患。跟数天前一样，采集咽拭子后抽血，核酸检测加抗体。结果如果阴性的话就可以申请解除医学隔离了，意味着可以出来正常工作了。虽然春节后的很长一段时间，每天也是待在家里没有外出，但是这一次是要完全一个人生活，挑战比较大，好在终于挺过来了。下午4点得到意料之中的好消息，核酸与抗体检测结果都是阴性，表明我可以提交解除隔离的申请了。好像很久都没有如此期待上班呢！

全球新冠肺炎确诊病例于2020年6月28日2时12分，累计超过1000万例，达1000万零51例，当日新增达101 504例，累计死亡病例超过49万例，达498 952例。当初从100万例到1000万例确诊，历时86天。其中从100万例到200万例历时12天，但从900万例到1000万例只经过短短6天，显见全球疫情仍在扩散。WHO呼吁，国际间应该加强合作抗疫，在疫情面前，人类是一个整体，没有人是安全的，直到所有人都安全为止。

初稿：2020-06-28 周日 22:51
修改：2021-01-07 周四 12:18
校对：2021-01-27 周三 13:24

刀尖舞春秋·烟火

第三篇 烟　火

第一次核酸检测

> 如今你倾尽全力无法翻越的高山，未来只不过是眼中稀松平常的小沙丘。
>
> ——迦钰小语

人生中，我们会经历很多第一次，作为医者，我经历了非常非常多的第一次，比如第一次拉钩、第一次主刀、第一次重大抢救、第一次……凡此种种不一而足，但是作为"病患"，我的经历并不多，有时候这种特殊的经历，医患换位，让我能够了解一些普通病人或者家属的心态，对于未来从医路上如何更好理解患者也是一次难得的体会。

总觉得应该记录一下，不论这种记录是否是流水账式的或者个人主观的感受，记录的作用是在一定时间之后，可能会有助于自己再次去分析当时的内心曾经历过何种体验，我也担心时间久远之后再记，可能很多内容就会不够准确了。因此，挂一漏万的记录，把这一次非同寻常的出差给我带来的不同一般的经历和体会真实还原，是我的本真想法。说心里话，真没有想到，疫情以来的第一次出差，就遇上了北京突然而起的疫情。

对我来说，当时所面对的一切都超出我原来的预估，相当的措手不及，或许很多年之后，我还能想起此次出差给我带来的奇特经历。其实去北京出差，当时所有人都认为是目前国内最安全的地方，不论是去过北京的，还是身在北京的朋友都跟我说，北京绝对是当时最安全的城市。当然放眼全国，从整体疫情防控来说，北京肯定也是最安全的城市，尤其有了2003年"非典"的惨痛经历，北京疾控部门肯定更加严阵以待。

6月11日，到京第一天，从虹桥飞抵北京后，一切顺利，入住海淀区某封闭大院，与外界无接触。当天北京疫情新闻发布会报告确诊1例，我认为这只是偶然病例，作为一个医务工作者，在包罗万象的疾病谱当中，一个城市一天只发生一个病例的疾病，实在是属于太微不足道的事情了。于是继续开会。

6月12日，到京第二天，地点同前，疫情新闻发布会报告确诊2例。我依然认为这只是个别现象，某位相当著名的专家已经说过，未来很长一段时间，我们都要适应中国处于长期接近于零的状态。我的理解就是病例一直会单独或者偶然发生，不会完全消失，同时大范围的疫情暴发也不大会发生，因此也并不太担心，继续投入紧张的工作之中。

6月13日，周六，会议安排很满，有些专家上午任务完成之后就先行撤离了，有去秦皇岛的，有去西安的，有去上海的，也有北京本地的，而我由于下午要听取两个专家的工作汇报，跟另一位清华大学老师一起留了下来，再说因为行程都是提前安排的，预订的是当天晚上9点的东航航班回上海。

中午，单位工作人员发来信息，询问我在京期间有无去过西城区月坛街道附近，我如实回答未去过。他们的意思是如果我去过这些地方，那么回上海之后不仅要核酸检测，而且要进行15天的隔离。因为在京几天从未外出，我如实回复说没有，他们说那就只需要检测核酸，阴性后即可正常上班了，无需隔离。

周六下午1点，北京市再次召开疫情新闻发布会，报告新发地水产市场暴发疫情，已经确诊36例。新发地所在丰台区花乡地区一下子成为疫情高风险地区，虽然距离我开会地方比较远，但是当看到新闻时，还是略微有些紧张。我一闪而过2003年4月8日早上，"非典"暴发之前我和导师商议离京回沪的那一幕，当时我们住在央视边上的梅地亚中心。

2点一过，东航给我发信息告知晚上9点航班取消了，瞬间让我警觉起来，会不会今天回不了上海啦？我赶紧给小胡打电话，跟他说晚9点航班取消了，让他想办法换票到早一点的时间。小胡告诉我，他查看后发现航班已经全部满员了，无法预订，如果改签只能选择明天的航班了，言下之意我今晚只能继续待在京城了。无奈之下，我赶紧联系平常一直与我对接的东航北京工作人员小贺，告知晚9点航班取消情况，希望能够帮忙提前改签到6点的航班。小贺依然很热情，带着职业化的语气答应帮我尽快等候补。等候补意思就是航班可能座位都满了，如果有人没有赶上，那么我就可以候补了。对于我来说，似乎也没有更好办法，等吧，但愿能够等上。

3点，单位再次来电，询问我在京情况，尤其重点问我有没有去过西城区的月坛街道和丰台区的新发地，我再次明确回复说没有去过，而且在京活动范围距离上述地方都比较远。非常感谢单位工作人员的关心，让我备感温暖。不过单位工作人员说，因为京城现在疫情风险较高，因此回沪之后一定要检测核酸加居家隔离15天。我欣然应允，作为一项特殊时期的特殊政策，目的是为了更好地管控疫情。作为一个医者，我没有理由拒绝，毕竟要减少流动性疫情扩散，隔离是非常好的办法。

3点30分左右，小贺很高兴地给我打来电话，隔着电话都能感受到她略带兴奋，告知我好不容易候补上了6点航班的座位，由于是周末，建议我赶紧出发去机场，免得因为堵车赶不上航班。我仔细想了一下，觉得特别有道理，因为经常往返京沪，对于机场高速的拥堵程度非常了解。于是跟清华老师打了个招呼，告知他我必须马上出发，因为航班座位很紧张，我不能错过6点的航班，否则今晚只能留宿北京，明天才能回沪了。他们表示理解，并同意我先行离开。

去北京之前，我已经了解到回沪后必须做核酸检测，考虑到回来时已经是周六半夜，而单位周日是不进行核酸检测的。我其实一直在琢磨如何第一时间能够做上相关检测，毕竟早点知道结果，对于保护家人、同事、路人、病人、家属等等，有着非常重要的作用。反复斟酌之下，我找小曹，就是曾经我的主治医师曹博士，他现在已经离开原来的单位去宝山区罗店医院担任大骨科主任了。经过小曹了解，罗店医院是宝山区两家核酸定点检测医院，周日早上可以检测，于是便初步与小曹约定，周日早上一起去罗店医院做核酸检测。

周六回家后，按照规定选择了居家隔离，严格按照隔离要求办。周日早上，小曹给我发信息，问我几点去罗店医院做检测，考虑到反正也要居家隔离，早一天晚一天去做检测，差别并不太大，毕竟原来是希望周日早上做，下午出结果，周一就能上班了，现在上班已经不是必须选项了，于是便决定不再大老远跑到罗店，而是等到周一早上去自己医院做了。当天下午北京疫情通报，与新发地相关的患者新增36人，并没有减少的迹象。

周日一天除了一个人在屋里写《烟火》之外，我其实一直在关注自己的健康码——随申码，显示的都是代表健康的绿色，再看看国务院的行程防疫码，也是代表健康的绿色。一整天脑子里还在回想自己从上海去北京，再从北京回到上海全程去过的地方、接触的人，似乎都与疫情发生的地方相去甚远。当然我还是很不放心，毕竟不少人可能是无症状感染者，他们并不知晓自己是否感染上新冠病毒，会导致自己在不知不觉中成为传染源。因为是医者，所以对新冠病毒保有一种敬畏感和恐慌感，普通人对于其恐惧感或许会更加强烈吧。

关于对疫情的各项防控政策，国人应该是最能有效执行并遵守的。君不见美国稍微发布一些防控措施，立即可能会引起民众的大范围反弹，从而导致了新冠肺炎的发病率一直居高不下，时至今日甚至超过了200万例，这是一个非常让人触目惊心的数字。反观我们，北京新发地疫情一出现，朋友发来一张今天北京地铁车厢即时图，空空如也，一个人都没有看到，足以看到民众对于新冠病毒的敬畏之心。

周日晚上，一个人不想弄任何吃的东西，随便对付了两片切片面包，喝了两杯牛奶，胃里面暂时没有了饥饿感。很惊奇的一点就是也许是适度的饥饿感，让我似乎又找到了疫情期间写作的感觉，或许吃太多东西的话，容易让人想睡觉，就会失去思考的动力吧，于是居然一直写到周一凌晨1点才作罢。

自周六晚上匆匆回沪以来，已经独自居家隔离第三天了，这是单位应对疫情防控的重要举措，认真遵守才是首要任务。医院周末不进行核酸检测，只能等周一。或许是因为心里总想着核酸检测这件事情，所以虽然接近1点钟才睡觉，却一夜醒醒睡睡，始终进入不了深度睡眠。大清早5点多就醒了，瞪着眼睛不知道该干啥，努力几次竟然再也睡不着了，索性爬起来，开灯看一会书。最近在读《曾国藩日记》，看他带领湘军一路高歌猛进之时，内心的许多经典独白，越看越精神，为兵荒马乱时代的湘军领军人物击节叫好。

6月15日周一早上6点多，突然听到窗外一阵噼里啪啦的声音，显然是雨点敲击空调外机的声音。我自小在闽南长大，当地大多数都是红砖青瓦的房子，每当半夜下雨，都是叮叮当当一阵作响，很多人都不喜欢半夜下雨，认为这样的夜晚太过于吵闹无法入眠。我却与旁人有些不同，甚至很有些奇怪，我特别喜欢闽南的下雨夜，尤其是春天，每当在雨点伴奏下，就会睡得特别香甜。于是后来从医之后，经常听说某某深受失眠之苦，整宿整宿无法入眠，就会忍不住胡思乱想，未来科技发达了，或许有朝一日可以发明一款助睡眠的产品，模拟各种个人喜欢的场景，当中肯定少不了雨声的元素。

一个多小时过去，雨越下越大，毫无停住的意思。我走到厨房从窗户望去，只见虬江水面已经比以往上浮了一米多，可见今晨这场大雨的雨量是非常大的。虬江对面紧挨着包头路有一个污水处理站，平常还算规矩，很少看到排污，却经常趁着下大雨，每次都会排出许多污水，导致虬江一直都是好好坏坏，恶臭味总是除不去。由此看来，水务管理确实是一个大问题，虽然实行了河长制，也有很多的责任与措施，说老实话，虬江比我1994年年初到上海时候清澈了许多，唯独这个污水处理站，经常性地排出污水，真不知道这条虬江何时才能真正实现清澈见底。我经常想，真想有青山绿水，把这个时常排污的污水站关停不就可以了吗，否则再怎么治理，都是治标不治本啊！

看着窗外的倾盆大雨，我有些担心去不成了，幸亏单位很贴心，特意安排车辆上门接送我去做核酸检测。接我的司机小李，一见到我就主动说我曾经给他叔叔开过刀，那是五年前的事情了，那时候他还在大学车队，所以他认得我。我已经不记得他了，但是说起病人，我还是有印象的，他叔叔江阴人，60来岁，在当地做搬运工，十多年前出工伤，导致右小腿粉碎性骨折，在当地医院开刀后，骨头始终没有愈合。后来可能他叔叔找他帮忙，想必应该是小李通过他的领导给我打了招呼，而后转到上海。我帮他进行了第二次手术，很幸运的是居然一次成功，骨折愈合了。后面我会详细讲到这个陈旧性骨不连的患者。

或许是因为有他叔叔住院治病的共同话题，一路上便跟小李絮絮叨叨随意聊着。小李说疫情来后，他将夫人送回家，因为都在上海的话，夫人没有工作，家庭开销负担太重，送回家至少可以做做农活，贴补家用，总比闲在家里要好很多。小李说到这里略显沉重地叹了一口气，许多言语尽在不言中。为了缓解气氛，我便问起他叔叔的近况。

"我叔叔现在恢复得可好了，居然还能继续去做搬运工赚钱呢。"谈起叔叔，小李情绪陡然间好了不少。

"那说明当初来上海开刀来对了。你这个侄子立功了，勇拔头筹。"我特意恭维了一下他，事实也的确是如此。

"嗯，那是啊，我叔叔回去后逢人就说我们医院好，始终都是跷大拇指的。你知道吧，我叔叔以前对我们家不大买账的，因为他们家比我家条件要好，对我们都是爱搭不理的。但是现在不一样了，我只要回去，他就硬要拉我去他家里吃饭喝酒，对我好得不得了。这都是您帮我的啊。"看得出司机做久了，小李的谈兴很浓，尤其是缓和跟叔叔的关系，让他颇感自豪。

"哦，看来你叔叔为人很不错，还是很懂感恩的啊，这样很不错，吃水不忘挖井人，比起那些过河拆桥的人强多了。"反正就是闲聊，所以没有一点思想负担，想到哪里说到哪里。

　　谈话间，已经到了感染科，一方面路程本来就不远，另一方面是聊天可以让时间缩短。当我抵达医院感染科时，大雨居然瞬间停住了，好神奇的一幕。远远便看到我的博士生小崔已经站在感染科门口等我了，因为处于暂时居家隔离的情况，单位不希望我自己去门诊排队开单盖章，免得影响其他患者，特意安排小崔提前去保健科帮我开好单子。由于是本院工作人员，有一条基本的福利，可以省去排队的辛苦。

　　检测核酸必须进行咽拭子采集，这种检查手段非常简单粗暴，如果检查者没有掌握好力度的话，很容易导致被检查者发生呕吐，这个就如同喝多酒，自己抠一下咽喉，引起呕吐反应一个道理。我深深记得二十多年前，本科阶段，我们学实验诊断学的时候，就有一个专门教授如何采集咽拭子的课程，记得那种非常难受的感觉，所以未开始采集，内心还是有些害怕的。

　　检查室外，已经有不少人在排队开单子和交费，疫情发生以来，为了医疗安全，上海几乎所有的医疗单位，对于患者和家属都要求进行核酸检测，没有核酸检测结果是无法办理住院手续的。病人真的太不容易了，早晨那么大的雨，应该有不少人是冒雨来做检查的。

　　检查室内有两个全副武装的小姑娘，看样子应该都是护士，她们都穿着厚厚的防护服，戴着防护面屏，为我采集咽拭子做核酸检测的是一个小姑娘，她反复确认我的姓名之后，拿出一根长长的棉签，交代我张大嘴巴。可能是二十多年前读书时候咽拭子的难受程度让我记忆犹新，我居然有些抗拒，不过想到这是检查的必由之路，便努力忍着恶心的感觉。棉签在我咽喉部来回擦拭三四遍，在我快要呕吐时，小姑娘停止了动作，说咽喉部采集好了，接下来是采集鼻腔里的标本。

　　小姑娘取出另一根棉签，嘱咐我头部静止不动，然后将棉签伸到鼻腔深处，来回触碰鼻腔内壁好几个来回，那种刺激感觉，就如同有蚂蚁爬进鼻腔深部，又痒又痛，我好几次差点没有忍住要打喷嚏，好在小姑娘还算训练有素，虽然手法粗暴一些，但是动作还算敏捷。等小姑娘采完标本，我感觉到有液体留到嘴里，于是吐了一口痰在纸上，才发现可能因为采集手法过于用力，鼻腔黏膜有些出血。小姑娘似乎有些紧张，我摆摆手，跟她说不要紧的。

按照规定，除了核酸检测之外，我还需要抽血检查抗体——IgG 和 IgM，以判断既往是否有感染。那么如何通过核酸与抗体结果来判度检测者的状态呢？我特意学习了一下相关知识，在此也正好做一下科普：IgG 阳性、IgM 阴性、核酸阴性——康复者；IgG 阳性、IgM 阴性、核酸阳性——健康携带者；IgG 阳性、IgM 阳性、核酸阴性——即将或刚发病的确诊者；IgG 阳性、IgM 阳性、核酸阳性——确诊者；IgG 阴性、IgM 阴性、核酸阴性——正常者；IgG 阴性、IgM 阳性、核酸阴性——刚感染未发病者；IgG 阴性、IgM 阳性、核酸阳性——正在发病的确诊者；IgG 阴性、IgM 阴性、核酸阳性——刚感染未发病者。由此可以看出，新冠的诊断确实挺复杂，不管对医者还是患者都是如此。

为我抽血的是个年资高一点的护士，显然比起前面那位小姑娘更加富有经验，我问她抽哪边的血管，得到随便都可以的回答后，我伸出左手，伸直，将肘部暴露给她，该侧的血管表浅，非常便于抽血，之所以选择左手，是因为我需要自己动手烧饭和洗衣服，右手显然更加有用一点。当然，抽血过程很快就完成了，我原来担心可能要很长时间的检测，基本上 6 分钟之内全部搞定了。其快速和便捷还是大大出乎我的意料的，当然如果第一个小姑娘手法能够轻柔一些的话，那就更加完美了。

而后我便跟两个小姑娘道声谢谢，坐上小李的车回家，之所以要快速回家，是因为起床后我没有吃早餐，肚子有些抗议了。而不吃早餐的理由很简单，毕竟要做咽部检查，如果吃早餐会影响到口腔味道，让他人感觉不适，想想自己出门诊的时候，经常遇到早上味道很浓烈的口气，往往很影响看病心情。推己及人，还是自己当心一点好，己所不欲勿施于人嘛。

回到家赶紧取出切片面包和牛奶，狼吞虎咽了起来，食物落肚，马上让原本有些疲乏的身体瞬间又复活了。虽然只是小小几片面包，却也是维持生命的能量之源，民以食为天，一点也没错。吃完饭，打开电脑，继续码字，既然想在居家隔离结束时能够完成《烟火》的写作，那么就没有任何理由停下脚步，知易行难，但是知行合一。

或许是做完核酸检测的缘故，心情得到暂时的放松，我坐在书桌前，开始轻快地敲起键盘来。外面雨时断时续，有时候疾风暴雨，有时候又雨过天晴，真是让人捉摸不透。看过天气预报，才知道是有台风来袭。作为一个资深闽南人，对于台风天气相当熟悉，记得小时候在老家，每到台风来袭，就是大家休养生息的时候。闽南人一年伊始，都会养上一些鸡鸭，平时吃剩的饭菜正好用来喂养，半年之后，台风天气降临，鸡鸭已肥，便是它们献身回报主人的时刻。家家户户会炖上一锅鸡汤或者鸭汤，焖上米饭，一家人围坐着享用美食，大人停工，小孩停学，享受难得的假期。

所以小时候，我其实还特别喜欢台风天，因为不用上学，爸妈也不上班，还有好东西吃。当时觉得台风才是好朋友啊，一来就是好日子的开始，经常时不时盼望着，有时候还会非常幼稚地问大人台风怎么还不来，引得他人好一阵取笑。不过这就是小孩最原始的愿望，当然可能跟小时候缺衣少食也有很大关系吧。

码字是一件很有意思的事情，当你沉浸其中时，能够体会到文字跳动的快乐，临近中午，文思如清泉喷涌，边吃面包边喝牛奶，并不觉得有饥饿感。由于刚刚从北京回来，又刚刚做完核酸检测，所以我对来自北京的消息就更加注意，当下午北京疫情信息通报还有 27 例的时候，我真心希望疫情可以早点过去，生活可以少受影响，脑海里又是早上司机小李哀怨的眼神和无奈的脸色，同时又莫名其妙担心起核酸检测的结果，虽然我知道肯定没有问题，但是结果没有出来之前担心还是有的。可能很多患者或者家属也是如此的心态吧！

周一下午 2 点，电话响起，一看是市医疗事故鉴定委员会的董老师，肯定是跟我确认周二和周三下午的鉴定会是否能够如期出席。当我告知她

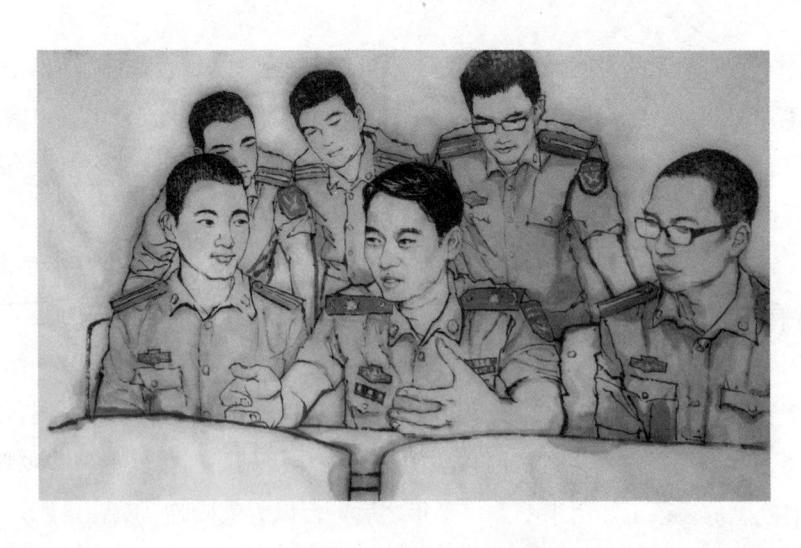

我刚刚从北京回来,等待核酸检测结果并且要居家隔离15天的时候,她笑笑然后有些不可思议地说,你们单位要求那么严格啊。我说那是当然,医疗单位,要求肯定要更加高啊。董老师很能理解,顺带慰问了我一下。毕竟疫情当前,不同单位有不同要求也很正常,然后我主动表态,今后让他们多给我分配一些鉴定任务,我一定多多支持他们的工作。

下午4点,突然觉得肚子饿得不行,这种感觉来得很突然,毫无征兆,我掐指一算,才发现已经超过24小时没有吃过一粒米了,而是靠着一包切片面包和一瓶牛奶过了一天,再看看写作进度,也已经接近尾声了,便决定为自己做一顿丰盛的晚餐,犒劳一下。

主意已定,便起身先取出平常食量两倍的大米,浸泡后放入电饭煲,等待10分钟后开始焖饭,之所以多烧了一倍多的米饭,我是未雨绸缪,晚上没有吃完的明天早上可以炒饭吃。而后取出冰箱里的鸡和肉,炖上鸡汤,开始烧红烧肉,既然贯上丰盛二字,那就要名副其实。

一小时之后,当鸡汤、米饭相继飘出诱人的香味时,红烧肉也进入了最后的收汁阶段,红烧肉应该是我个人比较拿手的一道菜,跟炒回锅肉、番茄炒蛋并列我美食排行榜第一名。当一切准备就绪,我迫不及待盛了一碗鸡汤,美美喝上一大碗,那种沁人心脾的香味,比起小时候的感受有过之而无不及，估计是太长时间没有热乎乎的东西下肚了。喝完香喷喷的鸡汤，我又盛了满满一碗白米饭，你难以想象白米饭那种香气，配合着红烧肉的美味，瞬间感觉自己在品味人间美味。

热菜，热汤，热饭，最有烟火味的人间常态。汤足饭饱之后，因为一个人住，所以洗洗刷刷是免不了了。收拾完之后，烧一壶水，泡一杯浓茶，决定挑灯夜战。谁知道写到10点完工之际，因为工作之事，与其他三位同事开了个网上视频会议，讨论了一个多小时才结束，而会后已经很有些筋疲力尽了，于是将文章草草收场，心想先把初稿完成，后续二稿再认真修改。

忙完已是16日凌晨12点多了，窗外雨声依然又急又大，我躺在床上，听着雨声，居然莫名又担心起自己的核酸检测报告了，这是一个非常奇怪的思绪，我不想隐瞒，只想忠实记录。这种情绪的来由也很复杂，不只是对疾病的，可能还有担心对工作的影响吧。正常情况下我的这些检查肯定都没有问题，但是即使如我这般的医者，仍然会有担心，可能在于我对新冠肺炎的危害性了解甚多的原因吧。

周二早上依然早早醒来，不能说完全是因为核酸检测结果没有揭晓让我无法成眠，可能跟我一直就没有睡懒觉习惯更有相关性吧。8点10分，小崔给我发来检测结果，果然全部阴性，于是悬着的一块石头终于落地，赶紧跟家人、朋友，还有北京的同事们报个平安，让他们也能够安心。

有时候我们可能既有对疾病本身的担心，又有对被莫名其妙传染的担心，因为即使我们个人再注意，也无法保证你身边走过的人能够如你一般小心，所以每一个细微动作，比如喝水、吃饭，都可能因为身边有些客观的存在，让我们处于风险之中。当然，也是因为一次计划中的北京之旅，让我跟新冠疫情发生了一次比较深刻的纠葛，当然并没有交集，不过还是给我留下了相当深刻的印象。

友人取笑我说，你这一次出差真的动静巨大啊。我想想也是，工作二十多年来，出差次数不计其数，但是像这一次旅行，既要居家隔离，又要检测核酸,倒是真真切切的独一份,故而值得流水账般地记录,待多年之后再次品读时,可以嘲笑自己一番。

#自京返沪居家隔离小记#

早,大雨,风雨声中睡眠质量上佳。在担心核酸结果中醒来,虽然可以肯定自己没有去过任何高风险地区,也未与外来人员有过接触,但是谁知道旅程中哪个从你身边路过的人是否是无症状感染者呢?颇为感慨新冠病毒对人类居然造成如此巨大的杀伤力,曾经以为《生化危机》里面的画面只不过是艺术家的虚构与幻想,谁知道竟然慢慢在现实世界中一一呈现了。所以小心无大错,须慎之慎之再慎之。8点10分得知核酸结果,颇有些惊喜,即使结果是意料之中,毕竟悬着的心可以彻底放下来了。思考良久,觉得医者尚对新冠抱有恐惧之心,对核酸检测尚有惊慌之心,何况是普通老百姓呢!故而决定记录自己的检测过程,以备未来某一天嘲笑自己的胆怯所用。

初稿:2020 - 06 - 16 周二 22:51
修改:2021 - 01 - 02 周六 19:59
校对:2021 - 01 - 27 周三 14:00

旅行的意义

> 生命的意义，不仅在于长度，更在于深度与广度，无须计较一时之得失，一时之长短。
>
> ——迦钰小语

肖丽，时年36岁，浙江省金华市兰溪人，曾经在上海五角场某财经类高校读书，是家中小女，上有一哥哥。父母老来得女，视她为掌上明珠，本科毕业后父母年事渐高，要求她毕业后一定要回老家兰溪工作，并再三声明单位已经帮她安排好了。但是肖丽死活不肯回兰溪，自幼被父母控制的恐惧感让她不愿意离父母太近，于是跟父母展开一轮又一轮的艰苦"谈判"，希望可以到省会杭州工作。肖丽认为杭州到兰溪两个多小时车程，来回都比较方便，固执的老两口即使肖丽去杭州工作都不同意，坚决要求她回兰溪。双方拉锯许久，始终各执一词，最后还是哥哥出面斡旋，让双方各退一步，达成妥协，即肖丽不坚持在杭州，但是也不回兰溪，而是退而求其次，在金华找个单位工作，这个方案是双方都可以接受的最大公约数，终于圆满解决了工作单位之争。

总体来说，浙江个体经济在全国是数一数二的，每个县市都有自己得天独厚的人文景观。比如兰溪市，虽然只是一个小小的县级市，位于浙江省中西部，但它地处钱塘江中游，金衢盆地北缘，自古有"三江之汇""六水之腰""七省通衢"之称。东南临金华市金东区、婺城区，西南接龙游县，西北毗邻建德市，东北与浦江县、义乌市交界，水陆交通都非常便利，何况其近邻就是大名鼎鼎的小商品市场集散地义乌呢。

回到金华的肖丽，不愿意进政府单位工作，认为政府部门虽然平时工作规律轻松，退休后保障也好，但是要按部就班上班，除了常规的节假日之外，平时都要打卡坐班，自由度不大。肖丽毕竟从小被父母娇惯，崇尚自由自在、天马行空的生活。大学时候，她就独自游遍祖国大好河山以及许多国外的名胜古迹，热衷于说走就走的旅行，所以不愿意过太束缚的生活。权衡之下，她应聘到金华当地一家上市公司，从事人力资源管理工作。上市公司收入略高，工作强度大，但是价值感和获得感相对更充足一些，关键是每年有年休假，有利于她出去游山玩水。

肖丽工作之前是如此盘算的，工作后也是如此执行的。她一向主意很大，轻易不会为他人改变，要不是看到父母苦苦哀求和年龄渐长的分上，她是断然不会听从他们的意见回到金华工作的，养儿女为防老，她深深理解父母的传统思维。到金华以后，肖丽精心安排自己的工作与生活，基本上做到两不误，而且收获了意外的惊喜，在金华遇到了心中的白马王子——一个理想的男朋友。男朋友算是旅行附赠的意外惊喜，他们俩相识于一次结伴同行，两个人郎才女貌不说，谈吐、学问、经历都颇为相似，更难能可贵的是彼此间深深吸引，于是两个有共同爱好的年轻人很快就走到了一起，并约定了终身。

找到志同道合的男朋友，肖丽旅行的意义与乐趣就更加无限发扬光大了，经常年初就开始规划一年的出行计划，日程提早安排得满满当当。肖丽的想法很简单，父母虽然年龄渐长，但是并非到了七老八十的年纪，身体尚硬朗，生活完全可以自理，让肖丽回家是为将来做准备，她的想法是将来父母身体真的不好的时候，她就安下心来好好照顾他们。

兰溪属于金华下辖的一个县级市，它闻名海内外的一个非常重要原因是出产特色的金华火腿。金华火腿色泽鲜艳，红白分明，瘦肉香咸带甜，肥肉香而不腻，美味可口；内含丰富的蛋白质和脂肪，多种维生素和矿质，是江南百姓烧汤做菜的必备食材。

说起金华火腿的起源，有不少传说或者故事。据说金华火腿的来历与宋代抗金名将宗泽有关，当时宗泽抗金战胜而还，乡亲们争送猪腿让其带回开封慰劳将士。因路途遥远，乡亲们撒盐腌制猪腿以便携带，腌制成的猪腿色红似火，便被称为火腿。后宗泽将"腌腿"献给朝廷，康王赵构见其肉色鲜红似火，赞不绝口，为其赐御名"火腿"，更为火腿锦上添花。又因南宋时期的东阳、义乌、兰溪、浦江、永康、金华等地均属金华府管辖，故这些地区生产的火腿统称为金华火腿。

也有史料考证，认为金华火腿始于唐，据唐代开元年间陈藏器编纂的《本草拾遗》中记载："火腿，产金华者佳。"两宋时期，金华火腿生产规模不断扩大，成为金华的知名特产；元朝时期，意大利马可·波罗将火腿的制作方法传至欧洲，成为欧洲火腿的起源；明朝时，金华火腿已成为金华乃至浙江著名的特产，并被列为贡品；清代时，金华火腿已外销日本、东南亚和欧美各地。

由此可见，金华火腿真的是历史悠久。不过对于今天的我们来说，不管金华火腿来历如何，要做的就是带着感恩的心，享用这份老祖先留给我们的美味。之所以花如此多的笔墨赘述金华火腿的来历，是因为肖丽就是一个不折不扣的金华火腿的忠实粉丝，未到金华工作生活之前，她从未想到自己会如此喜欢。当然，作为金华火腿发源地，在金华市内有各种各样用火腿烹制的菜肴，而且各具特色，于是闲暇时光，肖丽喜欢邀约三五知己，或者爱人，走遍金华的大街小巷，寻觅金华火腿的香味，欲罢不能。综上所述，可以看出肖丽确实是一个有知识、有文化、有生活情趣、懂生活意义的新时代女性。

没有家庭负担与羁绊，肖丽和男朋友的二人世界快活而惬意，四处游玩数年之后，肖丽眼瞅着到了30岁关口上，看着女儿一心玩乐，没有成家的意思，父母看在眼里急在心里，明里暗里反复催促提醒，肖丽终于点头，决定跟男友修成正果领证结婚。父母也退休了，商量后搬到金华与他们同住，平时帮忙做做家务，带带孩子，一家人其乐融融，幸福美满。

　　婚后的日子跟婚前比起来，对肖丽来说真是天壤之别，不外乎柴米油盐酱醋茶，平淡无奇，有时候肖丽也会想念之前无忧无虑、放飞自我的那份纯真，总想着何时可以再去青山绿水间放纵一下不甘平庸的内心。终于等来机会，有个周末老公带着孩子去老家苍南看望父母，肖丽父母一直没有去过女婿家乡，于是一同前往。往常肖丽总是要忙乎老人小孩的事情，难得有机会可以彻底放空，当然是求之不得，便琢磨着邀请两个平时关系非常要好的驴友一起出去散散心。

　　浙江山清水秀名扬天下，习大大著名的两山理论就是发端于浙江，绿水青山就是金山银山，足以看出浙江在中国经济社会发展的重要作用。不论是西湖的水、飞来峰的秀还是雁荡山的险，无一不引人入胜，令游人流连忘返。由于时间紧，只有周末短短两天，肖丽与朋友商量后，觉得不适合走太远，也不能太劳累，毕竟周一还要上班呢，影响了工作就不划算了。最后三个人决定一起去金华市外的大红岩爬山。

　　之所以选择大红岩，其实肖丽还是有自己的想法。浙江以外的地方她没少去，包括国外，但是浙江省内的旅游景点，除了西湖、灵隐寺之外，其他鲜少涉足。大红岩景区属于丹霞地貌当中的后起之秀，她曾经去过江西的丹霞景区，福建泰宁大金湖的丹霞山，广东韶关的"阴元石""阳元石"等，大自然风吹日晒的手术刀般的精准切割，留下了鬼斧神工的绝佳美景。换句话说就是，肖丽相当钟情于丹霞地貌的自然风光，对此经常流连忘返。

　　周六早上，肖丽与朋友们驱车一个半小时，到达了目的地，确实相当便利。大红岩顾名思义就是红色的石头，意即丹霞地貌，不过据说丹霞地貌是我们国人自己命名的，国际上并不认可丹霞的命名。当然这个属于地理知识范畴，此处不做探讨。大红岩有近10平方公里的典型丹霞地貌，区内丘陵峰石连绵，奇岩怪石罗列，山谷内植物茂密，竹海、苍松郁绿，藤萝攀岩附树，置身峡谷之中恍若世外桃源。号称"十里丹霞，十里画廊"，尤其是层层叠叠的丹霞洞穴十分丰富，山上分布着大小不一、深浅不同、千姿百态的丹霞洞穴。其形之奇，其洞之多，堪称丹霞洞穴博物馆。

　　肖丽久未出去游玩，难得放松一次很是开心，景区刚刚开发不久，人并不多，正好适合她们徒步爬山。她们特意选择一条并非景区开发的上山步道，对于她们这些资深驴友来说，不走寻常路才更符合她们一贯的张扬个性。周六一天都相当顺利，晚上入住景区内的农家客栈，反正三个人做伴，而且是特意找朋友推荐的，安全应该没有问题。晚上吹着山风，听着虫鸣，品着山茶，看着山景，吃着土菜，如此的岁月静好，让肖丽生出但愿长做红岩人的感慨。

　　按照计划，周日早上准备再去爬一座小山，赶在中午前下山，这样下午4点左右就可以踏上归途。小山虽小，但是非常陡峭，肖丽在向上攀爬的时候，遇到一处石头风化严重，看着很结实实则很脆弱，踩上之后石块无法耐受体重马上崩塌，她整个人马上面朝后跌落下去，滚落过程中右小腿狠狠磕碰在一块尖锐石头上面，只听"喀"的一声，一阵剧痛立即传遍全身。肖丽发出"啊"的一声惨叫，泪水扑簌而下，她心中暗想，坏事，骨头这下子恐怕要遭殃了。肖丽躺在半山腰，一手死死抓着山壁，一手拉起裤腿，只见右小腿白花花的骨头戳出皮肤，吓得她花容失色，大声疾呼两个朋友。

　　起初两个朋友也无法将她安全护送下山，毕竟都是女孩子，最后只好跑去向民宿老板求救，叫了两个工人帮忙，才将她送到山下一家小医院。拍了片子之后诊断为右胫腓骨开放性粉碎性骨折，当地小医院没有能力解决和处理，给她临时包扎之后做了石膏固定。肖丽内心不情愿在当地这么小的医院做手术，于是雇了个司机，将她的车一路开回了金华市。一路上她哭着向老公报告了右腿受伤的消息，正好老公也带着家人在驶回金华的路上，便劝慰她不必着急，让她直接往金华市内最大医院开去，他有同学在那边可以帮忙联系骨科专家。

　　周日傍晚6点多，肖丽终于到达医院，她老公已经提前安排好医生在急诊室门口等她了。跟老公相见分外委屈，走过那么多的路，去过那么多的景点，居然会在离家最近的一个小水沟里翻船，无疑对肖丽的信心打击相当巨大，遭受着肉体的痛苦和心理上的创伤双重打击。

家人碰面后开始商量治疗的问题，起初肖丽希望去杭州更大的医院做手术，毕竟大城市的专家见多识广，手术质量有保证。不过考虑到去杭州一家人要大动干戈，照料起来很不方便，确实很纠结，商量之后认为还是就在当地治疗，家人照顾方便。最后决定替她请当地最好的骨科专家为她会诊、手术。骨科专家诊断后认为这个骨折属于常规手术，金华当地的技术水平绰绰有余，让肖丽和家人不必担心。听了专家的话后，肖丽吃下了定心丸，决定就在当地开刀。

决心已下，手术宜早不宜迟，当天晚上专家便为肖丽进行了清创复位内固定手术。专家认为骨折局部污染不大，一步到位的手术虽然有感染可能，但是成功的概率也很大，避免多次手术的折磨。于是经历一个晚上近五个小时的奋战，手术室内肖丽恐惧慌张，手术室外家人心急如焚。好在一切担心都是多余的，当专家拖着疲惫的身躯向家属宣告手术成功时，一切的等待都是值得的，家人为肖丽感到庆幸。

术后第一天换药，揭开纱布那一刻，专家很高兴，说伤口看起来非常好，除了有些许红肿和少量渗出，其他都很正常。专家颇感自豪地说，你看昨天晚上我们选择一次性手术治疗，这个策略是明智的，能够有效避免多次手术的创伤。肖丽和家人听了都开心不已，满含感激之情对专家一个劲地道谢。是啊，此时这个世界上再美丽动人的语言，都比不上手术之后听到医者的那句"手术成功了"，能更让人感动了。

手术后一周左右，肖丽的伤口干燥了，不红也不肿了，跟家人商量之后，经医生同意，允许她回家休养。出院回家，意味着治疗暂时告一段落，肖丽感到曾经灰暗的天空有了一点点的亮色。术后三周，医生为肖丽拆了线，伤口干燥，没有任何问题。术后一个月拍片，显示骨折已经开始愈合，恢复良好。医生开心地说，再过两个月，肖丽应该就可以下地训练行走了。

一切都在朝着好的方向发展，肖丽的内心也始终阳光普照。

三个月未到，一天早上起床时，肖丽突然感觉到右小腿很痛，床上湿湿的。她有些紧张，喊了老公赶紧过来帮忙检查一下，发现伤口有些破溃，渗出脓性血样液体，打湿了床单。肖丽和家人彻底慌了，赶紧联系主刀医生，并将肖丽送去医院检查。结果出来时，主刀医生沉思良久，有些惋惜地对肖丽说，从目前样子来看，肖丽小腿里面的骨头感染了，局部已经开始骨吸收了，这种情况非常棘手，不好处理，手术之后还会感染。

肖丽听后几乎都快傻掉了，她本来以为三个月一到马上就可以解放了，谁知道转身掉入更大的一个无底洞。她有些无力感，茫然不知所措。还是老公首先反应过来，替她咨询医生，目前肖丽这种情况严重吗？后续这种情况如何处理是好？整个治疗周期大概需要多久？

主刀医生内心极度不舒服，极度失落，发生概率不高的骨感染居然发生在一个熟人身上，实在相当难堪。当然，他依然尽力保持一个医者的冷静状态，如实相告。他认为肖丽现在的情况不容乐观，手术后如此短时间就出现感染，说明导致感染的细菌危害性比较大，毒力比较强，后续治疗难度会很高。从现有资料看，一种是等待，暂时不手术，先静脉用药加伤口换药，看看有无可能缓解或者控制；另一个如果彻底一点的话，那就将里面的钢板和螺钉统统拿掉，再把一些有感染征象的骨头尽量去除，目的就是先控制感染，如果感染能够控制满意的话，那么过一定时间再进行另一次手术，重新植骨加固定，当然那时候照样还有感染的可能性，有过一次感染的患者，可能始终都绕不开感染这道坎。

一时骨髓炎，终身骨髓炎！

主刀医生的每一句话、每一个字，都犹如晴天霹雳，捶打着肖丽本有些脆弱的内心，尤其一听后续一连串的手术，肖丽吓得眼睛都绿了。她怎么也没有想到短短三个月不到，她居然就要再次接受手术，而且不是一次，而是一次又一次，其恐惧程度是语言无法描述的。

"可是再恐惧，再害怕，再愤怒，又有什么用呢？我还是要接受现实，面对现实,当初受伤时候的危重情况仍历历在目,并不是医生不尽力,伤情的严重,中途时间的拖延,都是可能导致恶果的原因,都是客观的事实。当然追究任何过去的因素,有意义又没有太多意义,反正事已至此,唯有听医生的话了。再一次接受手术。"说到当时的心境,肖丽透出满脸的无奈。

无奈之下肖丽如三个月前一般,再次被推进手术室。三个月前后,并非只是终点与起点的关系,她的心态已经截然不同了,或者说心态已经彻底恶化了。三个月前,肖丽满怀希望进入了手术室,憧憬的是无比美丽而光明的未来;三个月后,带着一种复杂心情进入手术室,其中有失望、痛苦,甚至于还包含有不少后悔。后悔不该去爬山,后悔不该选择金华当地的医院!

手术过程中的情况并不尽如人意,主刀医生切开皮肤看到脓水流出,心马上一沉,脸色立即凝重起来。不过事已至此,只能硬着头皮继续手术。他先去除肖丽所有内植物以及感染骨头之后,看着空落落的缺损区域,越看心里越觉得发毛,骨感染、骨缺损,将来如何平衡?什么时候能平衡?他的心里不断在做斗争。怎么办?怎么办?怎么办?这个问题不断在撕扯着他的内心,他感觉自己遇到了从医以来最大的挑战,何况家属还跟他是多年的好朋友,如何去解释呢?

再次手术的情况还算理想,可是感染很快就又复发了。始终好好坏坏,骨头没有长好不说,伤口总是流脓,流出的脓水带有一股浓烈的恶臭,弄得爱美的肖丽身上总有一股说不出的异味。儿子虽然很黏妈妈,却也经常被她身上的味道吓住,时不时躲得远远的,这对肖丽的打击无疑是雪上加霜。

伤后第十个月,依然是骨不愈合并发慢性骨髓炎,肖丽已经感觉不到一丁点希望了,慕名到很多大医院看过,医生看过之后往往摇摇头就不出声了,不愿接手的意思很明显。之后三年多,一次次清创、植骨,却始终没有愈合趋势,创面不断感染、化脓,骨头外露,肖丽已经完全失去生活自理能力，多方求医未果花费近 60 万元后，完全丧失了活下去的勇气，多次试图自杀。

大概七年前，我正好去浙江绍兴开会，家属特意将她从金华带到会议驻地邀请我会诊，可能家属从网上各种途径了解过，知晓我们团队在慢性骨髓炎合并骨缺损方面有一定的基础和临床研究，早就想到我们医院来就诊，只是一直无法克服浙江到上海物理距离上的障碍。通过细致分析肖丽的病情之后，我感觉到她疾病的复杂性，反复迁延不愈，骨缺损范围较大，实在没有一种方法能够一蹴而就，最最关键的是肖丽的心理相当脆弱，有过多次自杀未遂，因此再手术的风险和难度巨大。

我很客观地跟肖丽及家人分析了她的情况，同时跟他们解释了为啥很少有医生愿意接手的原因，是因为再次手术的失败概率很高，正所谓湿手抓面粉，一旦沾上手便再也甩不掉了。不过我很乐意迎接这个挑战，只是患者和家属都需要耐心，毕竟手术要分四个阶段：第一首先彻底清创，去除感染组织，局部抗炎处理；第二全方位抗感染，覆盖创面，争取早日达到创面愈合；第三局部进行骨缺损植骨；第四，修正前三阶段的遗留问题。每个阶段既相互独立又彼此关联，密不可分，缺一不可。当然重中之重，

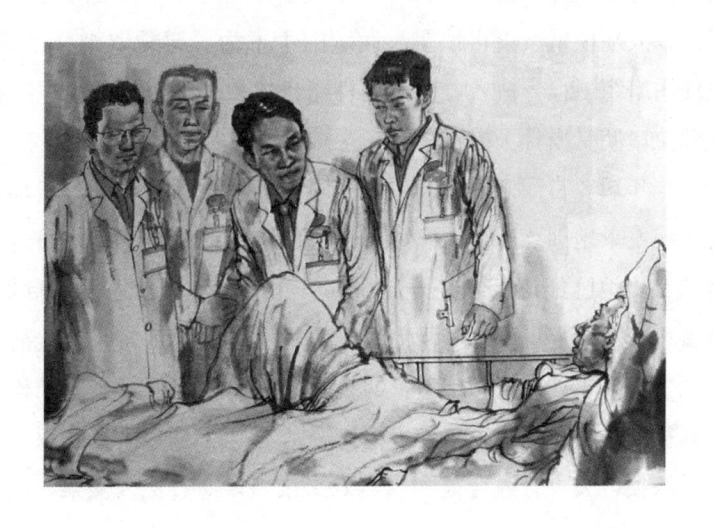

我建议第一次手术一定到上海，到我所在医院去做，第一次手术的成败，关系到后续整个战役的走向，起着决定性的作用。我建议他们回金华好好商量，好好考虑一下，再做决定。

谁知道原本沉默不语的肖丽突然开口了，她说她读书时候就在五角场，对我们单位很熟悉，以前同学们身体不舒服都喜欢到我们医院来看病，每次都觉得医生护士态度很好，技术高超，手到病除，给她留下非常好的印象，她决定到上海博一次，是死是活，拼一把。家人的意见跟肖丽完全一致，都不愿她一直这么痛苦下去，支持她去上海治疗，希望能够找到一条生路。

一周后，各项准备工作就绪，肖丽准时来到上海。住院后的肖丽前所未有地乐观，可能是换了一家医院，换了不同的治疗团队，给她带来了新的希望。入院三天后，我为肖丽做了第一次手术，术中将所有可疑感染的骨头和组织全部清理干净，遗留下的空腔比较大，植入含有抗生素的骨水泥填充。至于遗留的软组织缺损，则等待感染控制后尽快覆盖。第一次来沪治疗，肖丽前后住了一个多月，待创面完全覆盖后再出院回金华。

三个月后，幸运地发现感染完全控制住了，创面也愈合了，我特意交代再耐心观察一个月，目的在于确认感染是否控制，免得盲目植骨容易导致再感染，故须慎重慎重再慎重。后续的手术为了避免取她自己的骨头，我建议使用组织工程骨植入，即应用肖丽自体种子细胞构建组织工程骨植入缺损部位，使受损骨头得到修复，这样可以省去取骨之痛。

手术半年后，肖丽开始进行艰苦的康复训练，每天咬牙行走训练。肖丽经常给我发来她训练行走的视频，让我看她的动作与力度，通过这些视频，可以看出她已经逐渐恢复了正常。一年后，肖丽已经可以自如行走，并且准备重新开始上班。有时候为了证明她已经是个正常人，她甚至会自己开车到上海来复查。组织工程骨的技术不但完美修复了生理结构，胫骨功能也获得完全恢复。传统植骨术仅靠缓慢"爬行替代"，对病患骨不连伴骨髓炎骨缺损，失去骨愈合能力当然效果很差，通过植入支架，负载大量成骨细胞，好比引入大量优秀外援，大大提高骨修复效果。

肖丽经受了一次不期而遇的外伤，让她刻骨铭心，前前后后经历了将近五年的治疗，这五年对她来说是失去的五年，过程异常痛苦和煎熬。疾病尤其创伤，有时候就是如此，需要医者和患者共同配合，才有可能达到完美的康复。肖丽是不幸的，但是她又是幸运的，她已经开始重新走上生活正轨，正常上班，正常出行，她的心理状态也好了许多，已经能够重新去享受一直钟爱的火腿美食。

这就是医者的价值，这就是医者的力量！

#自京返沪居家隔离小记#

早起，从冰箱中取出两片切片面包、一小罐牛奶充饥，因为活动范围和活动量小，不敢过度饮食，而后开始写作。午餐不觉饿，也不愿意折腾，故继续面包果腹，心中暗自惊叹面包真是一种神奇的食物；下午4点告一段落，感觉眼睛不舒适，故决定给自己放松一下，休息一小时，或许是疲劳所致，居然很快就睡着了。醒来后觉得肚子咕咕直叫，赶紧将昨日所剩米饭取出，开始制作蛋炒饭。饭后洗碗刷锅，以前由于工作繁忙，几乎不做任何家务活，现在体会，男人不是不可以做家务活，而是当你明白你不做没有人替你做的时候，自然就会痛快撸起袖子加油干了。

初稿：2020 - 06 - 18　周四　20:26
修改：2021 - 01 - 02　周六　23:15
校对：2021 - 01 - 27　周三　15:43

父爱如山

> 不必羡慕他人的流光溢彩,更不必遗憾自己的人淡如菊。做人,开心最重要。
>
> ——迦钰小语

与祁阳明相识于十年前的一次朋友聚会,说心里话,我其实并不是很喜欢聚会时吵闹的场面,主要原因是酒量相当不好,往往几杯酒下肚就会头昏脑涨,分不出东南西北。我清晰记得当天有手术,手术结束比较晚,当我到达聚会地点时迟到挺长时间了,迟到的好处就是可以少喝酒。虽然我并不喜欢饭局却也不排斥,毕竟聚会也会带来诸多好处,我经常在聚会上收获意外的惊喜,认识某些对你一生都会产生重要影响的人。

可能人生就是如此神奇,在你不经意间会给你送来许多不期而遇的礼物,比如祁阳明就是一个这样的人。祁阳明生于1970年1月,家乡位于福州周边郊区小城镇,作为农村人,父母信奉多子多福,一共为祁家生育了四男一女,阳明排行老三。老三在一个家庭里的位置很尴尬,不上不下,既没有老大的压力,也没有老五的娇宠,他自称最老70后,父母作为普通得不能再普通的农民,对每个子女几乎一视同仁,生下来、活下去即为最高目标。

对祁阳明兄弟姐妹们来说,生活的最主要任务就是帮助家里干农活,而不是学习,毕竟生存才是第一要务。父母没有期望他们通过读书换取功名利禄的想法，在农村想靠读书翻身基本算是小概率事件，他们没有如此奢望。祁阳明勉强坚持到初中毕业，便不想继续读书了，一方面学习成绩很一般，即使再读高中，也几乎没有机会考上大学，他的大哥小学毕业就回家务农了，二哥初中没有毕业外出打工了，四弟同样没有坚持读书，唯独五妹读到高中毕业，考上了护理大专学校，算是家里最高学历，成了全家人甚至全村人的骄傲。

初中刚毕业，祁阳明便跟随老乡到福州去闯荡，经人介绍进入一家鱼丸店打工。之所以选择鱼丸店，是因为他淳朴地希望能够学会做鱼丸的手艺，将来有机会争取自己开一家鱼丸店，安居乐业，这是他人生最初和最高的理想。因为从小缺衣少食，祁阳明特别渴望过上衣食无忧的生活，梦想着有朝一日可以不愁吃穿。作为福州周边农村长大的阳明，打小便被福州鱼丸的美味深深吸引。鱼丸店打工的日子很艰苦，几乎从早忙到晚，毫无疑问他必须从小工干起，抓鱼、搬运、洗刷，什么活脏什么活累，他都必须顶上去干。对于一个未满 16 岁的孩子来说，一天劳累之后，假如能够吃上一两个鱼丸，差不多是他当时最大的享受。

祁阳明很好学，尤其在鱼丸制作方面挺有天赋，虽然老板也会对他进行"技术封锁"，原因很简单，所谓"教会徒弟饿死师父"，有不少工人到他店里学习一年半载，就离开自己在外暗立门户，无形中增加了好多竞争对手。虽然在福州有数不胜数的鱼丸店，但是店与店之间还是有很大不同，如果没有自己的独特配料，那么很容易在无序竞争中被击垮，最后生意肯定会越来越惨淡。所以老板当然希望工人可以维持稳定性，尽可能为他工作更长时间，方式就是有意延长每个工种轮换的时间。所以入职最初很长一段时间，祁阳明都远离鱼丸制作场地，更不要说参与制作鱼丸了。

机会向来留给有准备的人。对于一心想要成为鱼丸店主的祁阳明，通过自己的踏实肯干，慢慢获得了老板的信任。从老板内心来说，与其教会年龄大的员工，还不如教会祁阳明这种年轻人，年轻人暂时没有野心和能力去自己开店，而年纪稍长的则会有很大不同，生活压力比较大导致穷则思变。于是在入职第一年年底，连续走掉了两个技术小工后，老板痛定思痛，改变思路，让祁阳明学习鱼丸制作，这对阳明来说无疑是一件天上掉馅饼的事情。原本正常情况下，差不多要熬到打工第三年才可以参与到如此"机密"的制作工艺中。

祁阳明非常珍惜来之不易的机会，加班加点认真学习每一个步骤。凡事就怕认真二字，认真的祁阳明很快掌握了所有鱼丸制作的诀窍和工艺，当然比起熟练工，他还有很大的提升空间。为了精进手艺，阳明干活特别投入，竭尽全力锤炼着自己的鱼丸技艺。随着技术熟练程度日渐加深，老板给他开出的工资也水涨船高，更是让祁阳明对未来充满了希望，父母也是欣喜有加，觉得儿子终于有了一技之长，至少将来养活自己已经不是问题了。

祁阳明心中给自己定了个小目标，要为老板工作满10年，到那时候再考虑自己独立门户的事情。原因多方面，一是可以回报老板的信任与培养，祁阳明是个懂得感恩的人，这一点在之后的交往中我深有体会；二是可以让自己的技术进一步提高，在现在的平台上多摸索；第三是最重要的，他需要通过打工尽可能多积累一些开店的资本，没有第一桶金想开店无异于痴人说梦。

但是很遗憾，祁阳明没有等来给自己定下的十年之约，鱼丸店老板居然染上了赌博的恶习，一次次在赌桌上输钱，虽然老板娘反复苦苦相劝，老板偶尔会暂时收敛，但是隔不了多久就会故态重萌，开店赚的钱根本赶不上他输掉的钱，老板娘最后无奈而又绝望地带着孩子离开了。失去老板娘的监督与操持，鱼丸店不久后就被老板输掉了，在牌桌上作为战利品被别人接管。新来的老板祁阳明非常不喜欢，做人挑剔、态度恶劣不说，对他们这些熟练工千方百计压榨克扣，也就是既希望牛干活又希望牛不吃草，祁阳明一怒之下便辞工不干了。

彼时的福州街头种类繁多的鱼丸店层出不穷，祁阳明的想法与从前相比有了变化，虽然他手头积攒了不少的积蓄，但是如果要开店的话，估计连店面都租不起，更不要说购买相应的柴米油盐了。再说就是资金足够他也不准备开鱼丸店了。经过细心调查发现，鱼丸店之间竞争太激烈了，且大部分具有同质化，没有不可替代性。每天都有新店铺开张，也有老店关门倒闭，这一行并不那么好做。他没有那么多钱可以随意糟蹋，摸着口袋里的银行卡，想着卡上每一个数字都是自己辛苦赚来的，祁阳明握紧了拳头，不想轻易挥霍任何一分钱。

离开鱼丸店，祁阳明没有着急找工作，此时的他已经18岁，在社会上闯荡三年多，比起学校里18岁的中学生，他的心智显然成熟许多。他告诉自己应该沉下心冷静思考，选准未来的人生之路。留在福州，最多再找另一家鱼丸店继续打工，变化和挑战都不大；回老家，暂时没有合适的工作可以做，十有八九会被父母逼着去地里干活，然后很快就会被说上一门亲事，重复父母那一辈人的生活。

香港曾经有一部片子，由周润发和赵雅芝主演的《上海滩》，在内地收获了无数粉丝，浪奔浪流的上海滩，诞生了无数财富的神话，十里洋场，遍地是黄金，更是个英雄不问出身的冒险家乐园。一个普通的许文强通过自己的奋斗与良好机遇结合，终于让自己人生获得极大改变。《上海滩》播了一遍又一遍，祁阳明看了一遍又一遍，这是他工作之余的最大娱乐享受，在他心中，许文强正是他顶礼膜拜的人生偶像。他决定追随许文强，拼尽全力在上海滩实现自己的人生梦想。

主意已定，祁阳明跟家人商议之后，家人态度很中立，不支持也不反对，因为无法支持，却也说不出反对的理由。阳明将三年来打工所赚的钱分成两部分，三分之二寄给父母贴补家用，自己带着剩下的三分之一，踏上了开往上海的火车。为了生存，祁阳明在上海打过许许多多的零工，用他的话说，只为有口饭吃，哪里还有挑挑拣拣的权利啊，谁给饭吃就为谁干活是最基本的生活哲学。具体从事过哪些工作，他不说我也不便问。

当我与他相识之后，作为福建同乡，我们都爱品茶，偶尔喝茶摆起龙门阵，便会听他讲述他的生意经，渐渐发现他所做的生意实在是太杂了，涉足相当多行业，而互相之间很难找出内在逻辑联系，有时候甚至会让你觉得他根本不是在做生意，而是在过家家。这其中有实业，诸如化工原料、茶叶、汽车配件、瓷器等，也有自己投资的诸如香料、水产、工程、石材等，只要能赚钱，不杀人放火，不贩毒不走私，不违法不违规，全部都会去尝试。祁阳明如是说。

当天的聚会是一个提前约好的饭局，应该是中秋前后。聚会组织者是杭州一位多年的老朋友，目的是要给我介绍一个福建老乡，为此还提前说了许多这个老乡的好话作为铺垫，相信他在祁阳明面前也是这么介绍我的。这个很符合热心中间人的特质，不仅希望可以做红娘，也希望将自己觉得有可能成为好兄弟的两个朋友约在一起并最终成为好朋友，男女之间叫作"做红娘"，那么男人之间的介绍应该也算是另一种特殊红娘。

前面说过了，当天手术衔接出了一些小问题，所以并没有按照预计时间结束，差不多晚了一个多小时，结束已经 6 点 30 分左右了。我便打电话给东道主，告知我到达时间可能要一个小时之后，打心眼里希望能够获得准许请假不去。东道主显然知晓我的想法，一句话打消了我的犹豫，表明请假的申请毫无商量余地，并告诉我无论多晚都会等我，让我务必要到场。话已经说到这个份上了，再不去就显得很矫情了。

等我推门而入，才发现出席晚餐的每个人基本都已经酒过五巡了，他们中有不少认识的朋友，也有完全陌生的朋友，他们有一个共同的特点，那就是差不多已经进入了忘我的状态，说话声音都很高亢与兴奋，话赶话地在高谈阔论。起初并没有人注意到我，本想找个座位偷偷坐下，免得破坏良好的气氛，却被眼尖的朋友发现了。好友相聚，分外热情，熟悉的朋友要打招呼，不熟悉的朋友更要正式认识。东道主很热情，特意陪着我一个个介绍一遍。

"祁阳明，好高大上的名字。牛！"当我拿着祁阳明的名片，轻轻感叹了一下，因为跟我一生的偶像王阳明的名字相同，于是自然对他多了几分好感。我记得当天因为担心术后病人情况，特意申请不喝酒，所以跟每个人都是点到为止，以茶代酒。祁阳明很爽快，端起酒杯就一饮而尽了，并不刻意跟我计较酒的多少。说实话他能给我印象非常深刻，跟他端起满满一杯红酒一饮而尽的豪迈有着极大关系，然后还开玩笑说这杯酒算我欠他的，下次他专门组局让我补上。不得不说祁阳明喝酒的作风让人印象深刻，不偷奸耍滑，不推诿迟疑，为人真性情，一下子让我对这个老乡印象好得出奇。当天晚上跟他一样初次见面的朋友有五六个，其他人聚会过后便再无联系，只有他跟我成了无话不说的好朋友。不得不说缘分确实妙不可言，即使是两个男人之间的友谊。

之后某一天我饶有兴趣地问起他名字的来历，是父母起的还是他后来自己改的。他笑笑说是父母起的，我很惊讶他的父母居然如此有文化，希望他长大之后能够如王阳明一般心向光明，一定是有知识的文化人。祁阳明听后笑得差点岔气，坦诚说他的父母就是典型中国农民，斗大的字不识几个，几乎可算得上目不识丁，起名的缘起就是因为出生的时候外面的太阳很大很明亮。他还继续开玩笑说，如果出生时候赶上下雨天的话，他的名字估计就跟台湾歌手张雨生一样了，说不定就叫祁雨生或者祁阴天了。说完我俩哈哈大笑，瞬间拉近了彼此的距离。

虽然阳明做生意，我做医生，从工作角度我们之间没有任何交集，但相互尊重，君子之交淡如水，相处的分寸拿捏得恰到好处，彼此都很舒服。他不会瞧不起读书人的穷酸，而我也不会羡慕生意人的富足，人生百年，因为选择的路不同，自然会有不一样的生活，每个人只要在自己的人生路上踏实走好每一步，即可抵达梦想的彼岸。我们不必羡慕他人的流光溢彩，也不必遗憾自己的人淡如菊，做人，开心最重要。

阳明父母在福州边上一个小县城郊外农村居住，他对父母非常孝顺，曾经做过很多努力和尝试，希望把他们接到上海一起居住，无奈父母既听不懂上海话，又完全不会说普通话，到了上海寸步难行。后来他曾经动脑筋，想把他们安排到福州城里居住，祁阳明亲自挑选房子，敲定装修方案，谁知道两个老人搬到福州新家住了一个月不到，便"哭着喊着"要回乡下，感觉在福州城里住很不习惯,没有亲戚没有朋友,太压抑了。无奈之下祁阳明只能把老家房子做了翻修,再给大哥安排了一个工作,其实就是在他公司里安排个闲职,拿一份工资,平常就在家里照看父母。这倒也相当合理。

阳明父亲大号祁高山,早年为了拉扯一大家子,吃尽生活的苦头,自从三儿子在上海闯荡出名堂之后,顺带着把一大家子生计都解决了,不只是老大,连老二、老四都在老三的公司里谋职,小日子一个个都过得很滋润。唯独老五不喜欢涉足生意,大学毕业后选择在福州某医院当护士,老公是个公务员,两个人收入虽不高,却怡然自得,算是他们家里最有知识的组合。

阳明在上海滩落地生根之后,便不让父母去地里干活了,仅有的一点土地,由他雇用三个农民帮忙管理和照看,一年收成主要供应家人自用。父母经常批评他乱花钱,最后的收成还顶不上雇人的钱。每一次阳明都跟他们说,自己地里种出来是纯绿色健康食品,吃了对身体有好处,多少钱也买不来,相当划算。即使有人打理,老两口抽空还是要去田间走一走,看看蔬菜瓜果,指点农民如何干活,不亦乐乎。

至于其他时间,父亲有自己的兴趣爱好,排名第一便是喝茶。福建人生活比较悠闲,家里可以没有肉吃但是不能没有茶喝。去过福建的应该都有体会,福建人对喝茶有着特殊的执迷,几乎从早喝到晚。阳明父亲早年喜欢喝安溪铁观音,觉得有一股特殊清香味,随着年龄渐长,口味渐重,就嫌铁观音口味太淡,正好阳明经常给他买来武夷岩茶,口味浓重但是香气更胜一筹,喝习惯了慢慢就上瘾了。只是阳明不敢告诉老爹武夷岩茶的真正价格,否则老先生肯定心疼舍不得喝了;阳明父亲第二大兴趣爱好便是听戏,阳明老家有一个很特殊的剧种叫闽剧,又称"福州戏",是一种已有四百多年历史的传统戏曲艺术,作为中华民族艺术的瑰宝,闽剧居福建五大剧种之首,音乐曲调昂扬奔放、委婉动人,明快活泼的音乐风格和艺术特色,在福州方言地区有广泛的演出市场。明朝末年,昆山腔、弋阳腔等传入福州，与福州地区方言小调逐渐融合，自成一派。老先生在村里头是戏曲活动的积极组织者和推动者，他经常喊阳明做的事情就是捐资支持村里戏班发展。

　　子女都有了出息，对于父母惬意的养老生活有着极大的帮助，他们不仅不需要操心子女的生活问题，相反子女们有各自事业之后，反而更加懂得孝顺照顾父母，一有空都会回来陪他们老两口。当然大部分时间子女们都忙各自工作，主要还是两口子自己过小日子。一般晚饭后阳明妈妈在家收拾碗筷，她的腿脚不是很利索，身体比较虚弱，不爱运动，而父亲喜欢散步，没事时就端一大杯茶，到村头小凉亭跟一帮老朋友谈天说地。时值夏天，天气闷热，每次都会聊到晚上9点多钟才尽兴散场。

　　一天傍晚，阳明父亲如往常一样，饭后跟老太婆打个招呼就出门去了，继续他的散步夜聊。老太太收拾完家务后就打开电视，坐在沙发上歇一会。电视节目没啥意思，调来调去都是她不爱看的，不是年轻人谈情说爱，就是一群看起来性别不明的小青年搔首弄姿，让老太婆非常不舒服，她从来不允许自己的孙子孙女们看这些东西，认为很伤风败俗，啥时候开始男不男、女不女也能够上电视啦？在她的认知里，这是相当不可思议的一件事，为啥电视台不能播放一些正常一点的节目呢？节目太无聊，老太太就靠在椅子上眯了一会，等着老头子回家。

　　也许是白天太累了，或许是天气闷热使人容易犯困，老太太居然睡着了，等她突然之间打了一个激灵醒过来时，抬头看时钟发现已经过了10点。心里想这个糟老头，侃大山侃得忘记时间了，便拿起座机给老头子打电话。阳明为父母都办了一个老人机，便于外出时候联系，毕竟年纪大了。老太太打了好几遍电话，始终没有人接，她心有点慌，赶紧给大儿子打电话。大儿子家就在隔壁，5分钟后便赶到家里，得知父亲这么晚居然还没有回家。

　　大儿子本来不着急，但是父亲电话始终处于接通了没有人接的状态，让他担心会不会出问题了。于是回家喊起两个尚在读书的儿子，让他们帮忙一起出去找爷爷。最后终于在村东头凉亭外一堆垃圾旁发现了父亲。杯子和手机都摔落在边上，大儿子见状大吃一惊，赶紧跑上前去，发现父亲已经昏迷不醒，手和脚都动不了，应该是晚上回家时被过路汽车撞倒了。老大环顾四周，没有看到任何车的踪影，想必已经逃逸了。大儿子赶紧打电话给五妹，向她告知了父亲目前的情况。五妹当场就哭出来了，嘱咐大哥赶紧打120，然后不要轻易搬动他，免得引起进一步损伤，并嘱咐大哥，务必交代120直接把父亲送到她工作的医院，她马上找专家在医院急诊等候。

当初阳明让五妹在福州医院工作，其实也有私心，就是担心父母一旦身体有恙，至少有个亲人能够给予专业照顾。120还未到的时候，阳明在上海已经得知了父亲出车祸的消息，当晚他正在接待几个外地朋友，饭后原本要去歌厅唱歌放松一下，唱完歌如果有兴致还可能继续去吃夜宵喝啤酒。大哥的电话让他马上对一切失去了兴趣，安排公司一个经理全程陪同客户，自己赶紧往上海家里赶，他想让自己尽快冷静一下。坐在车里满脑子回放着父亲一路走来的不容易，对他们兄弟姐妹的尽心尽力，泪水充盈着他的双眼，他根本无法接受父亲发生任何意外。他始终跟大哥和五妹保持着联系，挂念着父亲的安危。

120很快便将阳明父亲送到了五妹的医院，老五找来医院各个科的资深主任，为了自己的父亲，没有什么不好意思。经过一系列快速的急救处理，老先生生命体征得以平稳，然后开始进行细致全面的检查。结果出来很不乐观，拍片显示颈椎骨折脱位伴截瘫、腰椎压缩性骨折、左肱骨近端及左锁骨骨折、左胫骨平台粉碎性骨折，若不是老先生平时身体素质比较不错，有很大可能性当场一命呜呼了。

当晚11点半，我接到了祁阳明的紧急来电。这个电话让我很诧异，虽然我跟他当时已经比较熟悉了，但是从来没有这么晚给我打过电话。电话里阳明非常悲伤地给我讲述了他父亲的伤情，想听取我的意见。我便让他直接把我电话号码给他妹妹，这样便于直接了解病情和沟通。五妹电话里跟我详细进行了汇报，医护之间沟通比较顺畅，我得知阳明父亲没有颅脑外伤，没有生命危险，最主要的一个问题就是颈椎骨折脱位合并截瘫，现在大小便失禁。我便叮嘱她还是时刻保持警惕，车祸伤有时候会伴随许多迟发性损伤，如果生命体征平稳，就抓紧把他转到重症监护室，严密观察。交代完，我又给阳明打去电话，不仅是作为医者，更是作为朋友，将他父亲的情况跟他交流了一下，劝慰他不必太着急，目前情况稳定，暂时不会有生命危险。虽然我知道让他今晚放宽心是不可能的，但是或许能够让他的着急程度略微缓解一点吧。

第二天早上9点多，我刚刚查完房回到办公室，正想给祁家老五打个电话询问一下老爷子的病情，却看到两分钟前阳明刚刚打过电话给我，我赶紧给他回拨。他告诉我他已经回到福州，此时正在去医院看望父亲的路上，他有个大胆想法，如果父亲身体情况允许，他想把父亲尽快转院到上海治疗，问我是否可以提供帮助。我告诉他此时转院有风险，应该再平稳一下，同时如果他愿意过来，我当然会全力以赴提供帮助。

据说祁阳明到了医院之后，马上与为父亲治疗的专家团队进行了全方位沟通，并通过自己的各路关系，邀请了福州市内不少大医院专家来病床旁会诊，他想多多听取专家意见，为父亲筛选出最合理恰当的治疗方案。每个人一生都只有一个亲生父亲，不可能有第二个，如今他想要倾尽所能、竭尽所有去拯救自己的父亲。在他心目中，父亲的养育之恩，比山高、比海深。

老祁的伤情确实相当严重，学医的老五心知肚明，三哥来之前，她自己或者通过单位的同事，已经征询过许多专家的意见了。大家反馈回来的信息都不是很乐观，担心后续颈椎高位截瘫会带来一系列并发症，尤其是肺部感染等，随时有可能导致老先生出现生命危险。

听了那么多专家的会诊意见，阳明组织全体家人开了一个家庭会议，老妈平素身体不好，为了避免节外生枝，家庭讨论会没有请老妈参加，由阳明主持。阳明要求每个人都一定要发言，表明自己的意见。老五首先介

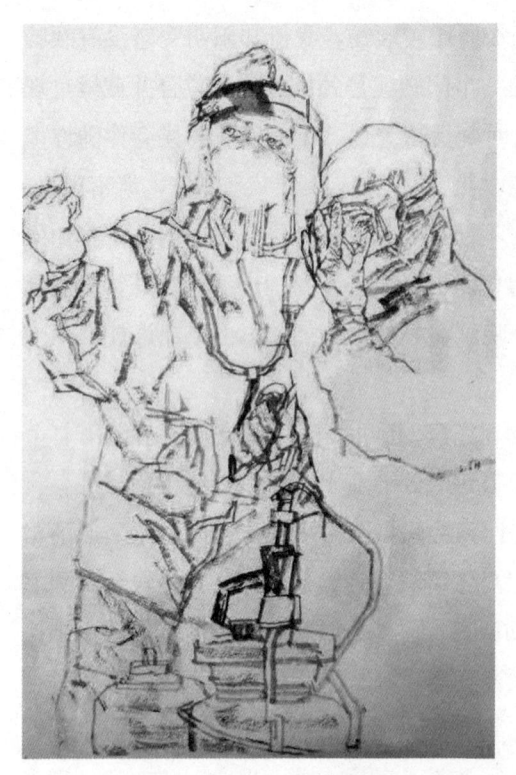

绍了父亲的情况，认为自己所在医院肯定不能负担父亲救治任务，最好转到福州市最好的大医院，治疗效果才有保障，但是具体哪家医院合适，恐怕还要再去仔细找一找比较比较，关键必须有专家肯接手、能接手才行。兄弟姐妹们七嘴八舌，却始终没有讨论出个明确的方案。

等大家都表达完自己的意见，祁阳明才最终一锤定音，他把自己想了一夜又想了一路的方案，跟兄弟姐妹们透露出来，他要把父亲转院到上海去治疗，不是不信任福州的医院，而是因为一时半会不见得能够找到合适的医院和专家，与其茫然等待和盲目寻找，让父亲有可能陷入更加不可预知的危险，不如直接转到上海，找自己熟悉的大医院大专家，如此一来更加有保障。阳明虽然是家中老三，却是家中除了父母之外的支柱，当他发表完深思熟虑的意见之后，兄弟姐妹们纷纷点头同意，没人有反对意见。

家人意见统一之后，阳明立即交代公司助理协调航空公司。起初想包下头等舱，但是班次对不上，最后阳明决定包机送父亲到上海。于是当天晚上就把老父亲从福州送到了上海，住在了我的病床上。从福建包机送亲人到上海看病并不少见，这些年，老祁是我遇到的第五个病人，包机花费肯定不是普通人能够承受的，却足以看出亲人危难时刻，许多人都会为了家人的健康慷慨解囊。

背靠强大的治疗团队，老祁在上海的治疗非常顺利，虽然是朋友，虽然是专程赶过来，我还是跟阳明进行了非常深入的术前谈话与交流，越是朋友，越要让他理解，一切必须按照医院的规矩来执行。有时候有些所谓的朋友，打着朋友旗号，提各种各样无理要求，严重影响治疗顺利推进，我必须有言在先，提前打好预防针。谈话出奇顺利和快速，听完我全部的交代，阳明就说了一句话：既然送到这里了，全权听从您的安排，一切后果，我们承担。

得到阳明的肯定答复，我便着手安排老爷子的手术治疗方案。按照轻重缓急的原则，首先解决最主要的矛盾——颈椎骨折伴截瘫。到院第二天便为他施行了颈椎前路手术，解除压迫，减压后固定。颈椎术后第二天神经功能障碍的平面便开始下降，不仅给了阳明兄弟们极大的安慰，也给了治疗组相当大的信心。颈椎问题顺利解决，对肺部护理是一个非常巨大的利好，转运也会更加方便。后续又为他安排了两次手术，上肢锁骨、肱骨近端和腰椎骨折一次性解决，下肢手术则放在最后实施。蚂蚁啃大象，我们希望通过一次次小而精准的手术，慢慢解决老祁的创伤，不希望过大的手术对老先生身体造成太大打击，这也是损伤控制的理念。

三阶段六个手术，前后大概用了三周不到即宣告完成。为了进一步促进神经恢复，跟阳明商量后，决定将老祁转去下属康复医院做高压氧治疗，希望能够对老先生的神经恢复有帮助。老祁在康复医院做了三个疗程高压氧之后，大小便也逐步好转，双下肢肌力奇迹般地慢慢恢复，同时自我咳嗽能力全面正常，肺部更是从来就没有痰液淤阻。在上海的每一天，病情都在不断好转之中，让老祁开心不已，唯一不开心的就是越发思念家乡了。考虑到老祁已经离开福州三个多月了，符合回老家条件，再说老五医院做后续康复理疗完全没有问题，便按照他们老家传统，选择一个良辰吉日，安排救护车护送老祁回福州了。

老祁回去后，老五经常会跟我电话汇报、沟通治疗方案，半年不到，老祁便基本恢复正常了，虽然还遗留一些诸如左足肌力和感觉减退，偶尔有便秘之外，其余功能都很不错，家人感到非常满意。我们常说好人有好报，对于老祁来说，正是他教育了一个好儿子，在他面临生死危急时刻，愿意拼尽所有，不计较金钱得失，为了他的健康全力以赴。

所以老祁不需要感谢任何人，他所要感谢的是他曾经用心教育儿子一心向善的善意。

#自京返沪居家隔离小记#

临近傍晚，一同去北京开会的专家发来一张截图，告知我们北京开会的四季青区域现在被列为中风险地区，是因为周边又发现了两个病例，不过虽然都在海淀区，但相隔甚远，大家并不担心。不过按照以往疫情防控的要求，估计短期内都不可能在老地方集中开会了，毕竟减少聚集是基本要求。夜读一个关于直觉与专业的故事，国学大师王国维博学多才，早年在南书房行走，与溥仪是亦师亦友的故交，或许是博览群书之故，王国维自诩善于鉴宝与收藏。有一次他兴冲冲拿着一件好不容易花大价钱淘来的宝贝，与溥仪一起鉴赏，谁知道溥仪看了不过3秒钟，便告诉他是赝品。理由很简单，他自幼在皇宫里长大，见多了各种稀世珍品，无需复杂的鉴定程序，直觉就能够让他判定真假，后再经他人仔细鉴赏，果然是赝品。此事令大师王国维赞叹不已。溥仪靠直觉，王国维靠专业，但是专业学得再精通，可能都不如长期耳濡目染熏陶出的直觉吧。

初稿：2020-06-25 周四 20:05
修改：2021-01-05 周二 10:24
校对：2021-01-27 周三 16:32

爱的传递

> 普通人的生活,从表面看来没有任何不同,实则早已暗流涌动。
>
> ——迦钰小语

老谢,江苏盐城人,时年55岁,苏北某著名纪念馆馆长,大学时所学专业是中文,琴、棋、书、画样样精通,尤其写得一手好毛笔字,日常工作压力不大,生活非常悠闲喜乐。老谢夫人原来学护理专业,毕业后当了十多年护士,一步步从基层做起,一直当到医院护理部主任,但是平常身体不是很好,47岁时曾做过一次子宫肌瘤手术,52岁便以身体原因申请提前退休了,当然她的提前退休与老谢或多或少也有关系;夫妻俩有一个独生女儿,29岁,已婚,在当地最好的中学做语文老师,从小接受老谢熏陶,爱好读读写写,文艺气息十足。

老谢与我之前并不认识,完全没有任何交集,之所以后来成为我的病人,是因为他的女儿小谢通过网络向我咨询她父亲的治疗方案。在为老谢治疗过程中逐渐相互熟悉,深入交谈之后,我发现虽然他偏安一隅,却是一个很有思想的人,对许多人和事都看得很通透,细细品味有许多可学习、可借鉴之处。

网络是一个很神奇的东西,是不少病人了解医生的重要途径。大概从2008年开始,我在某医生平台上开通了属于自己的个人网站,主要发布一些自己写作的科普文章，诸如骨折致病机制、治疗方案、注意事项与康复要点等，间或发一些团队最新研究工作，闲暇之余也会接受患者的网络咨询。网络咨询有很多弊端，非直接接触会导致彼此交流存在障碍，如果问诊不仔细可能会导致诸多误会。但是好处也很多，能够让患者通过专业特色了解自己的病情。

说句通俗一点的话，可能你听闻某个专家能够治疗你的疾病，于是用上浑身解数、费尽千辛万苦挂了一个他的专家号，排队数小时，见面3分钟，告诉你这个毛病他看不了，其中浪费的精力、人力、物力是无法简单用金钱衡量的，毕竟还可能因此耽误疾病治疗，并打击本已脆弱的内心。更重要的是网络咨询可以避免患者无谓和盲目地奔波，有助于找到更直接对症的专家，结果就是更精准解决自己的疾病，对医患双方都有益处。

如果没有记错的话，十余年间，我回复的网络咨询患者超过4000多人，个人网站点击率超过了400万次，算是一个比较不错的成绩，而且最关键的是这些咨询全部免费，患者或者家属不需要支付任何费用。我坚持每个患者的问题都由自己亲自解答，与某些专家开通后由学生代劳不同，我担心学生的回复不准确或者与我的方案有偏差，造成不必要的误解就得不偿失了。网络咨询的患者有不少最后转到上海来找我看病或者开刀，由于这部分患者的病情往往都比较复杂，前期已经经历过多次手术，患者的苦闷、家属的纠结，都给我留下了非常深刻的印象。

大约八年前，某天晚上我刚刚登录网站，发现一名新增的咨询患者。之所以记得那么清楚，是因为咨询者使用的网名很直白，就叫豆豆爱爸爸，这便是老谢的女儿。她的咨询内容应该是我看过的全部咨询当中整理得最好的，从受伤时间、受伤原因、治疗经过，包括第一次、第二次、第三次手术以及每一次手术父亲的情况、心理变化都完整描述，可谓逻辑清晰、内容详尽，某种意义上相当于我虽未见患者，就已经直截了当地了解了整个病情的来龙去脉。当时还在心里暗暗称奇，是什么样的家属才能写出如此的咨询内容，文字功底实在了得！

对老谢来说，如果没有 50 岁开春的那场车祸，他的工作依然会四平八稳，生活依然会悠然自得。都说 50 岁是人生一道坎，此言对老谢来说一点都不虚，当然，每一场不期而至的意外发生都会让人猝不及防，由此而产生的后果更是让人浸透骨髓。老谢夫人与他同龄，年轻时长相甜美、温柔可人，经人介绍相识后老谢便穷追不舍，终结成正果。婚后生完孩子身体便一直不好，四处求医，常年病恹恹的，但因本身学医出身，她平常很注意自我的保养。40 多岁时体检查出子宫肌瘤，经常不明原因出血，医生担心未来有恶变可能，保险起见建议她做了子宫切除术。

讳疾忌医这个事情不只是古时曹操才有，据说一代名医华佗还因此死于曹操的多疑个性之下。当然也不只是非学医人士才会恐慌，很多学医的更加会讳疾忌医，对于疾病喜欢像鸵鸟一样埋起头来，似乎不去想不去看，疾病就不存在了一般。我们还是应该秉持唯物主义科学观，客观面对每一个疾病问题。谢夫人虽然学过医，但是对自身状况却无比担心，手术前担心麻醉不顺利，担心手术有意外，担心肿瘤有恶变，当手术过后，她又开始担心肿瘤何时会复发，复发之后该如何解决。

医生对谢夫人相当耐心，一个单位的同事，自然应该给予更多的关心，何况还是医院的领导呢。主治专家经常给她宽慰，告诉她肿瘤的性质为良性，目前手术后恢复良好，应该不会有她所担心的问题，希望她能够放松心态，勇敢面对。医生的解答每次都能够起一段时间作用，稍微缓解一下她的焦虑情绪，可是不久之后便又"涛声依旧"了。久而久之，谢夫人心理负担日益加重，压力越来越大，经常整宿整宿睡不着觉。

夫人的病情时刻牵动着老谢的心，两个人风雨同舟、相濡以沫 20 多年，共同生育了聪明、懂事的女儿，家庭美满幸福，对老谢来说，如果妻子身体好一些，那就是人生赢家了。当然，作为当地非常著名的纪念馆馆长，时常接待来自各地的代表团，朋友自然众多，于是拜托各路好友，帮他寻找对症的专家，不论是妇科的还是心理方面的专家，都去就诊过不少。不过如此一来，老谢既要忙工作，又要操心夫人的疾病，每天晚上陪着夫人睡不好，精神状态受到很大的影响，只是作为家中的顶梁柱，他一直都在努力负重前行。

老谢50岁生日时，一家人好好为他庆祝了一下，许愿时他在心里默默祝愿，希望妻子的病能够慢慢好起来，这是他人生半百最迫切的愿望了。但是事与愿违，谢夫人的情况依然还是时好时坏，妇科手术的情况一切良好，最主要就是心理这一关总是过不去。对于夫人的情况，老谢很清楚，如果能够找到妇科专家，给她开具一些药方或者治疗方案，那么身体只要有些微舒适，自然心理上就会得到极大缓解。虽然主刀医生说过她的身体其实根本没有太多问题，关键是年龄有点敏感，本来这个年龄对于女性就是多事之秋，体内激素水平在剧烈变化中，又碰上这么大一个子宫切除手术，这样一来无异于雪上加霜。她总觉得自己没有子宫，不是一个正常的、完整的女人，常常自卑、情绪低落，因为她是家里三个人当中唯一学过医，她说的话无人可以反驳。

春节过后的某一天，老谢接到一个到临近城市出差的任务，要跟对方探讨一些纪念馆业务拓展和定期派人参观学习的合作。这件事对于纪念馆的发展相当有好处，150公里以内的路程，老谢都喜欢独自开车，同时中途正好可以去拜访一个专家，据说这个专家对妇科术后的综合调理很有水平，他想正好可以替妻子去寻医问药一番。工作上的事情办理得很顺利，与当地文旅局相谈甚欢，达成了一系列合作事项，当地未来将把他的纪念馆作为一个定点学习场所，定期组织人员过来参观学习，这无疑极大提升了纪念馆的拓展空间。尤其他所在的这个纪念馆，主要纪念一位在中国历史上做出过巨大贡献的名人，如何让更多人知晓他的功绩、学习他的精神、缅怀他的爱国情怀，正是他这个馆长的职责所在。

吃过工作午餐之后，老谢便踏上归途。高速公路非常畅通，他带着愉快的心情往此行的另一个目的地驶去。出发前他还特意打了一个电话给妻子，跟她报告了一下自己的方位和工作进展，并且跟她说马上就要去拜访专家了。妻子听了很高兴，嘱咐他开车注意安全，不要太着急。妻子身体出问题之后，她对于一切能够调理身体的专家或者药方都感兴趣，同时对老谢的依赖也更加强烈了，每天定时要联系很多次，得到明确答复之后才放心，假如电话联系不上的话，她就会一直打到接通为止。有一次上级领导来检查工作，老谢陪同检查不方便接听，提前把手机调成静音，等到送走领导，一看手机上有三十多个未接来电，二十几条短信，都是夫人的，赶紧拨了回去，夫人已经泣不成声，担心他出了啥事情呢！

从此之后老谢留了一个心眼，凡是遇到可能接不上电话的场合，便会把自己的手机交到助理手上，嘱咐凡是夫人的来电一律第一时间接听，并告知一下他正在开会不便接电话，这样一来就会避免许多误会，至少夫人的焦虑能够缓解许多。老谢对夫人的爱，虽然历经二十余年依然甜蜜如初，是岁月沉淀之后的历久弥坚，夫人的病情，身体与心理的双重压力，他完全没有预料到，他就是希望自己能够力所能及地陪她到老吧。好在他们乖巧懂事的女儿豆豆（后来才知道豆豆是他女儿的小名）自小学习优秀，长相端庄，为人孝顺，毕业后主动提出回到老家教书，为了就是一份父母在、不远游的传统思想，因为住得近，每周都会回家陪母亲散步、谈天，帮助母亲尽可能多地转移注意力。

从出差地回到距离老家70公里处，老谢驶出高速公路，赶往朋友所介绍的专家地址。老专家早年在南京某三甲医院坐诊，医治过诸多疑难杂症，退休后原单位返聘工作几年，渐渐厌倦了一成不变的工作，便急流勇退，一方面觉得自己该给年轻人腾地方，另一方年龄渐长，也想让身心彻底放松一下。作为从老家走出去成名成家、德高望重的著名教授，当地政府很尊重他，逢年过节都会安排专人去南京拜访他，毕竟经常为老家人解决看病问题。得知他退休后不愿意一直待在大城市，便积极为他在老家专门修建了名医工作室，既可以供家人居住，还可以带教一下当地县医院的医生，同时兼顾着给一些慕名而来的病患提供服务，一举多得。

作为老一辈的专家，老先生跟现在的年轻专家有很多不同之处，现在的医生看病时更多依靠仪器协助诊断，而老先生则主要依靠自己的经验进行综合判断。人体是一个高速运转的精密仪器，有时候先进设备对某一个组织器官能够提供非常精确的诊断，但也会让医者不知不觉中过于关注局部的病症，而忽略了疾病的整体观。

老专家在当地很有名气，出了高速口便是收费站，当老谢提起专家的名字，收费员立即熟练地告诉他，直行3公里之后，遇到红绿灯右转，再走4公里左转，即能看到一栋三层小楼，墙外爬满绿色的爬山虎便是。由此可见，经常慕名而来的外地患者应该不少。来之前老谢专门研究过专家的情况，对他充满敬意和好感，收费员的举动更让老谢对专家的好感度一下子又提升了好几个等级，说明他在当地确实人缘很好。

按照收费员的指引，老谢很顺利就找到了那一栋爬满绿色爬山虎的三层小楼，一楼入口处写着某某名医工作室的牌子，显然是当地县政府特意聘请并颁发的，是对老专家医疗水平的一种官方认可。因为之前有当地朋友引荐，所以老专家特意在家等着老谢的到来。为了既不增加退休后的工作负担，又能提高看病的准确率，老专家一天只看两个病人，早上一个，下午一个，对于老谢此类远道而来的就医者无疑是相当大的利好。假如你驱车上百公里去找专家，却发现专家可能都给不了你10分钟，那时候的心情肯定非常失落。

老谢将夫人近几年的看病记录与检查资料，按照时间顺序一一向专家展示。专家很细心，在某些小环节，认为有必要时还会打断老谢，让他仔细说清楚，为的是有个全面的了解。当老谢将夫人的全部情况介绍完毕之后，专家又跟他深入探讨了一些生活上、工作上可能对她产生影响的关键事件，尤其了解到老谢夫妇曾经在养育女儿豆豆之前生育过一个男娃，当时两口子工作都比较忙，孩子从小便送到乡下由老谢母亲帮忙照看，夫妻俩抽空就回去陪伴一下，那个时代带孩子都是如此，等孩子长到需要读书时才接回城里。农村人带孩子是粗线条的，3岁多能够自己走路时，老谢母亲便时常带着孩子到田里玩，一次不慎跌入河中淹死了。

当时老谢夫人正怀着豆豆，听闻噩耗立即晕倒了，处理完孩子的后事，老谢夫人有好几个月不吃不喝，一直住在医院里保胎，无人在场时经常偷偷哭泣。经过老谢和亲朋好友反复劝说，为了腹中孩子，她努力振作起来，但是丧子之痛对她的打击实在是相当巨大，即使豆豆的降生也未能舒缓她内心的自责，反而看着豆豆就会想到死去的孩子。

老专家了解完全部患者情况后，主动提出跟老谢夫人通一下电话。治病更需治心，有时候医生语言上恰到好处的安慰，胜过所有的灵丹妙药。电话中，老谢夫人一五一十地将自己身上的不舒适跟专家做了描绘，比如经常觉得脖子里有东西，检查后却又什么问题都没有；有时候觉得肚子里好像长东西了，怀疑是子宫肌瘤转移或者复发了，医生检查一番最终告知完全不存在，她作为学医之人又很确定自己的病症是确实存在的，但为她看病的医生觉得她所言非实，此种矛盾让她更加痛苦与郁闷。

老专家不愧是行家里手，通过自己的专业判断，为老谢夫人进行了全方位的解答，很耐心很到位，老谢在一旁为老专家的每一个观点击节叫好。老专家不像以前的某些专家对其夫人一味否定，而是肯定之后的细致入微剖析，对于老谢夫人这种有丰富医学背景的，讲道理比起批判似乎更加有作用。老专家与老谢夫人充分沟通之后，为她制订了一个整体治疗方案，这当中有中药调理，有康复理疗，还有让她自我调适的心理抚慰。总之老谢是带着对专家的无尽感激和满满收获踏上回家之路的，他既感谢老专家，也感谢牵线的朋友，更为夫人找到一个对症的专家而开心不已。

回程路上，老谢心情很轻松，高速路上车不多，视野开阔，能见度好，距离家越来越近了。由于一天行程满满，让年过半百的老谢还是感到很有些疲劳，当车行驶到县城的高速路出口时，突然电话铃响了，高速路上不接电话是老谢的原则，他用眼角瞄了一下手机，是夫人的电话，想想快到家了，他便降低速度把手机摁掉了。摁掉电话之后没多久，铃声马上又再响起，还是夫人的电话无疑。担心夫人有急事，老谢想接一下电话报个平安。有人可能觉得奇怪，老谢夫人明明已经知道老谢在回来的路上，肯定在开车，为何还要如此坚持不懈地打电话呢？

"说句心里话,其实是我自己的问题,不能怪我夫人。夫人给我打电话,并非是她想要这样做,她完全无法控制自己的内心焦虑,作为我来说,我应该选择更安全的方式,至少应该在紧急停车带上把车停稳再接电话,就不会有意外发生了。"说到当时的情况,老谢并没有推卸责任,还是一人承担,"就在我接电话的瞬间,后面有辆卡车突然加速冲了上来,我一下子心慌了,脚下一哆嗦,车直接向着边上的防护栏冲了出去,一直撞上了路旁的防护林,安全气囊瞬间就弹开了,我马上就昏死过去,然后就啥也不知道了。"

路过司机发现出车祸的老谢,马上打了急救电话,120赶到后第一时间把昏迷中的老谢送到了医院。经过急救医生的紧急抢救,老谢苏醒了过来,一过性的昏迷完全是由于头部与安全气囊的碰撞导致脑震荡,并没有造成严重的颅内损伤,但右大腿剧烈的疼痛差一点让他再次疼昏过去。夫人和女儿接到消息赶到医院,正好看到老谢苏醒了,否则她们不知道会有多担心。

"获悉父亲出车祸的瞬间,我正在给学生上课,校长打断了我,告知我这个消息,我一下子整个人就呆了,我不知道为什么老天爷对我如此残酷,母亲的病情已经让我们家几年来很少有欢声笑语了,父亲一个人陪伴着母亲,心力交瘁,如今父亲再遇车祸,我就像坠落到万丈深渊。"豆豆在文中讲述了父亲出车祸她瞬间的悲伤心迹。

老谢当天晚上就在急诊抢救室度过的,因为重症监护室暂时没有床位,一直到第二天早上才转入ICU。医生当天就在监护室给他打上了右下肢的骨牵引,稳定骨折的同时可以维持下肢力线,同时可以止痛。三天后确认完全没有合并伤之后,老谢便转到了骨科普通病房。老谢出车祸之后,老谢夫人全身心放在他的身上,反而淡忘了自己的疾病,似乎状态还好了不少,算是豆豆悲痛之外的一个意外收获。用老谢夫人的话说,以前都是老谢照顾她,现在轮到她来照顾老谢了。

手术前医生向她们详细介绍了手术方案与优缺点,其中最担心的一点就是老谢骨折断端的粉碎程度太厉害,伴随而来的骨缺损肯定需要二期再行植骨。当时医生也有过一期植骨的方案,又担心植骨会引起不必要的并发症,再说虽然粉碎,但也并非完全没有机会愈合,有时候需要看运气吧。最后为了避免对骨折断端的过多骚扰,医生为老谢选择了微创钢板植入的方式,期望通过对局部血供的保护达到满意的骨折愈合。术前的沟通非常良好,担任主刀的是当地骨科一把刀,具有非常高超的手术技巧,社会美誉度很高,但凡当地有点关系或者有点难度的手术,都愿意请他出马。

"当看着父亲从病房被接走,进入手术室,我的心一下子揪成一团,如果说可以用我的健康去换取父亲的手术成功,我愿意……当我们经历3个小时无比难熬的等待之后,看着父亲被缓缓推出手术室,苍白的脸上写满痛苦,右大腿绑上了厚厚的纱布,我和妈妈的心都碎了,彼此相拥而泣。但愿父亲的伤病能够尽快云开雾散。"豆豆清晰表达了第一次手术之后她的心情,我真正见识了她的文采,就是她父亲入院之后,她在10天的时间里,把我们一本家属留言册,一个人写了大半本。护士长有一天将它展示给我看,我很震撼,不过因为时间久远,当时忘记拍照或者把它留存了,又经历过病房搬迁,估计已经遗失了,想来非常遗憾。

第一次手术过后,从三个月开始,老谢被诊断为骨折延迟愈合,毕竟受伤时就已经有了大范围的骨缺损,这个时间段出现骨折延迟愈合是正常现象。豆豆给我的留言中也明确表述了家属对出现这个情况的理解。当然从当时医生的谈话中,显得有些模棱两可,可以手术植骨,也可以等待继续观察。当医生提出如此建议时,我想都不用想家属肯定选择等待,这是中国大部分患者和家属的共同思维。如果医生不是斩钉截铁告诉他们手术是唯一出路,而尚存在可供选择的非手术治疗时,大部分的患者和家属都会选择继续等待。

于是一个月、两个月、三个月……每个月去复查,医生都说情况有好转,可以继续等待,而且提出再手术的要求也不像之前那么强烈。原因是多方面的,其中很重要的一条就是随着时间推移,治疗效果的不理想会削弱医生选择治疗方案的决心，医生也希望通过适度锻炼，让老谢粉碎的骨折获得愈合。

但是不幸该来还是会来。第一次术后十三个月，一天早上老谢起床去上厕所，虽然骨折没有愈合，但是从术后第三个月开始，老谢已经可以扶拐下地行走了。当他从马桶上要站立时，可能速度有些快，只听右大腿内"砰"的一声巨响，他感觉到一阵剧烈的疼痛传来，迫使他只能再次坐到马桶上。他有一种不祥的预感：右大腿的骨头估计又断了。他赶紧高呼夫人过来帮忙。老谢受伤后，为了方便照顾，豆豆和爱人也一起住回娘家，就是担心妈妈一个人伺候不动父亲。于是妈妈和女儿、女婿赶紧把老谢送到医院，起初豆豆不让母亲跟随，但是母亲无论如何要跟着一起去。

"起初不让妈妈陪着去医院，是怕她担心，但是妈妈说，如果让她留在家里，她会更加担心。一路上父亲咬紧牙关，努力克制着不让自己叫出声来，我用手抚摸了一下他的额头，希望帮他擦去脑门上的汗水，就如同小时候感冒发烧时，他抚摸我一样。我对父亲轻轻说，如果感到疼就叫出来。我能够体会到父亲内心的煎熬与无奈。妈妈一直用手抓住爸爸的手，似乎在担心随时可能失去父亲一样。"豆豆对老谢再次受伤的描述，细致入微。

拍片的结果让一家人再次跌入深渊，不仅钢板断了，骨头也断了，骨头长期没有愈合，每天负重行走，对骨折部位就是一种持续的微动力量，水滴石穿，位于骨折部位的钢板自然出现疲劳，再加上一定的瞬间暴力，便很容易导致断裂。打个不一定很确切的比方，给你一块钢板，让你每天持续不断地做折弯动作，一段时间之后，钢板的断裂是必然事件，只是时间长短而已。

钢板断裂一下子让原来的纠结变得没有必要了，主刀医生拿出相当坚决的治疗方案：重新手术，去掉断裂钢板，更换髓内钉，同时行局部植骨。主刀医生的方案完全正确。老谢一家人也将病历资料发给省内省外的朋友，反馈回来的信息跟主刀医生的方案完全一致。本来还想转到南京或者上海的想法，立即就被否定了，毕竟太过于折腾了，能在当地治疗，当然还是留在当地好，人头熟不说，家里人照顾也方便。

　　第二次手术经过主刀医生完善的准备之后如期进行。医生为老谢去掉断裂的钢板，然后用一根长长的髓内钉植入到股骨髓腔内，取了一侧的髂骨填充进去。植骨很充分，基本上达到360度全方位无死角植骨。手术结束后，老谢犹如鬼门关走了一回，骨不连手术因为涉及很多暴露，会导致局部出血多，有些年轻医生没有意识到骨不连的风险，甚至不备血就去盲目开刀，有时候会有很危重的后果发生。好在老谢的主刀医生很有经验，为他术中使用了自体血回输，术后能继续输血。

　　短短一年里的第二次手术，让老谢元气大伤，尤其是骨不连的手术历时五个多小时，让他和家人们都心有余悸，前后输血近4 000毫升。术后的老谢身体虚弱，好长时间都觉得头晕眼花，提不起精神。不过幸运的是，手术效果似乎还不错，术后3周拆线时，已经可以主动抬右大腿。这算是一个不大不小的好消息，老谢也很振奋。

　　不过好景不长。半年后，老谢植入骨不连端的骨头出现了一定程度的吸收，骨头虽然有愈合，却一直遗留一道比较大的裂缝，让他和医生都备受煎熬。但比起之前的情况已经好了不少，当然有了第一次手术的前车之鉴，医生很坚决地建议老谢尽快再接受一次局部植骨手术，认为经过第三次的植骨手术之后，老谢的骨头差不多就可以大功告成了。

　　考虑到局部植骨手术是一个小手术，老谢与家人商量后认为还是宜早不宜迟，不想因为犹豫不决导致第二次恶劣结果的发生，便在第二次手术后第八个月接受了第三次局部植骨手术。第三次手术并不大，医生对局部的裂缝进行了硬化骨切除加自体髂骨植骨术。老谢也恢复很快，一家人都等待着老谢重获健康。但是意想中的好结果没有到来，骨头依然是骨不连，裂缝没有完全长上，老谢深受打击，虽然他也能扶拐行走，只是走快了、走多了还是有比较明显的疼痛。

　　"父亲受伤已经接近五年了，骨头始终没有长好，一直是我们一家人的心病，我们了解您是骨不连方面的专家，渴望您能给我父亲一个机会，让他未来可以像个正常人，不必依靠拐杖走自己的人生路。这是一个女儿对父亲最大的心愿与祝福。"如此感人肺腑的咨询函，看过老谢的病情之后，我还是有相当大的把握的，便与她约定好了具体时间，让老谢转到上海办理住院手续。

手术前我与老谢进行了多次很深入的沟通，并对他的治疗方案与他及家人反复沟通，综合他的实际病情，最后决定采用比较经济实惠的手术方案，不更换髓内钉，而是在骨不连端增加一块小钢板并再次植骨。我的导师张教授早年独步江湖就是以治疗骨不连为独家特色的，2001年我们已经在央视《健康之路》做过骨不连的电视节目，虽然现在很多医生都在做骨不连，都在植骨，但可能并没有领略到我们团队的植骨策略精髓，至今我们一直保持着很高的骨不连手术成功率。

老谢在上海接受的手术跟他第三次差不多一样大，但获得了完全的愈合。我有一天看到豆豆在她父亲住院期间，作为陪护写下的对父亲治病的点点滴滴，感人至深。虽然我对没有及时将这些资料进行保留略感遗憾，可是每个医者的快乐，并不是只停留在纸面文字之中，而是来自患者康复后实实在在的体会。

"经此一劫，夫人多年的疾患完全康复了，她说她看到我经受伤痛依然如此坚强，便突然间顿悟了，不再陷在自己过往的疾病中无法自拔。所以您拯救的不仅是我的健康，还有我们一家人的幸福。"老谢如是说，我却笑他过于夸张，我只是做了一个医生的本职而已。

想起一句很有意思的话：或许会有人给你幸福，但我给你的是满满的爱。

#自京返沪居家隔离小记#

早起大雨，天气闷热，写到今天已经第十七篇了，细细一算，一不小心又写了将近15万字，距离整部书完工只剩下三篇正文和一篇后记了。很多时候面对一项艰巨任务时，必须用一下阿Q的精神胜利法，时不时激励一下自己，才会感觉胜利就在前方，才会让自己信心倍增，每一次快坚持不下去的时候，便需要给自己多一些正向的鼓舞。临近中午，自己张罗午饭之后，突然感到一阵困意袭来，梅雨季节大抵都是如此吧。记得1994年读书时候，最难熬的就是梅雨季节，天气闷热潮湿非常难受，总是昏昏欲睡，很少有人上课不睡觉的，只是长短不一而已。不想搞疲劳战术，于是决定暂停不写，上床午休。更好地休息才能更好地战斗。醒来能量满满，继续战斗。

初稿：2020－06－27 周六 21:04
修改：2021－01－06 周三 16:22
校对：2021－01－27 周三 17:12

一次高原行，一生高原情

> 每个人一生所追求的除了自身价值的体现，还有对于心灵无限自由的渴望。
>
> ——迦钰小语

高原，在很多人印象里，是一个特别神秘的地方，向往、期待并有几分说不出的恐惧。迄今为止，虽然我只上过一次高原，但是给我留下的印象却是终生难以忘怀的。很多人走青藏线，往往都会从西宁起步，一路往拉萨走，但我的第一次高原行却恰恰反其道而行之，从拉萨起步，一路沿着青藏线，最后抵达终点西宁，在沿途每一个重要的站点逗留，尽可能用自己的专业知识与技能去帮助需要服务的对象。虽然只有短短 15 天的时间，可对我来说，注定是一段相当不凡而难忘的经历。当回头去梳理曾经的点点滴滴，才发现收获的不仅是患者的康复、百姓的微笑，还有同行团友们的深厚友谊。

许多人在没有去过高原之前，都会闻高原色变，因为初到高原，都要经受高原反应的巨大考验，尤其急性高原反应一旦发作，轻者饱受折磨、苦不堪言，重者生命垂危、死去活来。以前对高原反应仅仅停留在书本上老师教授的知识，而且随着时间久远逐渐模糊，但是当自己亲身经历之后，对高原反应的印象便极度深刻，腹泻、呕吐、头痛欲裂、呼吸困难等，我都逐一亲身体验，个中滋味无法与外人道。当然于我而言，与高原反应的亲密接触过后就是快速习服，倒也是一段非常不错的经历。

8月的西藏风光秀丽，蓝蓝的天上白云飘，氧气虽然稀薄空气却很清新，与拉萨当地的保障团队、初识的朋友以及手术的患者一一道别后，医疗队一行二十余人便正式踏上3 000里青藏线。一路上任务繁多，却并不影响我欣赏美景，尤其沿途的地名深深吸引了我。这些地名各有各的妙处，细细研究挺有意思，诸如羊八井、那曲、当雄等等。首先说一下当雄的来历，非常有意思，在藏语叫作"挑选的草滩"，相传蒙古和硕特部固始汗与五世达赖建立联合统治，打败了对手，统一了西藏，事后为了鼓舞士气，五世达赖让固始汗挑选草场，故而得名。当然，从藏语的原有意思来看，似乎没有汉语当雄这般有气势。

医疗队每到一处，便会有各族人民群众热切等待着我们，我们如英雄般受到他们热烈的追捧。或许对他们来说，能够得到大城市专家的直接服务，早日挣脱疾病的困扰，是他们最强烈的渴望。他们早已准备好各自的病情介绍，而我们也用自己的专业知识与精湛的诊疗技术，帮他们排忧解难，处处留下我们忙碌的身影。每一天都在充实中度过，休息基本要到下半夜了，有一天更是连夜赶路，记得当天因为走访一些村镇，需要服务的老百姓人数比较多，我们不忍辜负那些没有来得及得到诊疗的老百姓眼中的期盼，坚持服务完再赶往下一个点，如此一来时间自然就耽误了不少。

记得连夜赶路抵达海拔4 900多米高的安多时，已经是晚上11点多了，虽然已经习服了高原反应，不过要在接近5 000米的高海拔地方生活，对我们每一个人都是不小的挑战。饭后已是第二天凌晨时分了，四个人一间宿舍，领队很细心，提前在房间里为每个人摆放了一个氧气瓶，以备不时之需。

安多，藏语意为"末尾或下部的岔口"，地处西藏北部的唐古拉山脚下。无数高原山峰逶迤连绵，高低起伏，向东还有可可西里山。境内湖泊与河流交汇纵横，有长江、怒江和色林错的源流水系从这里流过。西临羌塘高原无人区，空气稀薄，昼夜温差大，四季不分明，多风雪天气。

我仗着年轻身体好，又已经适应了高原反应，便独自一个人在楼下的庭院散步，每天都是坐车和做医疗服务，没有太多锻炼的机会，如果不及时做一些自我调节，后续担心体能不够用。当然毕竟是如此高海拔，担心出危险，并不敢走出太远。从安多驻地庭院放眼望去，没有月光的眷顾，所以只能看到黑乎乎的一片。安多应该会高过五岳，不过毕竟是晚上，与登顶五岳的感觉完全不一样，根本没有"会当凌绝顶，一览众山小"的感觉。

说实话，我其实蛮喜欢登高望远的，记得中国共产党的老朋友、国民党元老于右任老先生，曾经在上海书写过"登高望远海，立马定中原"这副对联，托付准备前往广州报考黄埔军校的杜聿明等人，送给黄埔军校时任校长蒋介石，以此激励蒋介石奋力抵抗外敌入侵。此对联对仗工整，气势磅礴，蒋介石很是喜欢，将其摆放在非常重要的位置。我起初没有注意考证此诗句的来历，一直将其视为于老先生的原创，直到某一天与友人谈起，特意去考证一下，才发现原来"登高望远海"是李白的伟大诗句，于老先生将其下句"召客得英才"修改成了"立马定中原"，铁骨豪情跃然纸上，体现了不同历史时期作者所要表达的意境截然不同。

登高是一件非常有意思而且有价值的运动，须知少时凌云志，曾许人间第一流。登高可以磨炼意志，锤炼品格，有助于修身养性。我一直在琢磨给儿子设定一项合适的任务，让他在小学之前能够去完成，该任务必须既有意义又有一定的挑战性。后来与他商量后，定下了小学毕业前完成登五岳和黄山的目标，每个寒假或者暑假去攻克一座山峰，最终在小学毕业前完成了计划，算是我与他共同完成的任务。感觉自己受古人的影响蛮深，读万卷书不如行万里路，行万里路不如登千重山，对于小朋友的成长相信会有不一样的帮助。

这么多年登五岳与黄山的经历，从东岳泰山、西岳华山、南岳衡山、北岳恒山，再到中岳嵩山，都有妙不可言的体验与感受，其中泰山与恒山我都曾到访过两次，每一次的体验都有不同。给我印象最深的是当年登华山游览的经历。记得那时应该是年初三，选择过年期间是为了避开华山游览的高峰期，而且没有夏天的炎热，其时西安刚刚下过一场大雪，华山上依然雪花纷飞。去之前负责接送我们的专车司机小魏劝告我们放弃行程，意思是雪天游华山不安全，极有可能会封山云云。但我考虑到此次到陕西的主要任务必须完成，既然来了，不想轻易放弃，况且后续不清楚何时有空陪小朋友再来，因此商量后决定行程不变，继续去登华山。

爬山的过程很辛苦，尤其是雪后的华山非常湿滑，处处小心，步步惊心，不过却也能够近距离领略华山的险峻，古人云自古华山一条路，足以看出其惊险所在。经历一个半小时的艰难爬行，我们终于抵达华山顶，当天在华山的游览收获颇多，几个较为著名的景点，我们一一到此一游。虽然是雪后初晴，天气略微有些寒冷，却丝毫没有降低我们征服华山的喜悦。临近傍晚5点半，我们已经尽兴，觉得应该回去了，时间已经不早，再有半个多小时天色即将暗下来了，于是决定乘坐缆车下山，以最快速度往山下撤退。谁知道当我们距离缆车乘坐点还有很远距离时，发现等待坐缆车下山的游客居然排了几公里长，乐观估计晚上9点左右才能够排上队，这让我们一下子有些手足无措了。

由于刚刚下过雪，夜风开始慢慢吹拂起来，打在脸上有些凉飕飕的，身上更是阵阵凉意袭来，小朋友当时正读小学五年级，我担心将近四个小时队伍排下来，极有可能会感冒。考虑再三，我们最终决定步行下山。这个想法不仅大胆，简直有些冒险，毕竟小孩才满11周岁，经过一天的劳累之后，是否有足够体力支撑着下山？如果半道上他体力不支无法坚持下山，我又该如何是好呢？可是看看漫长的等待缆车的人流，似乎没有更好的选择。

主意已定，我们便开始朝下山的路走去。华山实在太险了，很多路段几乎呈90度的阶梯下行，部分积雪凝结成冰后很容易滑倒，好在小朋友很争气，跟他妈妈始终在我前方"奔跑"。说奔跑其实并不夸张，因为在路段比较平缓、视线比较好的地方，我们就有意加快速度，毕竟在山里，如果不能在完全天黑之前抵达山脚下，到时候视线差、人疲劳，很容易发生危险，所以越早下山越安全。小朋友体力与精力无穷，反而是我因为平时缺少锻炼，被他们远远落在后面。当然遇到积雪多的地方，我们还会停下来打一会雪仗，山间撒满我们快乐的欢笑声，暂时缓解了些许赶着下山的疲倦感。

让我欣慰的是在这场三人下山比赛中，小朋友勇拔头筹，小魏见到我们的时候非常诧异，他们一大批等候的司机，都以为游人晚上9点之前很难离开华山风景区了，没有想到我们6点半之前就抵达了，让他很有些喜出望外，晚上不必在停车场浪费无意义的时间等待了。小朋友让我很惊喜，想象中可能会感到疲劳，但是从山顶到山脚下以及第二天，他始终精力充沛，让我原先对他是否会太疲劳无法继续旅行的担心烟消云散。当天晚上应他的要求，作为荣获冠军的奖赏，我请小朋友去他心心念念的回民街，吃了红柳枝烤肉，确实非常香。由于是春节假期，当晚回民街爆满，人山人海，摩肩接踵，排了很长时间的队才终于饱了口福，算是不错的体验。

第二天早上天刚亮，小魏第一时间发来信息，说他的司机朋友中有的等到晚上11点多才接到客人，不少人已经冻得直接感冒了，让我不禁再次为昨晚的果断决定暗暗叫好。

由此可见，我对于高山是有不少偏好的，颇享受攀登的过程。我本来还期待会有月光垂青，可以借着月色看看周边风景，无奈当晚并无月光，只能悻悻作罢，简单散步之后便准备回屋睡觉。当我回到宿舍时候，发现室友们大多已经洗漱完毕，却都并无睡意，或拿着书本，或拿着电脑，或拿着本子，似乎都想记录一下4 900米高处夜宿的体验，而我不经意间也创造了个人海拔最高的散步纪录！

等我洗漱完毕回到宿舍，发现大家已经悄悄进入梦乡了，微微的鼾声轻轻在耳边响起，看来一天的奔波，体力与精力都已经达到了极限，亟需睡眠来进行补充。不过安多之夜，如果不是靠着吸氧，恐怕还是很难平稳度过的，同宿舍有个老兄曾经数次来过安多，给我们介绍了许多他的经验，让大家应付起来轻松许多。

我不知道全球的科学家研究高原反应如此之久、研究高原医学如此之深,对它的神秘面纱揭开有多少,只是一说起防护手段,总是离不开口口相传的红景天,似乎除了红景天好像也没有什么特效药。对许多疾病或者并发症我总喜欢异想天开,是否不同人对于高海拔、低氧存在着一个特殊的开关或者耐受机制,临上高原之前,可以通过药物靶点调控手段,将该位点关闭,这样人体对于高原上的寒冷、低氧等就不会产生不良反应,或许高原反应自然就迎刃而解了。我虽然是学医的,在临床实战中也一直在救死扶伤,但是对高原医学完全是个门外汉,如上观点纯粹属于自我猜想,大家权当是玩笑话。当然如果能够实现,却也是非常了不起的成就。

或许是因为有氧气的加持,安多之夜显得特别恬静,没有想象中的头痛欲裂,更没有恐惧中的一夜无眠,我睡得很踏实,梦中还回味了许多美丽的场景。当我从美梦中醒来,睁开双眼,只见太阳光已经直射到房间里,烘托起暖洋洋的色调,左右一环视,才发现舍友们都已经起来了,在高原上能够拥有一晚上奢侈的高质量睡眠,是一件非常幸福的事情。

当大家在餐厅碰面时,发现一夜的休息效果非常明显,每个人脸上都洋溢着笑容。早餐很丰盛,我的食欲特别好,喝了两碗小米粥,就着一小碟咸菜,吃了一个馒头、一个肉包外加一个煮鸡蛋,必须抓紧一切机会补充营养,为了后面能够继续生龙活虎去战斗。充分的能量补充后,我们带着满足感启程,继续赶往下一站,即将迎接我们的将是闻名天下的唐古拉山——一个即使是英雄也会心存敬畏的地方。

唐古拉山的名字听起来雄浑有力,藏语意为"高原上的山",又称"当拉山",在蒙古语中意为"雄鹰飞不过去的高山",是青藏高原中部一条近东西走向的山脉。唐古拉山口的海拔虽高达5 220米,却因坡缓、高差小而并不显得险要和难以逾越。相传当年文成公主远嫁吐蕃,当来到唐古拉山时,被漫天的大雪所阻而无法前行,无奈之时,经随行僧人的点教,公主将其乘坐金轿上的莲花座留下镇风驱雪,这才得以安然过山。当年成吉思汗率领大军欲取道青藏高原进入南亚次大陆,却被唐古拉山挡住去路。恶劣的气候和高寒缺氧,致使大批人马死亡。所向披靡的成吉思汗,只能望山兴叹,败退而归。所以唐古拉山成为许多英雄折戟的伤心地。

越过唐古拉,来到沱沱河。沱沱河位于中国青海省西南部,为长江源的西源,是可可西里区域的南方底部之一,又称托托河、乌兰木伦河,在蒙古语中又称为"红河"。其大致意思就是"平静的河",沱沱河的取名最早来自修筑青藏公路的慕生忠将军。沱沱河常住人口只有1 300多人,早在《尚书》中,人们就不断在争论长江源头到底在哪里,却始终没有定论,公说公有理,婆说婆有理,谁也无法说服谁。后来,明朝著名旅行家、游记大师徐霞客认为金沙江是长江之源,并著《江源考》一书论述,而到了清朝,人们已认识到通天河的存在,但依然无法确定长江正源。

为了给长江溯源,我国曾在1956年和1977年,两次考察长江源头地区,一直到2010年的考察,才终于确定当曲是万里长江的正源,沱沱河是长江的西源。沱沱河地区的祖尔肯湖,风景迷人,湖中盛产肥美的无鳞鱼——高原裸鲤,据说是所有鱼中的极品,味道极为鲜美。随行司机介绍说近年来有很多人慕名前来尝鲜,导致无鳞鱼被过量捕捞,数量急剧减少,据说已经列入保护鱼种了。所以我们还是应该嘴下留情,不要看到美味就要动口,最终导致一个又一个物种在我们的口腹之欲下走向灭绝。

五道梁的名字看起来有些其貌不扬,位于被世人称为"生命禁区"的青藏高原和西部高山地区,地高天寒,四季皆冬。青藏铁路的列车出了楚玛尔河站,距格尔木289公里处就是五道梁了。车站海拔4 415米,此地曾被称为"到了五道梁,哭爹又叫娘",又被称为"纳赤台得了病,五道梁要了命",由此可见其环境之恶劣与凶险。五道梁镇属于曲麻莱县管辖,有兵站、泵站、机务段、气象站、保护站和公路段等国家设置单位。

五道梁镇主要居民构成是藏族、回族、汉族,居住人数少,像很多长途公路中继站一样,青藏公路从小镇中间穿过,在公路两边多为饭馆和修车铺、加油站,极大便利了来来往往的行车人。沿街两旁的饭馆店面很小,名字也稀松平常，记得有达川酒家、西来顺等，看起来都是一些很山寨版的店名，店招也很普通，显不出一丁点的优雅或者高大上，吃饭的食客都是匆忙赶路的过路客，平常吃饭的人并不多。唯一的修车铺称为老吕修车铺，从店名可以一目了然看出车铺的主人。至于加油站名字更是直接，就叫五道梁加油站。

在五道梁，我给许多当地人做了医疗服务，可能是长年在缺氧寒冷地方工作的原因，腰痛和膝关节疼痛的发病率非常高，当地很少有高水平的医生，所以不管是驻地官兵或者家属、工人、牧民等都慕名前来，反正从一开始坐下接诊病人，半天都喝不上一口水，常常是前一个病人刚起身，后一个患者已经坐在你面前了。于我而言，我也希望能够在有限的时间里，多为他们做力所能及的服务，因此也不想浪费时间休息。

当多吉裹着一阵风走到我对面坐下的时候，我抬头望着他。他脸庞黝黑，眼睛很大，又圆又黑，双唇紧咬着，似乎有些害羞的样子，欲言又止，看得出平时是一个很腼腆的人。多吉的普通话带着浓浓的当地口音，需要反复确认才能明白他想要表达的意思。经过耐心寻问得知多吉是本地人，28岁仍未婚，在附近工地打工。工作性质多样，包括铺设管道等重活，用多吉自己的话来说，就是经常忙到晚上累得连澡都来不及洗就睡着了，当然收入还是让他比较满意的。

"只要有钱赚，干啥都行。多赚点钱，好早点讨个媳妇。"多吉憨憨地说道。

多吉找我看病的主要问题是脖子后方长了一个肿块。肿块据他说是两年前在一次洗澡时无意中发现的，当时大约鹌鹑蛋大小，不痛不痒，他没放在心上，加上看病很麻烦，索性就不管它了。但他还是能够感觉到肿块在不断缓慢长大，尤其干活时诸如扛重物会经常触碰和摩擦，经常有一过性的疼痛。最近一段时间，可能是活比较多的缘故，多吉觉得肿块比之前大了很多，而且一碰就痛，他又着急又担心，好不容易盼到有医疗队前来，便第一时间赶过来了。

听完多吉断断续续的病情介绍，我心里略微有了点数，便起身走到他的身后，嘱咐他解开上衣。但见右侧颈背部略低于肩部高度，有一大约4厘米×5厘米鸡蛋大小的包块，凸起在皮下，可能是长期摩擦触碰所致，表皮有些轻微剥脱，部分皮屑散在包块四周，同时肿块的表皮可见明显的色素沉着并充血。一般人看了之后肯定会很恐怖，居然有如此巨大的包块。包块质地偏硬，活动性差。从性质上来看，应该是偏良性概率高，不过考虑到长期反复骚扰关系，皮下肿块并非没有恶变的可能性。

我微笑地看着多吉，为了让他不至于太恐慌，尽量用比较和缓的语气如实向他告知了颈背部肿块的情形，并建议他尽早手术，将肿块切除后做病理检查，以判断良恶性。多吉听后一改起初的镇定，神色有些慌张，也许来之前已有些担心包块的性质，一旦得到医生的确认，并实际了解病情之后，自然就会对疾病有恐慌了。多吉的情绪变化我能够明显体会出来，他颤抖着问我恶变的概率有多少，我如实告知，可能性存在，概率不好确定，发生了就是百分之百，没有发生就是零。事实正是如此，没有哪个医生在病理诊断之前能够拍胸脯说肿瘤的良恶性，毕竟医生需要科学论证，而不是凭空臆想。

"手术，什么手术啊？我上哪里去手术呢？哪里有条件给我做手术呢？哪个医生能给我手术呢？"多吉很茫然地看着我，似乎在自言自语，又似乎在向我发问。对他来说可能人生短短30年不到，去医院的次数肯定寥寥无几，更不要说手术二字了。

我很清楚多吉内心的无助感，但看着后面排得长长的候诊队伍，为了尽快完成巡诊任务，我必须先中断与多吉的谈话。于是安慰他不要着急，并示意他暂时到边上坐一会，等我忙完了再跟他详细聊手术情况。多吉很配合地蹲在附近一个土疙瘩上面，望着前方，不知道他心里在想啥，而我继续埋头工作。

等我看完最后一个病人，从颈椎到腰椎都觉得酸痛无比，便直起身子，在原地晃了几下，边上皮肤科专家老伍看着我，笑笑说，骨科医生自己的骨头居然都不行啦，真是医者不自医啊！我无奈地对他吐吐舌头，实在不好意思拿他黝黑的皮肤与他皮肤科专家的身份开玩笑。有时候医生可能因为仗着对人体比一般常人更加熟悉，因此反而不是那么注重保养了，我身边10年不体检的同事比比皆是，真的不少见，不过此处并不是鼓励大家不体检哦，该体检还是要定期去体检，疾病早发现早诊断有助于治疗。

高原上，罹患骨科疾病或者皮肤有问题的病人似乎比较多，可能与环境、气候密不可分。所以基本上每到一处，当其他专家团成员已经鸣金收兵开始休息的时候，往往我和老伍是最后结束工作的。并非我们动作迟缓，而是病人实在太多了，我们有时候也会互相打趣，筋骨相连、骨肉相连，皮肤与骨骼肌肉确实联系紧密，打断骨头连着筋。

就在我跟老伍收拾东西的时候，多吉悄悄走到我的身边立住，双手在腹部前方交叉，有些无处安放的无助感，眼神空洞而无力。当我抬起头与他四目相对时，他嘴角一咧，露出了有些僵硬又有些憨憨的笑容，我当然明白他此时想要跟我说的话，估计在小土堆旁他也已经思考了许多，只是如何组织语言还没有完全准备好。我笑着对多吉说，不要担心，我会帮他解决的，他一会跟我走就行。

从医学角度来说，多吉背部的肿块必须及时手术治疗，否则后期有恶变的可能性。我带着多吉一起敲开医疗队带队队长的简易办公室，向他仔细讲述了多吉的病情以及手术的必要性。队长听后沉思了好一会，一会看看我，一会看看多吉，并没有马上表态。他示意多吉先到门外等候一下，多吉瞪着双眼看着我，好像有些不明白队长的意思，我只好跟他做了一个出门的手势，他才有些悻悻然地朝门外走去，似乎担心自己背部的肿块得不到及时的手术了。

队长再次跟我确认了多吉的病情以及目前所处的阶段，我当然清楚对他来说拒绝是很容易做出的决定，毕竟医疗团队本身就是一个比较大的负担，吃喝拉撒睡，如果再带上一个患者，无疑会增加大家保障的难度。但是医疗服务的最高宗旨我们始终没有忘记，那就是为更多的需要服务的病

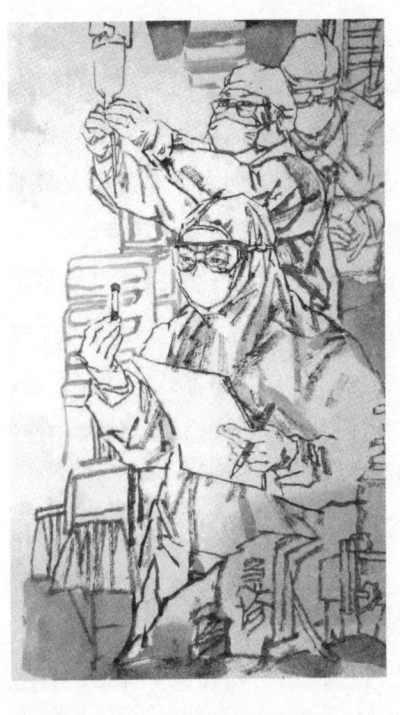

人给予准确及时的医疗救治。最后队长决定，带上多吉，到下一个有手术条件的地方——格尔木，为多吉进行背部肿块切除手术。我非常敬佩队长的决断，一个真正把患者需要放在第一位的好队长。

当我把这个消息告诉多吉时，他本已充满失望的眼神里瞬间被满满的希望所占据，于是我们的医疗队里出现了一个身材健硕皮肤黝黑的青壮年，主动充当我们的勤务兵。相处熟悉之后，多吉与大家迅速打成一片，他性格爽朗易接近，或许是思维与说话方式不同，多吉的许多话在我们听来都是非常精彩的冷幽默，时不时把大家逗得哈哈大笑，看得出每个人都很喜欢他。

一路奔波，一路风尘，一路汗水，一路欢乐，终于抵达了格尔木22医院——多吉即将手术的地方。22医院的手术室条件本来就一般，又正好赶上大手术室正在统一装修，一时半会腾不出具备条件的手术间，而我们在格尔木的逗留时间只有一天，因此无论如何我必须在这一天时间里为多吉切除背上的肿块。医务处的同志给我们出了一个主意，门诊有一间手术室，不常使用，但是过往也常常用于表浅肿块切除手术，具备手术条件。我一听喜出望外，立即与他一同去察看。这个手术间确实很简陋，不过麻雀虽小五脏俱全，最大的缺陷就是空调坏了！

毕竟到格尔木来的主要目的是为多吉手术，空调问题不应该成为手术不能进行的拦路虎。我立即拜托医务处的同志帮忙安排麻醉医师、巡回及洗手护士，至于手术助手我第一时间想到了皮肤科专家老伍。当我向老伍提出这个请求时，老伍满口答应，并自嘲说自从工作之后这是第一次上手术台重操旧业了。

手术前我按常规跟多吉做了一次深度的谈话，毕竟关系再熟悉都不能坏了医护常规。可能是一路上陪我们做了不少的医疗服务，多吉对于医学显然有了更深入的理解，对于我所阐述的手术风险都表现出了极大理解，等我谈完话之后，麻醉医生紧接着给他进行了麻醉谈话并签字。万事俱备，手术立即开始。包块虽然很大，但是相对表浅，手术并不复杂。在分离底部的时候，还是能够看到包块已经开始与周边组织粘连了，而且切开皮肤后包块颜色也已经呈现暗红色，好在整体包膜还是比较完整。等皮肤缝合完毕，我特意用手术刀将包块包膜切开观察一下，发现有些组织已经有早期恶变迹象了。手术确实相当及时，当然最后的确诊只有等病理检查之后才能清楚。

手术全程历时约 30 分钟，一切都很顺利，唯一美中不足的就是因为没有空调，加上穿着厚厚的手术衣，密不透风，整个人感觉就是在桑拿房里做手术。手术结束后，当我脱去外层的手术衣，身上的洗手衣裤已经完全湿透了，感觉就是从浴缸里刚刚走出来一样，每走一步都有汗水哗哗地顺着双侧大腿往下流，很特别的感觉，超级酸爽！

为多吉做完手术，考虑他的伤口比较大，便安排他在 22 医院住院观察三天。因为要继续赶往下一站，我特意去跟多吉告别，手术并不大，对身强力壮的多吉来说不会有多大的影响，可以感觉得出他的喜悦与伤感，喜悦是因为手术成功做完，伤感是因为与我们即将分别。我劝慰他好好休养，并跟他说医生与患者的关系从来就是铁打的病床流水的患者，彼此都是人生的过客，并祝福他未来生活美满，早日成家，早生贵子。

然后我与多吉便匆匆告别了，迄今未再相见。这非常符合医患之间的特殊定位，彼此都是携手共度一段不长的治疗过程，互相支持，彼此成就。当然留在我脑海中的多吉的音容笑貌，时不时也会感动我。每一个努力生活的人，都是值得致敬的英雄。

对我来说，或许这就是真正所谓的一次高原行，一生高原情。

#自京返沪居家隔离小记#

  烟火味这三个字最近一直萦绕在脑海里,久久不能散去,似乎感觉连面前的电脑也颇具烟火味。冰箱里摆放着父亲寄来的五香卷,虽然上海某些闽南饭店也有炸五香卷这道菜,但是要论五香卷的真材实料,还必须是我作为名老中医的父亲与母亲一起制作的才好吃。家里小朋友一年到头都会念叨爷爷奶奶的炸五香卷,我父亲只要一听小朋友"命令",基本上三天不到,家里餐桌上就可以吃到香喷喷的五香卷了。小时候逢年过节家家户户都会自己制作,五香卷制作过程比较复杂,当一根根成型的五香卷摆上蒸锅之后,我便开始虽然短暂却感觉很漫长的等待,随着蒸汽飘散,香气四溢,胃肠道里的馋虫已经全部被勾引出来。吃五香卷可等不及炸的那一刻,每当妈妈一掀开锅盖,我和哥哥便各自拿着早已经准备好的碗筷,立即从蒸屉里夹起一根,顾不上烫,便开始大口大口吃起五香卷,那种满足感,即使隔着时空,依然历历在目。

初稿:2020-08-16 周日 22:20
修改:2021-01-06 周三 16:55
校对:2021-01-28 周四 10:50

老顽童

> 回应质疑最好的方式是行动,而非一味地解释,承认错误,胜过编造理由掩饰。
>
> ——迦钰小语

对我而言,大学生活基本上是非常枯燥无味的,尤其是学医,对于每个学子来说,学期末基本上就是一次次高考的重新来过,相当辛苦。但对于怀揣救死扶伤崇高使命的医学生来说,我们很善于自我心理调节,慢慢地适应并且喜欢上这样的日子。不过我们的五年本科生活并非全部都是死读书读死书的,业余时间我们也会有多种多样的休闲活动,印象中当时周末学校各学员队会举办各种类型的舞会,校团委的师兄们会带着卡带机到学员队活动室免费教大家跳舞。我从小没有艺术细胞,既不会唱歌更不会跳舞,所以对这些没有太多兴趣,唯独对乒乓球很热爱,不仅喜欢打也喜欢看各种电视转播,印象中当时对刘国梁和孔令辉的双子星很敬佩。

除了乒乓球之外,基本上没有特别热爱的体育运动了。2020年国庆期间,我抽空陪小朋友去参加乒乓球等级考试,本来是陪同前往,最后忍不住手痒也报名参加了一下等级测试,居然顺利过了四级,看来小时候打野球还是多少留下一些底子的。当然也有大学时候的部分功劳,那时每逢周末经常跟同学切磋一下乒乓球,权当娱乐活动了。作为国球,乒乓球运动确实深入人心,是个中国人基本都会杀几拍。

不过大学生更喜欢的是足球或者篮球，毕竟是高度对抗的运动，符合青年人荷尔蒙的分泌规律。当时我们学员队宿舍楼前有一大块水泥空地，经常有篮球爱好者在场地上闪转腾挪，在许多年轻人中，有个老先生穿梭其中特别引人注意。他皮肤黝黑、身材矮小，看起来很敦实，身体素质很好，跟年轻人打球一点也不落下风。老先生看起来特别喜欢打篮球，每天放学回到宿舍楼下，总能够看到他的身影。大学五年，他基本上风雨无阻，一直活跃在篮球场上。老先生为人很和善，篮球都是他自带的，对打球的搭档也从来不挑剔，不管什么样的学生，不论水平高低，只要走到场地内，他都会耐心地指导他们如何打球，至于输赢更是完全不放在心上。此外，老先生非常善于鼓励年轻人，但凡投出一个好球，必定第一时间鼓掌叫好。当时大家只是暗暗敬佩老先生的运动活力，却无人知晓老先生姓甚名谁来自何方，便按照他表现出来的个性为其起了个外号"老顽童"。

本科毕业后，我选择继续留在学校攻读研究生。医学研究生的学业比起本科阶段要紧张许多，上课、实验、上班，占去了大量时间，根本没有多少运动或者娱乐时间。不过我那时候蛮喜欢打排球的，主要是中学时候我们学校以排球为特色，闽南话有句俚语，戏台下的猪不会唱也会哼，跟着一批高手天天耳濡目染，多少打下一点底子。更重要的是有三五志同道合的同学经常邀约，出于活动筋骨和放松心情等需要，但凡有机会总会挤出时间去运动一下，不过由于水平有限基本上等同于跑步了。为什么这么说呢？因为排球水平参差不齐，经常垫不了几个回合球便会飞出去老远，只能跑步去捡球，因此便会在运动场时不时偶遇老顽童。看得出随着年龄增长，他已经不如之前那样健步如飞了，转而选择比较经济实惠的打法，主要以给年轻人传球为主，从不主动进攻。

人的一生漫长而又短暂，能够选择一个自己喜欢的运动并坚持下去是一件非常难的事情，尤其现代社会娱乐极度碎片化，我们的兴趣爱好往往很容易被一些新生事物所吸引或者改变。虽然老顽童从未自诩篮球达人之类的，但在我心中却是不折不扣的篮球大师。这个世界上有人动不动自封大师、名媛，但老顽童的篮球大师称号我觉得是实至名归！

凡事皆如此，因为热爱，所以执着；因为执着，所以投入；因为投入，所以专业；因为专业，所以权威！

不过随着学业越来越重，尤其是提前攻读博士研究生之后，时间更是紧张至极，基本上每天下班之后还要赶去同济大学听课做实验，压根抽不出一丁点时间去运动了，故从2001年之后，再也没有见到热爱篮球运动的老顽童了。或者说句更直白的话，从那之后，他就再没有出现在我视线或者思维之中了，而我也几乎已经淡忘了他的存在。当我们再次相遇，则已经是十八年之后了，这时候他变成了我的病人，老顽童姓何，年方85岁，只是我们还是继续称呼他老顽童吧。

2017年4月5日，清明节期间，老顽童当天刚刚去给亲人扫墓归来，回到家里第一件事便是洗澡。或许是思念亲人或者是过于疲劳所致，加上卫生间地面太滑，不慎摔了一跤，右侧屁股重重地撞到了地面上，当即疼痛欲裂，大声呼叫家人过来相助。其夫人曾经在我们学校第二附属医院做过护理人员，凭借丰富的临床经验判断老顽童右髋部的骨头肯定断了。老何夫人思路很清楚，没有尝试去搬动他，担心造成二次伤害，而是立即拨打了120急救电话。作为曾经的专业护理人员，在等待救护车上门的间隙，她已经为老顽童擦拭完毕并且穿好衣服。

为专业点赞！

急救车快速将老顽童送到了急诊室，拍片出来显示右侧股骨颈骨折。对于他这样的年龄，手术必然是第一选择。急诊医生很专业，老何夫人听完医生诊断和治疗方案后，未经更多考虑便决定住院手术治疗。就是在这样的情形下，老顽童住进了我的病房，与我再次结缘。岁月虽然是一把杀猪刀，刀刀催人老，但是老顽童的外表特征太过于明显，即使他不认识我，而我依然认识他。查房时我第一眼便认出了他，并当着他和家人的面如数家珍讲了不少二十多年前他打球的故事，显然老人家已经完全不记得这些细节。这个很正常，毕竟一年又一年，他接触过的打球学生太多了，不可能记得那么多的人和事。

每一个我们见过的人，每一条我们走过的路，都会成为我们记忆深处不可磨灭的痕迹，很多时候我们告诉自己努力去遗忘。遗忘并非代表着记忆的缺失，而是不愿意将它释放出来而已，或许未来某一天，会因为某句话、某首歌、某个画面，甚至某个感觉，重新被激发。

人生漫漫，最可贵的不是时隔多年再重逢，而是重逢之后还能找到从前说话的感觉。

一次意外受伤导致的右侧髋部骨折，让酷爱运动的老顽童只能乖乖躺在病床上，但是看得出常年锻炼身体给他打下了良好的基础，他并不像一般的老年人看起来那般虚弱。借着查房或者时不时地寻访病房，我跟他有了许多闲聊的机会。他依然很健谈，主动聊起许多他过去的点滴事情，让我对他有了进一步的了解。

老顽童在一个教师家庭长大，小时候比较顽皮（看来我们一帮同学还是比较厉害，居然透过现象看本质，给他起了老顽童这个如此贴切的外号），但是父母管教非常严厉，但凡有点风吹草动，父亲必定会跟他促膝彻夜长谈，有时候甚至宁愿作业不做都要把道理讲清楚。老何父亲很厉害很有耐心，每次做思想工作必定能苦口婆心讲到老何自己痛哭流涕、俯首道歉为止。于是老顽童从小到大被培养得一身正气，为人耿直，属于马路边看到有人闯红灯都会跑上去教育两句的那种人，甚至于看到有人插队，他也要把人揪出来陪着插队者一起排到后面去的人。

老顽童工作中认真负责，但是不懂迂回，遇到看不顺眼的人和事，喜欢据理力争。现实生活中这种人往往很有能力，却并非领导喜欢的人，工作积极认真的老顽童，却年年评不上先进，更遑论升职了。老顽童对此看得很淡，人生短短几十年，何必为虚名所累呢？即便老顽童已经如此淡泊名利，可是树欲静而风不止，领导动不动还是会给他上眼药、穿小鞋，无所不用其极，据说连男女作风之事都能够编得有鼻子有眼，在那个时代，这种谣言是无法自辩或者自清的。

谈起过往，从老顽童语气和眼神中都可以解读出许多的愤愤不平，即使他努力让自己的表述尽量和缓，但是潜藏其中的情绪依然能够感受得到。老顽童说有一次单位中层领导改选，本来他无意参与，自始至终都没有动过心思，但是有好事者却不断造谣生事，说他如何如何活动为求上位，让原本呼声很高的领导铁杆老乡，误将他作为最大的竞争对手来看待，动用各种不足与外人道的下三烂手段，给老顽童各种栽赃陷害，活生生将他逼到了相当不堪的地步。比如将一些单位的过失倾倒到老顽童头上，将一些莫须有的罪名硬压在他身上。那时候老顽童三天两头就要接受一次不大不小的批判，写检讨做检查，凡此种种，不一而足。一个年轻有为的优秀青年差不多被钉在了人生的耻辱柱上，贴上了无法翻身的标签。

这是一个非常有意思的事情，每个人降生到这个世界上，都是赤裸裸的，不着衣物没有思想，简单而平凡，但是当他走上漫漫人生路的时候，却有一部分人为了实现所谓的自我价值，用上类似针对老顽童的这些手段。人心深似海，说的并非人之本心或人之初心，毕竟人之初性本善，而是不少人后天习得的为了达到目的不择手段的心计吧。真不知道当他们人生走到终点的时候，会有一丝丝的自责或者懊悔吗？甚至这个世界上真的有存在评判你在人间一切行为对错的判官吗？是否会给这些人在另一个世界加倍惩罚呢？或许真的会如人们所期盼的那样，作恶多端的人未来真的会下地狱吧！

"最困难、最无奈时候曾经想过自杀，每天晚上睡觉前都要辗转反侧许久才能入睡，身体与精神都坏到了极点。"老顽童说到此处，语气相当平淡，似乎在讲述他人的故事。或许是时间积淀让他更加乐观豁达吧，足以看出当时的折磨与挣扎。"可是我后来转念一想，我不能让这些乌龟王八蛋得逞了，我要努力活下去，希望有那么一天，可以活着看看他们终将遭受什么样的下场。"老顽童愤愤不平地讲述着，却又有几分戏谑在里面。

正所谓：万丈红尘三杯酒，千秋大业一壶茶！

看不开想不明白的时候，看看杯中的茶叶吧，浮浮沉沉，却更能激发自己全部的潜能。事业的受挫老顽童尚可忍受,但是更加让他无法忍受的就是,很多同事或者朋友不明就里,有意无意跟他保持距离,无形中让他形单影只、孤立无援。终于老顽童还是选择了向现实妥协,不跟他们继续纠缠,从原来的单位辞职,进入现在的单位做一个普通的小职工,干着最简单的工作,拿着最微薄的薪水,过着最平凡的日子,一直到退休。

从老顽童的讲述中方得知,整治他的那批人都没有得到善终,虽没有下地狱,却也结局惨淡。单位领导一次酒后脑溢血变成了植物人,在床上躺了近10年走掉了,算不上无疾而终;那个罗织黑材料对他全方位打击的领导老乡在一次酒后驾车中,路过十字路口硬闯红灯发生严重车祸,当场失去了生命,很有些善有善报、恶有恶报的感觉。但是对老顽童来说,这又有何意义呢?

"虽然他们的死是罪有应得,看起来对我也没有太多意义,但是我心情舒畅啊,至少我看到了老天爷是公平的,真有判官的存在。每一个他们的坏消息传来,我都会自己偷偷喝上三杯小酒,一杯敬神灵,一杯敬天地,一杯敬自己卑微的内心。"说到此处,老顽童嘴角微微一咧,并不做过多的阐述,露出他天真无邪的另一面。

时代就是人生的缩影,纵然你再用心再努力,有时候你无力去改变的正是你周遭的环境。打个比方,在一个村子里,一个恶棍坐上了村里的老大,他无恶不作,纵横乡里,鱼肉百姓,恶贯满盈。村子里的人不论乐意不乐意都要按照他的游戏规则行事,若有反抗便会招致可怕的报复,久而久之,忠良渐渐消失,流氓随处可见。或许过上十年二十年,天理昭昭,恶棍终被打倒,秩序重新回归,可是被耽误的那批人,他们再也没有机会回到从前了,失去的时光是不可能重回的。

"若不是遭人陷害,我说不准现在也是一个大领导呢。"老顽童在大领导处语气明显加重了不少,可以感觉出他依然有一丁点的遗憾,不过更多的却是自嘲,"但也说不准,可能就无法善终呢。人生漫漫,谁说得清呢!"老顽童的态度变化非常快,让人不禁疑惑哪个才是真正的他。

手术前，老顽童或许担心自己的身体是否吃得消，或许从来没有想过自己会有骨折的这一天，所以多少还是有些沮丧和焦虑的。护士反映他经常失眠，有时候半夜还会找她们要安眠药吃。其实这种情况非常正常，可能不到手术时刻内心还能比较淡定，越到临近手术会越恐慌。我特别理解患者的微妙心态，当然你不是病人，是无法真正体会病人的焦虑与痛苦的，尽管医生见过许多患者的痛苦，但是要说感同身受，恐怕并非易事。

记得我刚到科里工作时候，曾经有一个刘老医生，属于恢复高考后第一批大学生，平时相当自我，清高而且自负，工作中对患者态度很一般，属于水平高脾气臭的那一类。如果有患者向他反映术后疼痛，他往往都会语气生硬地怒斥患者，并且要他们忍住，否则就会威胁赶他们出院（当然这个肯定是假的），患者害怕之下只能无奈忍痛不说。但是后来一个偶然的事件让他180度大转弯，对患者的态度尤其是反映疼痛时相当理解并能第一时间给予对症处理，耐心而友爱。起初大家都觉得很奇怪，难道太阳真的打西边出来了不成？后来有一次同事聚会，无意中他谈到自己做了一次痔疮手术，术后的疼痛让他整夜整夜睡不着觉，打了止痛针才勉强入睡，那种疼痛，让他终生难忘，至此他便彻底明白了术后的疼痛真不是一般人能够忍受得了的，便真的做到与患者感同身受了。

谜底揭开真相大白，看来很多事情没有亲身经历过是不可以轻易发表评论的，这如同我们刚读研究生那会学习打石膏，老师往往建议我们互相给对方打，打完石膏还不允许我们立即拆掉，还要带着石膏体会一段时间，目的是让大家亲身体会一下患者打石膏的感觉。其实打石膏久了之后感觉确实很难受，尤其皮肤会发生许多细微变化，第一难受的痒便随之而来，但是隔着厚厚的石膏又没有办法挠痒痒，颇有些隔靴搔痒的难受，无法将痛苦与外人道。

老顽童入院第三天早上，常规查房时我告知他和他爱人，经过紧锣密鼓的术前检查和准备，综合评估全部化验指标，目前老何有明确的手术指征，无明显手术禁忌症，手术将在第二天早上进行。老何爱人听了很高兴，连声称谢，而老何则神色复杂，他紧紧拉着我的手，欲言又止，因为时间关系，我并未太在意他的细微变化。

查房后回到办公室，处理了一些手头工作，突然老何夫人急匆匆推门而入，我很有些诧异。老何爱人上气不接下气地跑来跟我说老何在病房大哭大闹，喊着要回家。问他原因，他一句也不肯说，只是一味喊叫。我听后赶紧与她一同往病房跑。当我走进病房时候，老顽童的眼神与我迅速对视了一下，本来还在情绪激动大吼大叫的他，居然一下子就安静下来了，看来他还是挺给我面子的。经询问才得知，原来是麻醉医生术前常规谈话时，谈到一些术中术后可能出现的危险，老顽童听后无法接受，进而恐惧以至于情绪崩溃。我走到他身边，轻轻握着他的手，轻抚了几下，让他尽量平静下来，并没有责怪他为何不能很好配合医生工作，因为此种情况虽不多见，却时有发生。当我感觉到老顽童已经情绪平稳后，便开始跟他讲手术谈话的意义，麻醉的重要性以及可能出现的风险，并不是一定就会出现，风险提示是要让医生更谨慎，让患者及家属更清晰手术全程。

随着我讲解的逐步深入，老顽童神情终于雨后转晴了，脸上露出了一丝不好意思的神情，如同一个犯错的小孩在老师面前一般。所谓老人如小孩，意即老小孩，可能说的就是老何这样的吧，说穿了还是老顽童本色。

"医生，刚刚不好意思了，我也不知道怎么突然一下子就情绪失控了。其实那么多人生大风大浪都闯过来了，何况是一个小小的手术呢？"老顽童满脸通红，颇有些豪言壮语，似乎想努力掩饰尴尬，或者为自己的失态感到难为情。我赶忙安慰他，让他不要再想刚刚的事情了，很多患者面对人生中第一次手术都会如此，甚至有些人比他表现得还要激烈。临近谈话结束的时候，老顽童又用很轻的声音对我说，可否明天请我亲自为他主刀，我非常愉快地跟他说，一定亲自为他主刀，请他放心。听完我的答复，老顽童的脸上立即笑开了花，似乎又让我看到了往日球场上投进一个超远距离3分的那个快乐老头。

第二天早上我特意早早就到了办公室，路过老顽童病房时还进去跟他打了个招呼，让他看到我之后可以心安。看得出昨晚他休息很好，心情很不错，一点也没有昨天情绪崩溃的影子。正所谓治病先治心，一点也不错，把思想统一好了，才能带着病人一起去攻克疾病。

综合评估老顽童的身体实际情况以及所要施行的手术时间关系，我与麻醉专家共同商议后决定采用局部神经阻滞麻醉，操作简单而且对全身影响比较小。麻醉和手术过程都很顺利，考虑到老何已经有比较严重的骨质疏松，再对已经骨折的股骨颈进行复位内固定没有太多价值，失败率很高，于是便为他做了右侧的半髋关节置换手术。手术全程大约45分钟即宣告结束了，老顽童非常平稳表现很优秀，离开手术室之前他还不忘跟我开了个玩笑，说有空还想跟我去篮球场上比试一下，看看谁更厉害。我立即回应他一言为定。

回到病房的老顽童，经历了麻醉与手术，身体还比较虚弱，我手术间隙特意去看过他，他都在酣睡之中，我也不便更不忍心打扰他，只是交代他夫人有任何不舒服可以随时呼叫医护人员。经过两天调理之后，他渐渐又恢复了生机与活力。何夫人作为护理人员出身，很善于调配术后餐饮和辅助功能康复训练，老顽童的恢复可以用一日千里来形容，比起许多接受同等手术的同龄人来说，他的康复速度明显快了许多。

除了偶尔回味一下往日峥嵘岁月外，大部分时间老顽童依然保持革命乐观主义精神，周围的患者或者家属都很喜欢他，把他当作开心果，相处非常融洽。但是术后第五天，查房时老顽童夫妻俩突然提出想出院回家，我当时觉得很奇怪，原本不是希望多住一段时间，好好调理调理，做做康复锻炼，怎么突然提出要出院呢？后来经过跟老何夫人交流我才明白，原来老顽童有很严重的鼾症，晚上睡觉鼾声如雷，他自己倒是乐在其中不自知，但是边上的患者可就遭殃了，只是碍于老顽童为人很好，旁人不好意思当面提意见，只能悄悄在私下说，正好被老何夫人听到了，于是夫妻俩一商量，感觉住院时间越久越会影响到边上患者的休息，加上情况已经相当不错，便决定回家休养。

听完老何夫人的想法，我对于这对年过八旬的老夫妻肃然起敬，很多患者及家属会从自己的照顾方便与否以及安全角度出发，选择更多时间待在医院，至于鼾声对他人的影响本来也属于生理特征的一部分，并非老顽童故意制造的噪声。可是他们却不愿意因为自己而影响他人，品行实在高贵。我当即同意了他们的想法，安排出院，主要考虑有二，一是老顽童术后身体恢复相当理想，已经无需继续住院观察治疗了；二是他的呼噜确实影响了周边患者的休息，从其他患者疾病恢复的角度出发，也应该让他及时出院回家了。于是，我们愉快地达成了一致，下医嘱，出院，回家！当然，出院之前免不了对老顽童同志进行了一次全方位的思想教育，要求他回家好好听话，好好锻炼，争取早日下地行走，重新"做人"。

老顽童出院后会定期到门诊复查，状态一次比一次好，三个月左右已经可以下地行走了，每次他都会开心地向我下战书，希望早日能够在篮球场上再相见，我都会呵呵一笑，不置可否，并正告他未经我同意，万万不可去打篮球，毕竟他已经如此高龄。

尽管千叮咛万嘱咐，老顽童不愧是老顽童，当面答应得好好的，私底下却根本不听话。大概术后半年多吧，老顽童居然巧妙逃离夫人的监控，偷偷跑到篮球场边去观摩别人打球，看着看着，手就痒了起来，于是走到场上，又如同往常那样忘我地传球了。谁知道有个小孩子不知轻重，从老顽童身边跑过时，不小心将老顽童带倒了。老顽童立即感到手术部位撕裂般地疼痛，立即喊了出来，豆大的汗滴从额头上不断往下淌，一帮打球的小伙子吓坏了，赶紧拨打急救电话，并且通知了他夫人。

老何夫人并没有第一时间告诉我，而是跟我下面的主治医生取得联系，在急诊拍了一张片子，主治医生不放心，给我打电话请我去看看。电话中他跟我说了一下老顽童摔跤的大概情形，我心里咯噔一下，很是担心，赶紧三步并作两步往急诊奔去。

老顽童本来躺在检查床上，不停地哎哟哎哟叫，一看到我，竟然把声音憋了回去，不再呻吟，同时把头侧向另一边，不敢正眼与我对视，看得出他内心有许多的愧疚。想到老顽童刚刚经历一次受伤，我不忍责怪他。我先拿起片子仔细看了好几遍，感觉并没有太大问题，于是便仔细检查他右下肢和右侧髋部的活动度，确认老顽童只是单纯皮肉伤之后，我心里的担忧略微放松了许多。但是我并不敢大意，老顽童不是一个听话的好病人，天性好动，为了避免相似情况再次发生，便半带"威胁"口气告诉他，回去要绝对卧床休养两周，不得四处乱走，如果仍然不听话，再次受伤的话，可能今后很长一段时间都只能在床上度过了。老顽童听后吓得连连摆手，说一切都按照我说的做，再也不敢自作主张了。

　　术后康复期的一次意外摔跤让老顽童彻底收了心，病人有时候就是如此，没有遇到让他刻骨铭心的伤痛时，他永远觉得医生在跟他开玩笑，颇有些不撞南墙心不死的架势。反正，好消息是老顽童不顽皮了，终于肯乖乖听话在家康复了，这些都是他夫人定期向我汇报的。当他再次恢复正常，可以自如行走后，他也不再需要到门诊来复查了，我们才渐渐断了联系，日渐繁重的工作让我无暇去想太多老顽童的事情了，临床有句话，病人不找你，说明他已经恢复良好了。

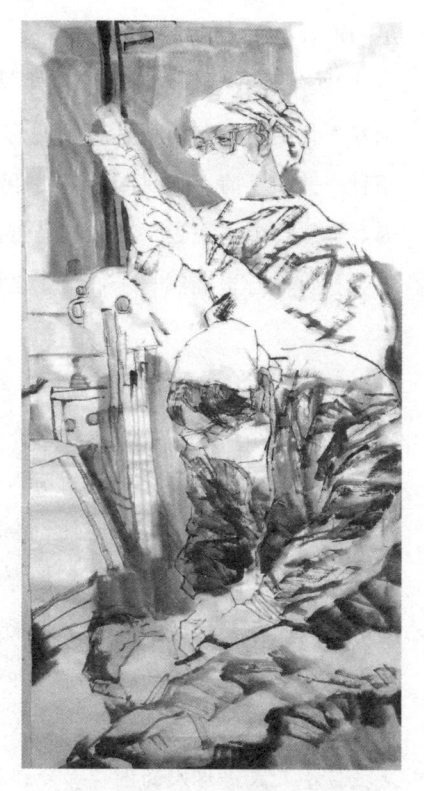

　　疫情期间的一天下午，我正在奋笔疾书，准备一份重要材料，正当思绪纷飞的时候，电话铃响了，一个看起来很陌生的固定电话号码。按照往常习惯，我肯定是直接忽略或者挂断，担心是诈骗电话，转而一想如果是诈骗电话正好听听编啥故事。疫情期间嘛，时间有时候显得不那么宝贵了，正好可以打发一点思绪上的烦乱。谁知道电话接通后居然是老顽童中气十足的声音。

"医生，我老何啊。没有啥事情，我身体现在恢复得可好了，是特别特别好。我给您打电话就是想谢谢您，感谢您为我手术，给我指导。另外我还有一件小事情，啥时候咱们一起篮球场上比试一场啊？"老顽童旧话重提，全然忘记了我当年给他的警告。

我听后心里悄然一乐，这个老顽童……

#自京返沪居家隔离第小记#

偶读托尔斯泰的一个关于好人坏人的观点，感觉观点很新颖，很有道理。他说一个人是无法受到所有人的夸奖的，理由很简单，如果他是个坏人，那么好人铁定不会夸奖他，会批判、远离；如果他是个好人，那么坏人就会使劲嘲弄他，诋毁他，指责他。所以托尔斯泰认为一个人但凡要得到所有人的夸奖，就必须在好人面前装成坏人，在坏人面前装成好人，但是当这两类人看穿他的伪装时，却又会一致瞧不起他，于是他便进入社会性崩塌。读完感觉非常有道理，人生在世，纵然你再用心与努力，始终无法抵抗小人或者坏人的围攻，所以就如同村上春树所言，努力做一个善良的人，不去理会他人的看法。深以为然。

初稿：2020 - 12 - 27 周日 22:51
修改：2021 - 01 - 07 周四 19:00
校对：2021 - 01 - 28 周四 11:25

烟火：延续与传承

> 所谓儿时记忆，大抵是故土难离的家乡美味。烟火代表着一种强大的生命力，具有与生俱来的穿透力。
> ——迦钰小语

2010年清明节过后某一天中午，我正在办公室奋笔疾书，修改一篇即将毕业的学生的论文，有些关键数据需要论证，很有些焦头烂额，痛苦无比，反复不断劝自己要冷静下来。远在福建的父亲给我打来电话，说清明期间回老家给爷爷奶奶扫墓，遇到村上的同族村民阿庆，想麻烦我帮他对接一件事情，不知道我是否愿意。父亲知道我平时工作很忙，一些老家亲友想来上海看病的事情，大多都会主动替我推掉，不希望过多打扰我，唯独是老家村上的事情，他都会二话不说就答应下来，常常挂在嘴边的一句话就是，乡里乡亲的，有机会就帮一下吧，不看僧面看佛面吧，毕竟你爷爷奶奶在那边生活了一辈子。

我对乡人、族人的情感大抵也是来自父亲亲身的教诲和示范。从我记事起，凡是有族人到父亲所在医院找他看病，他不仅热情接待、尽力诊治，有时候还要帮他们出钱配药，在当时我很不理解父亲的行为，长大后才能理解父亲深厚的乡土情结。我经常这样评价我父亲，某种意义上他就是一个穿上白大褂做着救死扶伤工作的纯正"农民"，难脱泥巴味，朴实无华。父亲经常笑而不语，似乎很是认可。

阿庆跟我父亲差不多同龄，自己组建了一个为工地做杂活的小工程队，农村造房子经常会需要他们。阿庆三代单传，有个儿子小勇 30 岁了，跟父亲一起经营着小工程队，结婚六年多了，一直没有孩子，这在农村是非常可怕的一件事，一不小心就会成为村头村尾家长里短的谈资。不仅阿勇着急，阿庆更是急得不得了，每天回家看到肚子瘪瘪的儿媳妇就唉声叹气，有时候常常感叹上辈子做了啥伤天害理的事情了，老天爷要惩罚他无后，正所谓不孝有三，无后为大。阿勇在父亲的反复催促下，这几年一有空就陪着妻子到市里、省里做各种检查，结果是儿媳妇没问题，而阿勇的精子活力和数量远远不足，才是导致不孕不育的最重要原因。

生殖医学专家综合阿勇夫妻俩的情况，建议他们做试管婴儿，费用不低而且不保证成功率。阿勇跟阿庆商量后同意了，于是就在省里定点的生殖医学中心做了相关的手术。可是一次、两次、三次尝试过后，夫妻俩身体上的痛苦、思想上的负担越来越重，阿勇老婆的肚子依然一点变化都没有。如果没有做试管婴儿这个过程，那么他们在村里还可能找其他理由堵村民的嘴，但是试管婴儿的失败一下子让他们在村里变成了一个大家热议的焦点，茶余饭后的谈资。

"阿庆为人挺好的，一向跟你爷爷奶奶关系很不错，曾经帮我们家做过不少好事，这一次他也是实在没有办法了，阿勇都有些精神问题了，可能天天想这个事情，每天恍惚得很。他这一次求我能不能跟你说一下，在上海帮他们找这方面的专家想想办法，他们已经一点辙都没有了，害怕再下去阿勇身体和精神垮掉了，他们家就彻底毁了，香火就中断了。你看看如果有办法，乡里乡亲的能帮就帮一下吧。"父亲语气中带有恳求的味道，让我不忍心拒绝，虽然最近工作有点多，人也很疲惫。我对阿庆有点模糊的印象，但是对阿勇则一点印象都没有了。我毫不犹豫，当场就答应父亲为他们想办法解决，让他们随时可以到上海来。

我之所以敢于立即答应父亲帮阿勇的忙，一是因为父命难违，如果不是他觉得有必要的肯定不会跟我说；二是因为单位正好有一个生殖医学中心，水平很不错，中心的不少专家与我都很熟悉，他们也帮我的不少不孕不育朋友延续了家族的香火。闽南是一个很有意思的地方，充斥着浓浓的烟火味，烟火味中有不少闽南的饮食文化、家族文化以及香火文化，是我虽离开二十六年依然魂牵梦绕的地方，是虽身不能常至，而心常在梦常往的所在。一直很想记录，又一直很怕写，于是战战兢兢中勉强动笔，一次次梦回闽南留给我的许多深刻记忆中。

烟火是什么？是清晨屋顶升起的袅袅炊烟吗？还是黄昏家人归巢端起饭碗的喜悦笑声？是田间地头牧童走过吹响的悠扬笛声，还是路人相见高声呼唤的似火热情？烟火陪伴着我们每个人从生命的开端到最后的终结，或许有烟花灿烂的瞬间，也会有繁华散尽的时刻；既有可能是锦衣玉食，也有可能是粗茶淡饭。烟火代表着一种强大的生命力，具有与生俱来的穿透力。

高中毕业之前的头十八年，我都在一个叫作南安的地方待着。南安属于泉州市管辖下的一个县，20世纪90年代才撤县建市，经济还算发达，一直都位列全国百强县的前三十强。南安的地形很奇特，类似于一个非常狭长的火炬。当地人称呼南安又叫溪美，是因为有一条美丽的小溪穿城而过，从而得名。中学学地理的时候，知道了闽南是个多丘陵的地方，尤其南安更是如此。生于斯，长于斯，每个人都会有浓厚的家乡情结，我也不例外。

我的老家康美有一座号称千年古寺的雪峰寺。雪峰寺始建于晚唐，是闽南名刹，远近闻名。雪峰寺，地处雄伟峻峭的杨梅山山脉，来自高耸云天的蓬华天柱峰，矗立在南安市康美、洪濑、梅山三镇交界处，横亘若屏，攒列似笋。山中树木葱郁，古木参天，山泉清冽，花香鸟语，风光壮丽。雪峰寺兴衰与一个叫作义存的高僧密不可分。义存，唐穆宗长庆二年（822年）出生于泉州市南安杨梅山下湖宅宫田村，出家前俗姓曾，9岁时即请求出家，其父亲不同意。12岁随父游莆田玉涧寺，遇僧庆玄禅师即下拜，再不肯回家，留为童子，17岁落发，取法号义存。24岁时，正值唐武宗会昌灭法，玉涧寺遭毁，为避难求法，他改穿儒生服装，跋涉数百里到福州北郊80里地芙蓉山芙蓉禅院，该院的灵训禅师见他是个人才，留住了他。唐宣宗即位后，推翻了武宗的政策，开始兴教复寺。

乾宁元年（894年），名闻天下的义存禅师，以73岁高龄从吴越游历归来，返闽途中忆念父母生育之恩，便回到故乡南安杨梅山，靠近父母坟墓所在，搭建庵舍以奉香火而资冥福。庵舍经过一代代僧侣的勤奋维持，起起落落，一直到两百余年后，北宋徽宗宣和二年（1120年），泉州教谕、南安籍黄祖舜非常崇拜敬仰义存，上杨梅山寻访祭拜义存父母坟，在坟前竖立一块石碑，上书"雪峰父母坟"，并植柏树在坟旁，从此之后雪峰之名开始在杨梅山出现。

记得读小学时，学校每年都会组织春游或者秋游，当时的安排基本上都是一次游雪峰寺，一次到镇上看电影，这个根据当年度有没有什么值得观赏的电影而决定。小时候对雪峰寺的印象是非常饱满的，差不多每一个角落都曾经踏足过。每次去雪峰寺春游都要走两个多小时的路才能到达，一队人马浩浩荡荡，很是壮观。当时雪峰寺香火旺盛，每次我们都会穿梭在香客中间游戏打闹，大人们并不觉得一帮小学生破坏了佛门清净地，可能在他们心中，佛门之最高教义便是希望百姓安居乐业，孩童无疑是社会的希望与未来。泉州虽然号称千教之都，各种教派保留完整，但是家家户户还是以信仰佛教为主，从小我便看着母亲初一、十五烧香拜佛，因此也深受其影响。

还有一个非常特殊的历史名人，在泉州度过了他生命最后的日子，这个人到泉州已经改名弘一法师，俗名为李叔同。

弘一法师在泉州时间很漫长，游历甚广，因此泉州随处可见法师留下的遗迹，在清源山上依然还有摩崖石刻，上书高山仰止，据说为弘一法师晚年笔墨。弘一法师曾经两度在雪峰寺过年，并与太虚法师在此写出传世歌曲《三宝歌》，现如今雪峰寺的后山上，仍有一个太虚洞，便是为了纪念他们而建的。1984年，也就是我小学常去春游的那个时间段，雪峰寺特意建造了一个晚晴亭,以示对弘一法师的纪念。

长亭外,古道边,芳草碧连天,晚风拂柳笛声残,夕阳山外山,天之涯,地之角,知交半零落,一壶浊酒尽余欢,今宵别梦寒。一曲送别,优雅的旋律,美丽的词句,醉人的意境,让我们见识到还叫李叔同的弘一法师柔情的一面。如今雪峰依旧在,弘一法师却已长眠,身后的香火兴盛依然。

闽南人信奉爱拼才会赢、爱拼才能赢、爱拼要敢赢的人生哲学,许多人自幼就背包行天下,单枪匹马就能闯出一片天地。闽南人向来注重乡土文化,特别喜欢有点出息之后就回去报效家乡,捐资助学、助老养老、修桥铺路,希望给后人留下一番美名。泉州号称侨乡,海外数千万人根在泉州,打断骨头连着筋。

一直都觉得闽南是最有烟火味的地方,闽南人热爱生活,钟爱美食,尤其泉州更是如此。要说起泉州人多么会享受生活,你只要看看当地的美食就行。因为闽南人自古以来就安居乐业,非常享受慢生活的状态。有人总问我,为什么闽南人那么享受生活啊,我就会搬弄一套我独创的关于不同区域饮食差别的渊源。在此阐述一下我的奇特观点,北方多面食,与北方经常有战争动乱相关,老百姓经常生活在兵荒马乱之中,只能做一些包子馒头,便于携带,一旦有军队打过来,拿块布包起来就可以跑。而福建三面都是高山环绕,一面靠海,又多丘陵,不适合大兵团作战,每当中原换了皇帝时候,福建人很务实,立即向朝廷写上一封归顺书,不需要朝廷派一兵一卒,直接听命,也免得中原的皇帝大动干戈,无形之中为福建人省去许多战乱之苦。正因为如此,从古至今,在福建小范围的战争应该有过,但是大兵团的战役少之又少,从而让福建人能够有时间优哉游哉享受生活,闽南人喜欢喝茶,煲汤,是因为有充裕的时间享受生活所致。

小时候闽南给我的印象更多是关于食物,可能跟我小时候正好处于缺衣少食的年代有关吧。我并非美食家,可是依然能够对很多闽南当地的特产如数家珍。比如烧肉粽,小时候觉得烧肉粽是全世界第一好吃的食品,泉州的肉粽有别于嘉兴等地的特产，个头很大，里面的肉烧得很软糯，往往还会加海鲜、鸡蛋之类。记得每一次我去泉州参加各种门类比赛，爸爸总会给我1元零花钱，而我每一次总会用喝水的茶杯，给妈妈买一个烧肉粽装着带回来。妈妈非常喜欢吃肉粽，这个习惯一直保持到现在，当时一个粽子只要5毛钱，我一般自己吃一个然后给妈妈带一个。泉州的烧肉粽很特别，有时候会在粽子上面加上一勺花生酱，喜欢的人觉得很好吃，而我并不习惯这样的味道，更钟情于原汁原味的肉粽。

我一直保持着对肉粽的喜爱，可能跟小时候的印象密不可分。当然那时候就知道爸爸妈妈养育我们姐弟三个很不容易，因此对爸爸妈妈格外有孝心，只是我从来没有给爸爸买过任何吃的东西，而他似乎也并不在意，对食物感觉也没有哪一种特别合他的意，父亲个性很温和，对生活要求很简单。我不知道哥哥姐姐是如何看待父母的，反正我就是如此认为。

肉粽之外，我最喜欢闽南的食品中排名第二的是油条。好多人一定觉得很奇怪，油条那么平凡，有什么特别好吃呢？闽南的油条跟别的地方很是不同，反正离开家乡到了上海之后，我再也吃不出小时候那种又香又甜的味道。20世纪80年代的闽南，不是你想吃油条就有油条吃的，那时候我印象很深刻，有一个走街串巷卖油条的小摊贩，常常穿一件敞开着的白衬衣，里面是一件黑黑的小背心，上面有不少破洞。油条有很多种获得方式，一是拿钱买，二是以物交换。一根油条大约1毛钱，或者一小杯米，或者两只鸭子晒干的鸭毛，或者10个用完的牙膏皮。小时候我们总喜欢收藏中华牌牙膏皮，就是想着攒够10个好换一根油条，美美地享受一番。

关于油条我有许多很有意思的回忆。记得有一次我跟我妈妈去舅舅家做客，应该是舅舅所在村的"佛生日"。所谓佛生日就是佛的生日，闽南人自古就以信奉佛教居多，我妈妈也是一个虔诚的信佛者，当然妈妈是对佛保持虔诚，并非完全吃斋念佛的那种。某个村落过佛生日的话，是要置办酒席请亲戚朋友到家里来吃饭的，同时村上会请来人演戏或者放映电影，热闹非凡。

每次到舅舅家，舅舅都会偷偷塞给我一两元零钱，作为给我的奖赏。舅舅做龙眼生意，每到龙眼丰收时节，他就带上几个工人，挨家挨户去收购新鲜龙眼，而后把它们炒成桂圆干，再出售。舅舅当时算是有钱人，在他们村上很早就盖起了大房子。舅舅为人乐善好施，朋友众多。每次拿到舅舅的钱，我都会赶紧把钱藏起来，不敢让爸爸妈妈发现，一旦被发现，可能就会被没收呢！一般晚上开始吃酒席的时候，电影便会开场，电影屏幕下会有许多小吃摊贩在叫卖，有卖西瓜的，有卖甘蔗的，有卖爆米花的，但是最吸引我的还是现炸的油条。看着油条从入锅开始，就在油锅里来回翻滚，小贩用两根长长的筷子来回给油条翻身，以免炸焦，而从白色变成诱人的金黄色，香气便渐渐飘了出来，使劲往鼻子里钻，钻到心眼里，勾引得我口水也流个不停。

我承认油条对我诱惑力太大了，于是便会赶紧掏出舅舅给的钱，一口气吃上5根油条，一直到胃里再也没有空间为止。有人说，5根油条是如何吃进去的？是一种极度渴望下的自然行为，何况我一口气吃5根油条的壮举并不只有一回。曾经有一次出去春游，到镇上去看电影，依稀记得好像是关于溥仪还是少年犯的一部电影，妈妈早起给我炒的蛋炒饭我愣是一口没有吃，全部带回家，而是拿着她给我的零钱，狂吃了一顿油条。当然回家后妈妈并没有责骂我，只是告诉我油条好吃，但是要适度。

说完油条，接下来排行第三位的我小时候最爱的闽南美食是炒米粉。很多人可能觉得这种食物不值得一提，其实炒米粉有很多做法，里面所加材料不同，味道必然略有区别。记得读中学时候，学校边上有一家炒米粉店，经常看到食客光顾，偶尔也有想去尝鲜的冲动。直到有一回爸爸回老家，留下我和哥哥两个人，我们商量后决定不在医院食堂吃，而是跑去大快朵颐了一番，那顿炒米粉是我之后很长时间都再没有吃过的美味了。

当然对炒米粉的许多记忆还不止于此。读书时饮食比较单一，经常会想要吃点不一样的东西打牙祭，所以偶尔会给父亲提出想要吃点诸如炒米粉或者卤面，于是父亲便会自己下厨炒米粉给我们吃。炒米粉一定要放入足够的食材才能炒制出与众不同的味道，常规配料有肉丝、鱿鱼丝、香菇、蚝干、包菜等，有时候还会加入一些炒鸡蛋，如此丰富的食材与米粉在一起翻炒，便会催生出扑鼻的香气。当然有个诀窍，就是一定要用闽南特有的葱头在油里爆炒，才能获得跟上海葱油拌面同等香味的效果。反正每次父亲炒米粉，我们必定是提前拿好碗筷等着出锅。

疫情居家休息期间，连襟儿子正好春节前来上海游玩几日，不想遇到疫情，索性就住了下来。他比我家小朋友大了4岁多，今年正好申请美国的高校，平时学习成绩优异，最终申请的学校也非常不错。两个小朋友吃腻了正常饭菜，颇有厌食倾向。为了拯救他们的味蕾，我便开始大显身手，每天中午，当写作疲惫的时候，就下厨给他们炒一份特制的炒米粉，每次都让他们俩赞不绝口。一个月下来，我居然把我父亲寄给我的平时一年都吃不完的一箱米粉吃了个精光，由此可见我炒的米粉有多受欢迎了。

当我把这个战绩告诉老父亲时，他也连连称奇，并赞叹我的炒米粉技能居然有如此之快的长进，是否有啥特殊秘方？我便回答他，厨师与外科医生，都是手艺活，没有差别，复杂人体都能整明白，何况炒饭做菜呢！作为老中医的父亲不置可否，与他一贯的性格很是相似。

闽南好吃食品第四位，在我的排行榜里面是炸醋肉或者炸醋排。此种食物热量很高，想要减肥之人肯定是避之唯恐不及，但是于我而言却是极度喜欢之物。炸醋肉或者醋排的关键是精选上等猪肉或者猪排，加醋进行腌制再辅以淀粉外裹，完毕后将其放入滚沸油锅中进行烹炸。小时候往往是妈妈炸，我在边上添柴火，头几块醋肉或者醋排出锅时，铁定被我和哥哥一抢而空。当时仗着年纪小，往往第一块都是我来吃，哥哥虽然只比我大3岁，却已经能够礼让弟弟了。兄弟感情是一种非常特殊的血溶于水的情感，在我中学时代，哥哥比我高两级，我一直都坐在自行车后座，跟着哥哥去上学。要说对我学习的影响，可能哥哥管得比父亲还要多，毕竟那时候父亲工作忙碌，既要上班还要管我们的伙食，着实不易。

我排行榜里面第五位的是面线糊。面线糊制作非常简单，自来水烧开之后，加入葱花姜丝，然后将适量面线捏碎之后下锅，3～5分钟后加入提前准备的鸭肠、鸭血、小块醋肉等配料，再放入少量香菜末，一锅香喷喷的泉州面线糊就隆重出锅了。面线糊对我来说更像是治愈系很强的食品，尤其是前一天晚上如果喝过量的酒，第二天早上如果有一碗面线糊下肚，将是非常快意的一件人生乐事。而且此时喝面线糊一定要顶着热乎劲，一口一口地喝下去，等碗底见光时，伴随着一身汗出尽，宿醉的不舒适感立即一扫而空。我依然保持着每次回家乡必定要去喝一碗面线糊的习惯，至今未改变。

排行榜第六位的便是远近闻名的闽南卤面。卤面是跟炒米粉、面线糊齐名的闽南主食，之所以将它排到靠后的位置，在于闽南卤面做法考究、选料较多，因此真正家常烧制卤面比较困难，平常人家自己家里烧的卤面味道与餐馆里面出品的卤面往往有比较大的区别，主要是配料不如餐馆里面的丰富，自然味道要相差不少。曾经大柏树附近因为有一个较大的福建人聚集的钢贸市场，跟随而来的老乡开了几家闽南风味餐馆，其中有一家是莆田人开的餐馆，其卤面吸引了许许多多福建老乡大老远赶去捧场，经常排好长时间的队才能等到一碗热气腾腾的卤面，第一口便能让人齿颊留香。记得当时经常会在晚上手术过后，餐点已过，一个人跑过去点上一份卤面，回味一下儿时的记忆。

闽南烟火味十足，未来某一天如果有足够时间，可以专门写写每一种美食对我的影响，以及不同美食与我的故事。其实诸如蚵仔煎、炸五香、闽南咸菜饭（务必是霜打过后的芥菜炒制才好吃）、香煎糯米肠、润饼、花生汤等等，无法一一描述。这其中尤其是花生汤，更是味道极其独特，小时候对它印象非常深刻，一般家里有婚庆时举行宴会，结束时就是一道花生汤。这道汤厨师往往要提前熬制非常长的时间，才能让花生达到入口即化，某种意义上，花生汤承载了小时候许多美好的记忆。

烟火不只是寻常百姓的灶台与炊烟，很多时候，烟火之下意味着更深层次的人生哲学，一个家庭有无烟火，基本上等同于这个家庭有无传宗接代的男丁一般。如果说，你没有在闽南待过，你可能不会理解当地人很多时候为什么一定要生男孩的执拗。当然有人会说，新时代男女都一样，可是如果往前推三十年的20世纪80年代，闽南每家每户都以生个男孩为家族的重要事件；第二，如果你没有在闽南乡下待过，你可能更不会理解当地人为何想方设法都要给自己生一个男孩的坚持。原因很简单，三十年前的闽南，多山地，男人能够种地、出海打鱼，是向左邻右舍展现家族实力的重要依据，但凡邻里之间有冲突，男丁多者胜。

当然我不想传输重男轻女的思想，更不想传递男尊女卑的错误观点，我只是如实反映小时候的所见所闻，唯有如此，才能让我们更加理解他们的所作所为。尤其很多时候，我们不能用现在的眼光去看待那个时代的人，更不能用现在的思想去讨伐那个时代的人。我们只有站在他们的角度，才能够更深刻体会他们的坚持与梦想。

如何全面展示某些闽南人固有的延续香火的思想或者现象，是一件很困难的事情，但如果要讲述不同家庭对男孩子的执着追求，我可以坐着讲上三天三夜的故事。也许很多人不会承认自己的想法，可是你口头上不承认某样东西，不代表这个东西不存在。当然，反过来，有人要反驳我，他们会认为很多现象的存在必然有它存在的正当性，也就是存在即合理，此话不虚。

我想先讲一个我家乡老师的故事，老师姓林，20世纪70年代毕业于省内某师范大学，据说学习成绩非常不一般，毕业的时候本来有机会留在大城市工作，可是林老师的父亲新中国成立之前就去世了，家中老母亲年事已高，孤苦伶仃无人照看，曾经林老师想把母亲接出去生活，但是故土难离，母亲怎么都不乐意。母亲独自一个人含辛茹苦把他拉扯大，个中艰辛与不易显而易见，从小便给他灌输要把林家的希望一代代传递下去的思想，意思就是要给林家生个男孩，以便传宗接代，延续香火。

林老师的家在南安很偏僻的一个山里村落，从他家出来到县城，走路加坐车，基本上早上7点出发，下午3点多钟才能到。从如此艰辛的环境中成长起来的新中国、新时代大学生，林老师依然固守着非常传统的家庭观念，父母在不远游，他对母亲非常孝顺，基本上就是言听计从。

林老师大学毕业后遵照母亲的旨意回到家乡，顺利分配到我后来就读的中学任教，而后与乡人介绍的一个贤惠淑德女子成家。婚后第一年便生下一个女儿，全家人都很高兴，毕竟这是他们林家的第三代啊，母亲也甚是欢心，还特意去村头供奉佛的小庙烧了香。不过林老师从母亲的日常行为和言语中，可以读出母亲的欢心大多是装出来的，她内心中还是希望有个男丁能够降临林家。于是林老师看在眼里，记在心里，开始了一系列的努力，在10年不到的时间里，一共生了五六个孩子吧，其中前面五个都是女孩，好不容易第六个孩子终于是个儿子。一家人肯定是欢天喜地，毕竟林家有后了。

在闽南农村为什么一定要生男孩，这个老一辈是有一些传统的说法的。一般在农村家家户户都会造房子，然后随着人丁兴旺之后自然就会分家，从一个分成两个，两个分成四个，每一户人家的香火由谁保持延续呢？女孩子自然是要嫁出去的，她有她的夫家要去延续，跟原来的家庭从出嫁那一刻开始，虽然亲情仍在，但宗法上的连续就中断了。毕竟没有一户人家嫁出去的女儿会再回娘家来居住，帮娘家的老屋子维系烟火。

小时候父亲经常会给我指一些大门紧闭的、已经明显破败的老房子，然后说这是某某的家，但是因为没有儿子，只有两个女儿，后来女儿出嫁后，老两口慢慢老去，离开人世之后，他们家的老屋便从此空关了，此后因为日久失修，房屋慢慢老化、倒塌，而女儿和夫家是不可能回头来修葺这些房子的，于是房子自然会越来越破旧，最终变成一堆黄土，逐渐从这个村落里消失了。听来不禁让人唏嘘不已。所以农村人希望延续香火，其实是一种传承烟火的希望，我们不能完全站在道德的高度去批判他们，也不能全部归咎于封建思想在作祟，需要从农村人朴素的思想深处去分析，或者就是最原始的乡土观念吧，并非全是糟粕。不过我坚决反对不顾一切生育男孩的做法，由此导致了许多农村悲欢离合的故事上演，我就亲眼见证了许多人间悲剧的发生。

全力为了生育一个儿子的行为，让林老师付出了非常惨痛的代价，尤其是当时正值计划生育开始实施的年代，违反计划生育政策是要付出惨痛代价的。80年代的闽南，家家户户墙上经常会有很多大红标语或宣传画，诸如"计划生育是一项基本国策""只生一个好、国家来养老"等，同时村头的喇叭每天都会定时播放关于计划生育的各种宣传，老百姓对于基本国策应该都是相当了解的。当然对农村政府还是有特别考虑的，如果第一胎是个女孩子，原则上可以生育第二胎，这也是充分考虑到农村渴望生育男孩的现实。

林老师的教学水平非常高，一般情况下每个老师都是三年一个轮回，从高一带到高三，送完毕业生再轮回到高一，周而复始。但是林老师不同，他的教学业绩太出色了，学校舍不得让他从高一开始教，而家长更是非常希望自己的孩子高三能够由林老师进行最后的冲刺指导。但是违反计划生育的现实情况，林老师被学校开除了，他从一个正式编制的老师转变为一个合同制的老师，这还是因为学校看在他的超常教学能力上，否则一般类似情况肯定属于开除之后不再录用了。

当林老师给我上课时，他已经做了十多年的合同制教师了，但他似乎完全没有受到身份影响，对工作特别投入和认真，他上课特别严谨，课堂设计紧凑，学生不仅喜欢听他的课，而且也很喜欢向他请教，成绩的提升也特别明显。应该说林老师未必是一个遵守纪律的好员工，但是绝对是一个非常优秀的老师，深受学生爱戴。不过因为家庭负担很重，所以林老师一直不修边幅，甚至说他衣服破破烂烂也不为过，有时候甚至一年到头就是一件衣服。读书时我并不能完全理解他的全部，可是到今天，当我再去回看二十多年前的林老师和我自己，我似乎读懂了他的许多不容易。

说完林老师再把目光转回到阿勇身上，是因为我想表明一点，在那个时代的某些人身上具有非常鲜明的时代特质，跟他读没有读书、读多少书，甚至有没有读大学都没有太大关系。就在父亲跟我打完电话不到一个星期，阿庆便带着阿勇夫妻俩，赶到我的单位找我，我第一时间把他们带去生殖中心找黄主任。黄主任很热情，认真检查他们的报告后，答应尽力完成他们的心愿。

其实生殖医学我并没有太多涉猎，我只是知道虽然他们号称新时代的送子观音，但是工作的复杂程度与困难程度是非常巨大的，毕竟好多人是抱着最后的希望到他们面前的，如果手术失败，那么给家庭的打击是无比巨大的。黄主任没有跟我说太多困难，而是跟家属重点谈了后续的程序和难度。说实话，阿庆一家三个人，没有文化也没有知识，他们唯独有的就是对我这个家乡人的信任，什么主意都要来问我，我都必须不厌其烦地为他们解答。当一切准备就绪，便开始进入操作环节，小两口在医院边上租了一套房子，时间为期三个月，而阿庆则安排好一切之后就先行回家了，毕竟都在上海，生活成本太高了，少一个人便少一分花费，而且阿庆还可以回家干活赚钱。

做试管婴儿的过程确实很艰辛，不过夫妻俩可能背负的家庭与家族压力太大了，所以在他们心目中，只要能够获得最终的成功，再多的苦小两口都愿意吃。他们无法忍受一辈子在村子里无法抬头的痛苦，更不想背负家族没有香火延续的负担，与这些比起来，试管婴儿的那点苦，根本不值一提。

两个多月悄然过去，一天早上黄主任突然给我打电话，兴奋地跟我说，成功了，成功了，阿勇的妻子怀上了。黄主任的高兴程度，文字难以描述，似乎是在诉说自己一个亲人怀孕的好事一样。这个让我非常感动，作为医者，能够快乐着患者的快乐，开心着患者的开心，是一种多么无私的爱心啊。小两口接到消息后高兴得快跳起来了，特意跑到我办公室告诉我这个好消息。黄主任为了让这来之不易的成果能够巩固，建议夫妻俩在上海多观察两个月，稳定后再回老家，夫妻俩当然二话不说就同意了。

阿勇夫妻俩来上海四个月后，等腹中孩子已经稳定了，便一起回老家去安心养胎了。大概怀孕六个月时，夫妻俩特意再到上海找黄主任复查，腹中胎儿情况都特别稳定，并且是一对双胞胎，夫妻俩听后喜悦溢于言表，差一点喜极而泣。为了避免阿勇妻子舟车劳顿，黄主任特意交代阿勇夫妻俩可以在当地进行后续生产等工作，不需要再特到上海来，如果有问题可以跟他及时保持联系。

当阿勇妻子十月怀胎产下一对双胞胎儿子后，据说阿庆立即花钱雇了一个戏班子，就在村口的戏台上，整整演了三天三夜，广而告之的同时也与村民分享着自己来之不易的快乐。那段时间阿庆始终笑眯眯的，逢人就散发自己去城里买的中华烟。据我父亲讲，满月时候阿庆特意带了满满一篮子鸡蛋上门去感谢他，父亲则按照农村习俗给他随了礼。虽然随礼的钱要远远胜过那一篮子鸡蛋，但是父亲的骄傲与自豪，通过他给我打电话的开心劲，远隔万水千山，震动着我的耳膜。

烟火的故事，历经千秋万代，始终诉说着延续与传承之事，经久不衰。

#自京返沪居家隔离小记#

今天天气晴朗，虽然足不出户，但对我来说是忙碌的一天，若不是间隔码字，估计就很难完成今天的任务了。下午在线上做了一场评审，清华大学深圳研究院和力合科创联合主办的智创杯生物技术挑战赛，七个项目各有优势，与其他四个评委倾听了一场学术与技术的盛宴。对于参加比赛的选手来说，胜负也许并不重要，过程绝对精彩。晚上在线上与温州连线，讨论骨质疏松性骨折的系列治疗问题。疫情当前线下会议越来越遥不可及，而线上会议慢慢成了一种时尚，可以省去舟车劳顿，却也是非常不错的新方式。

初稿：2020 - 06 - 23 周二 19:18
修改：2021 - 01 - 01 周五 18:14
校对：2021 - 01 - 28 周四 16:48

后记

学有源泉方入妙 语无烟火始成家

2020年12月30日，寒潮降临上海，街头落叶飘零，路人皆行色匆匆，埋头赶路，无人有心思逗留欣赏。年终岁尾，按照国人的传统，辞旧迎新之际，喜欢回首过去，展望未来，希望可以扔下一年沉沉的负累，轻装上阵，去拥抱新年的太阳。想起去年的今天，陪同一帮专家团队在浙江大学进行科技项目年度工作总结和下一年度工作计划，那时候对于即将到来的新年都充满希望，期待开足马力大干一场。未曾料到之后的一年，因为疫情阻碍了许多研究工作的开展，更不要说聚在一起开会了，当然工作还是必须推进的，权衡之下只能定期安排有合作关系的团队重点对接了。

当我写下明末清初理学家孙奇逢的如题两句诗时，脑海里浮现出一个精神矍铄的清秀文人，作为一代哲学宗师，才高八斗学富五车之外则是桀骜不驯，拒绝向世俗妥协的孤傲品性。明朝崇祯帝在煤山歪脖子树上了断自己去向朱元璋请罪后，清廷多次征召，甚至以国子监祭酒之职相聘，均遭拒绝，时人尊称其为"征君"，颇有文人风骨与雅趣。学有源泉方入妙，做学问时要多多探究前人已有的工作，明确其来源，方能确保自己工作的创新性；语无烟火始成家，更是直截了当说明一个人为了迎合大众趣味有意书写的文章，也许一时为人所追捧，但随着时间推移，却会渐渐为世人所淡忘，因此要成就一代宗师，必须尽可能去掉烟火味。

《烟火》注定就是一部虽描述人间许多真实小事却又不是平淡无奇的独

特小书。我"结识"孙奇逢，与一个特殊的人物有关，后续再表，容我先简要介绍一下孙奇逢吧，毕竟很多人并不是很熟悉他。孙奇逢字启泰，又字锺元，容城人，史书记载其少倜傥，好奇节，内行笃修，负经世之学，欲以功业自著，与李颙、黄宗羲并称"清初三大儒"。在当代学者的著述中，以孙奇逢的"北学"与黄宗羲的"南学"相提，由此可见，他确实是一个做学问的狠角色。

古人感叹时间流逝之快，常常喜欢用时光如梭来形容，仔细想想真的一点也不为过。不知不觉中一年已经过完了，年初给自己定下一个几乎不可能完成的小目标——今年内完成《烟火》写作任务，没有想到眼看着居然快如期完成了，毕竟今天之前已经完成了序言和全部二十篇正文写作，就差完成后记便能够宣告收稿了，勉强把年初给自己定下的目标和吹下的牛终于完成了。写作于我而言是一种业余兴趣爱好，更是一个痛苦而又甜蜜的过程，很挣扎亦很纠结，挣扎在于驾驭文字的能力不足，纠结在于咬文嚼字与词不达意的无奈。回望过去这一年，疫情带来许多变化，给每个人的生活和工作都带来巨大的冲击，有些人继续追求着未来，有些人则只能静静躺在了过去。

活在人世间的每个人都是凡人，浑身上下充斥着烟火味，谁都不能幸免，没有人能预知未来，我们只能把握当下。很多时候活在当下是一种智慧，更是一种生活态度，当然嘴上说说容易，真要实践却很困难，知行未必真能合一。就在今天，这个寒风凛冽的冬日，听说了一个曾经的好朋友居然因为对生活工作过于执着与认真，对现状过于不满与自责，从一个曾经的好学生、好医生、好领导变成了一个重度抑郁症患者。听后相当惋惜与痛心，她真的是一个好人，与我个人亦私交甚笃，唯愿她能够尽快走出来，康复后重返工作岗位。这也算是对朋友最真诚的新年祝愿吧。

孙奇逢从小以当圣人为人生最远大理想和目标，所谓圣人，从古至今都是万人景仰的对象，尤其在冰冷的阴雨夜，更加适合与圣人对话。可是何人可以称圣人呢？春秋时鲁国大夫叔孙豹称"立德""立功""立言"为

"三不朽"，成了许多后人评判圣人的标准。在中国漫长的历史长河中，上下五千年一共诞生了两个半公认的圣人，一个是儒家思想创始人孔夫子，一个是心学创始人王阳明，至于那半个圣人，则是晚清中兴四大名臣之一的曾国藩。

如上三人中，半个圣人曾国藩位极人臣，缔造了湘军神话，虽然前半生也遇到许多挫折，但纵有千层山，不坠青云志，终遇贵人相助给予机会，并被他牢牢把握住。曾国藩曾经在家书中告诫家人道：小心安命，埋头任事。埋头苦干是很容易做到的，毕竟为了生存许多人都必须埋头任事，家里又没有矿，不做事可不行，填饱肚子才能活下去；但是小心安命，却并非人人可以做到，所谓安命，按照我的理解就是认命，承认命运的不公和不眷顾，甚至于承认自己的不优秀，与生命和解，向生活低头、认怂！

与曾总督相比，另两位圣人则没有那么幸运了，皆是命运百般考验下方修成正果，两人生活艰辛，工作不易，命运反复苦其心志，劳其筋骨，故二位的成功更加难得。孔子作为中国儒家文化的创始人，其学术思想对国人的影响根深蒂固，源远流长，但即使睿智如孔子者，也发出了五十而知天命的感叹，周游列国处处碰壁，却无法掩盖其学术的光芒，并不影响其伟大思想的传播。孔子告诫我们，人生到了一定阶段，要认识到自身的不足，清楚世界的极限，向命运低头，须知天命，毕竟人间处处都有烟火味，避不开也逃不掉。

生活在孔子与曾国藩之间的另一位圣人王阳明是我个人最为推崇的大师，一生俯首拜阳明，在于他无与伦比的经历和从不向命运低头的倔强，到死都为理想在奔走。处在他生活的时代，内忧外患，周遭的环境相当恶劣，一般面对如此多有形无形的压力，可能就会听从孔夫子的建议，像曾国藩那般去认命了。可是王阳明并没有。

王阳明，绍兴山阴人，在他生活的年代，各阶层有为之士皆痴迷于格物致知，王阳明亦不能免俗。但是他很快就发现格物未必能致知，尤其是他曾经对着一棵竹子目不转睛看了多日，希望能够从竹子身上找到一些给予他精神启迪的真理，很遗憾结果并没有。于是王阳明相当失望，感觉非常迷茫，父亲王华担心当时还叫王守仁的儿子变傻了，于是把他送到江西成亲，希望婚姻可以从里到外对他进行一次彻头彻尾的改变。谁知道新婚之夜，守仁兄便做出惊天骇俗之举动，不跟夫人进洞房，却跑到山中与一个道士彻夜长谈，期望可以解答许多长久萦绕他心头的疑问，却并未如愿。好在其夫人和老丈人并不将此事放在心上（不愧是古今第一好夫人和好岳父），才有了之后在那个偏僻小农场心学的瞬间爆发。王阳明或许是在扎根蓄力吧！很多人习惯于在一帆风顺时候担当人生导师，而在遭受挫折时容易一蹶不振。而王阳明并不是，他很早就开始传播自己的思想，不论遭受何种不公待遇，身边始终有一大批粉丝追随。

　　与王阳明结缘相当偶然。大约二十年前，五角场淞沪路有着当时上海数一数二的大地摊，所有你能想到的物品在这里都能够找到。主要是各种生活用品，包括名牌仿制品。作为20世纪90年代的穷学生，买地摊货自然是日常必不可少的主基调。记得去济南实习之前，担心山东冬天冷，我便拥有了第一件乔丹羽绒服，穿在身上很暖和，虽然一看便知是冒牌货，却也陪伴我一直到博士毕业。当时去五角场需要提前写好请假条，到队部换取外出证，在大学门口执勤人员比对两证即学员证和外出证，两证齐全者方能外出。有一次逛旧书摊时，无意中发现一本繁体字的《传习录》，粗略翻阅一下，感觉较为晦涩难懂，但其中某些做人做事的道理却一下子击中我的内心，在当时每个月只有48元津贴的情况下，我花了5元钱买下了这本《传习录》。研习之初，实在难以明晰其中道理，只能囫囵吞枣一番，终究无法洞察王阳明深奥之理念。

　　在此郑重感谢一下孙奇逢老先生，我之所以认识他，便因为其学术以陆象山、王阳明为根本，以慎独为宗旨，以体察认识天理为要务，以日常所用伦常为实际，其哲学思想可以概括为四个方面：一是将朱熹的"格物致知"与王阳明的"致良知"合二为一，指出朱熹和王阳明的穷理、致知和良知均得自孔子，殊途同归，并无矛盾之处，不应将二者对立起来；二是提出"顿从渐来"的顿渐合一说；三是将"道问学"与"尊德性"合二为一；最后，提出了"躬行实践""经世载物"的思想，在知行关系上，肯定了王阳明"知行合一"的合理一面，认为做学问不应是空谈家，应注重实践，重视经世致用。大师往往善于化繁为简，因为孙奇逢，我更敬佩王阳明心学的精妙，也经由他慢慢能够读懂其中之一二。

　　心学的第一层是知难行难，撼山中贼易，撼心中贼难。每个人的一生都是独特而又有意思的旅程。小时候你的梦想可能很简单，就是一本中意的连环画，就是一身崭新的衣裳，就是一顿可口的饭菜，就是一个早上美美的懒觉，就是一间足以容身的蜗居，或是一次并不太远的旅行；长大后，随着阅历渐长，对生活与未来有了更多期许，个人付出与奋斗未必能够匹配日益增长的野心，最终导致失衡，因此需时时克制内心，但求付出，不问回报。

　　心学的第二层是知易行难。所谓道阻且长，行之将至，而我们却容易在行的过程中慢慢放弃，因为知道一个方向正确很容易，但是要坚持一个方向却很困难。学，然后知不足，知是一个复杂的过程，需要消化、吸收，并将之与自己的思维融合。要让一个人充分认识自己的局限性并非易事，很多时候，我们善于懂得一些人生道理，却未必能够如愿将之应用于我们的言行之中，知而未行，只是未知。学习知识比应用知识要难上百倍，所以我们应该时时提醒自己要致良知，在我看来，就是要时刻拷问自己的内心，多行善事，多发扬人生的正能量，努力慎独。

　　心学的第三层是知行合一。知行合一是人生的最高境界，是许多人追求的人生理想，却又相当难以实践。我们常常告诉自己，要让自己的行动遵从自己的内心，但很多情况下却又事与愿违，所以很多时候我们要更多回望来时路，牢记自己出发时候的初心，让知与行能够在前进的路上时刻紧密携手，去抵达心灵的彼岸。

　　2020年注定是平凡而不简单的一年。今天是上海入冬以来最冷的第一天，屋外疾风骤雨，冰冷异常，回顾已经过去的2020年的每一天，有欣喜有遗憾，但更多的是对未来的期望。人生就是如此，在周而复始中用烟火写就传奇，正是：山上层层桃李花，云间烟火是人家。

人生中有无数次与人相遇，但是刻骨铭心的相聚并不多，许多人和事，随着时间的推移，便会从我们的记忆中抹去，去伪存真，删繁就简。

阳明先生曰：此心光明，亦复何言！甚以为然！

初稿：2020 - 12 - 30 周三 21:30
修改：2021 - 01 - 11 周一 20:47
校对：2021 - 01 - 28 周四 17:03

图书在版编目(CIP)数据

刀尖舞春秋. 烟火 / 苏佳灿著. —上海：文汇出版社，2021.5
ISBN 978-7-5496-3525-2

Ⅰ. ①刀… Ⅱ. ①苏… Ⅲ. ①医药卫生人员-人际关系学 Ⅳ. ①R192

中国版本图书馆 CIP 数据核字(2021)第 078954 号

刀尖舞春秋·烟火

苏佳灿 ◎ 著

责任编辑 / 竺振榕
封面装帧 / 薛　冰

出版发行 / 文汇出版社
　　　　　 上海市威海路 755 号
　　　　　 (邮政编码 200041)
经　　销 / 全国新华书店
排　　版 / 南京展望文化发展有限公司
印刷装订 / 启东市人民印刷有限公司
版　　次 / 2021 年 6 月第 1 版
印　　次 / 2022 年 10 月第 2 次印刷
开　　本 / 720×960　1/16
字　　数 / 225 千字
印　　张 / 16.75

ISBN 978-7-5496-3525-2
定　　价 / 39.00 元